放射性粒子
近距离消融治疗学

Radioactive Seed Ablative Brachytherapy

主　编　王俊杰　王若雨　柴树德　张建国

副主编　郑广钧　周付根　王海涛　江　萍

北京大学医学出版社

FANGSHEXING LIZI JINJULI XIAORONG ZHILIAOXUE

图书在版编目（CIP）数据

放射性粒子近距离消融治疗学 / 王俊杰，等主编 . — 北京：北京大学医学出版社，2022.9

ISBN 978-7-5659-2568-9

Ⅰ.①放…　Ⅱ.①王…　Ⅲ.①放射疗法－应用－肿瘤－导管消融术　Ⅳ.①R730.55

中国版本图书馆 CIP 数据核字（2021）第 273125 号

放射性粒子近距离消融治疗学

主　　编：王俊杰　王若雨　柴树德　张建国

出版发行：北京大学医学出版社

地　　址：（100191）北京市海淀区学院路 38 号　北京大学医学部院内

电　　话：发行部 010-82802230；图书邮购 010-82802495

网　　址：http://www.pumpress.com.cn

E-mail：booksale@bjmu.edu.cn

印　　刷：北京信彩瑞禾印刷厂

经　　销：新华书店

责任编辑：张凌凌　**责任校对：**靳新强　**责任印制：**李　啸

开　　本：889 mm×1194 mm　1/16　**印张：**15.5　**字数：**350 千字

版　　次：2022 年 9 月第 1 版　2022 年 9 月第 1 次印刷

书　　号：ISBN 978-7-5659-2568-9

定　　价：150.00 元

本书由

北京大学医学出版基金资助出版

主编简介

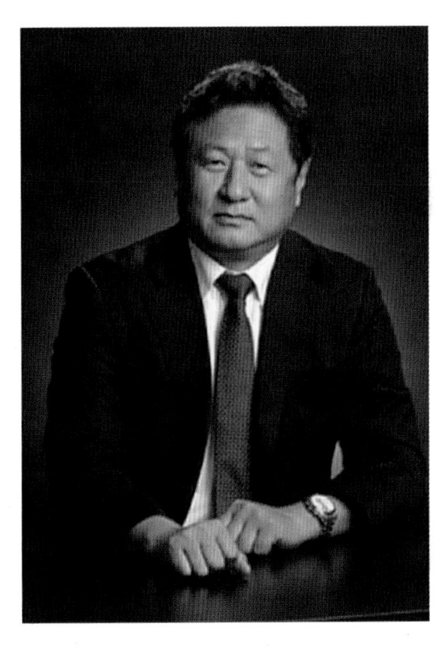

王俊杰，主任医师，教授，博士，博士研究生导师。现任北京大学第三医院肿瘤放疗科主任，北京大学医学部放射肿瘤学系副主任，北京大学医学部近距离放疗研究中心主任。兼任中华医学会放射肿瘤治疗学分会主任委员，中国医师学会粒子植入治疗专家委员会执行主任委员，中国抗癌协会肿瘤微创治疗专业委员会副主任委员。担任《中华放射医学与防护杂志》副主编，美国 *Brachytherapy* 杂志编委。

1995—1997 年，王俊杰教授在美国加州大学旧金山分校进修学习，其间接触到放射性碘 -125 粒子近距离治疗前列腺癌的肿瘤微创内照射放疗技术。回国后，王俊杰教授于 2001 年在北京大学第三医院与泌尿外科、超声诊断科团队合作，完成我国首例经直肠超声引导会阴部平面模板辅助放射性碘 -125 粒子植入治疗前列腺癌，开启了我国放射性粒子植入近距离治疗的新里程。2002 年，王俊杰教授与放射科团队合作，将 CT 引导技术全面引入放射性粒子植入治疗领域，开展头颈部、胸部、腹部、盆腔和脊柱等部位各种复发和转移肿瘤的治疗，开创了放射性粒子植入治疗的全新时代，极大丰富、创新和发展了放射性粒子近距离治疗的临床内涵和应用范围。2009 年，首届国际放射性粒子治疗肿瘤学术大会在北京成功举办，王俊杰教授为大会主席，被国际放射性粒子治疗领域著名专家——美国西雅图前列腺研究所 John C. Blasko 教授称为中国粒子治疗之父。其后王俊杰教授关于肺癌、软组织肿瘤和复发直肠癌放射性粒子植入治疗的研究结果被美国近距离放射治疗学会指南及 2014、2015 和 2016 年 NCCN 指南收录。2012 年，王俊杰教授与北京航空航天大学团队合作，将术中计算机治疗计划系统与 CT 模拟定位机成功实现对接，解决了放射性粒子植入治疗术中剂量优化的技术难题。2015 年，王俊杰教授又将 3D 打印非共面个体化模板辅助技术全面引入头颈部、胸部、腹部和盆腔肿瘤的放射性粒子植入治疗，彻底解决了因人体曲度变化、解剖结构干扰和器官运动而导致的放射性粒子植入剂量学冷点和热点的世界难题，建立起可计划、可评估、可普及、可规范、可推广的临床治疗技术规范与标准，大大提高了放射性粒子植入治疗的精度、灵活性、治疗效率。2016 年，王俊杰教授又携团队成功实现 3D 打印高剂量率后装个体化模板，为子宫颈癌放疗后复发患者带来极大希望。

二十年间，作为全国放射性粒子治疗领域的领军人物，王俊杰教授及其团队共举办全国放射性粒子治疗肿瘤学术研讨会 16 届，全国放射性粒子治疗学习班 14 届，3D 打印手术演示会 12 届，并多次应邀到美国、日本和韩国讲学；发表 SCI 收录文章 500 余篇；承担科技部重大专项项目 1 项，国家自然科学基金面上项目 3 项、重点项目 1 项，首都临床特色应用研究重点项目 1 项，首都发展基金项目 2 项，教育部博士点基金项目 1 项。王俊杰教授主编了《放射性粒子组织间近距离治疗肿瘤》第 1 版及第 2 版、《放射性粒子组织间近距离治疗前列腺癌》第 1 版及第 2 版、《放射性粒子治疗肿瘤临床应用规范》；获得高等学校科学研究优秀成果科学技术进步二等奖、华夏医学科技三等奖，2019 年获得第三届“国之名医 · 卓越建树”奖。

主编简介

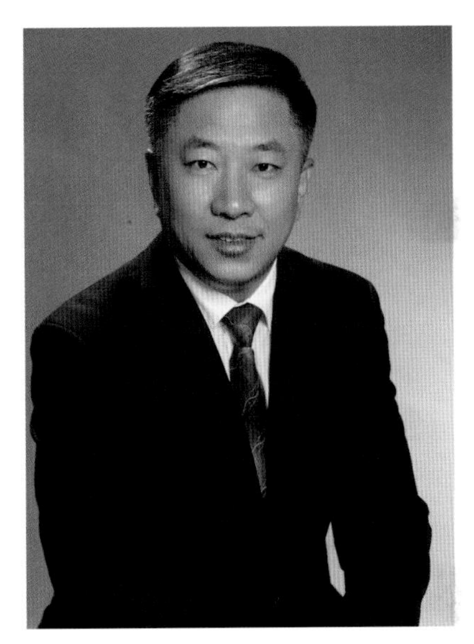

王若雨，二级教授，博士生研究导师，享受国务院政府专家特殊津贴。现任大连大学附属中山医院院长、肿瘤科主任，辽宁省科技厅乳腺及消化肿瘤分子标志物高通量筛选及靶向药物转化重点实验室负责人，大连市医学肿瘤学一级重点学科负责人。兼任中华医学会放射肿瘤治疗学分会常委，辽宁省医学会放射肿瘤治疗学分会主任委员，中国医师协会放射肿瘤治疗医师分会常委，中国抗癌协会肿瘤微创治疗专业委员会粒子治疗分会副主任委员，辽宁省抗癌协会肿瘤放射治疗专业委员会副主任委员，辽宁省生物治疗学分会放疗学组副主任委员。

王若雨教授从事肿瘤诊治工作 32 年，从 1990 年开始，利用穿刺技术进行肿瘤的近距离治疗，将铱 -192 放射源穿刺插植入宫颈癌、胰腺癌、皮肤恶性肿瘤。从 2001 年开始，王若雨教授团队与脑外科、胸外科、普外科团队合作实施碘 -125 粒子术中穿刺术，治疗脑肿瘤、肺癌、胰腺癌和浅表淋巴结转移癌，成为国内最早实施此项新技术的单位之一。2009 年，王若雨教授在辽宁省率先利用超声、CT、DSA 引导在肿瘤内植入碘 -125 粒子，使这一技术的应用范围进一步扩展到头颈部、胸部、腹部、盆腔和四肢等部位的肿瘤。2016 年，引进美国最新的前列腺癌超声引导穿刺支架和国内自主研发的 3D 打印模板，开展 CT 引导的肺微小结节穿刺技术，开启了辽宁省肿瘤精准穿刺前列腺癌和全身实体肿瘤的新技术。承担国家科技部“863”子课题项目 1 项，国家自然科学基金项目 1 项，辽宁省科委重大科技攻关项目及辽宁省教委和大连市科委等多项课题。获辽宁省科学技术一等奖、三等奖各一项，大连市科技进步一等奖二项。在国内外杂志上发表论文 70 余篇，主编、参编专业书籍三部。获第六届中国医师协会中国医师奖，辽宁省百千万人才奖，辽宁省第九批优秀科技工作者，大连市领军人才培养工程首批人选，大连市第五批优秀专家。

主编简介

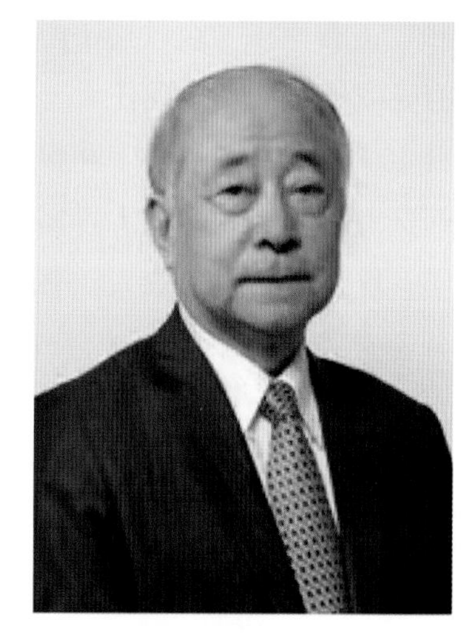

柴树德，主任医师，教授，毕业于第四军医大学。现任国家肿瘤微创治疗技术联盟放射性粒子消融专委会副主任委员，国家卫健委创新科技评审专家，中国抗癌协会肿瘤微创治疗专业委员会粒子治疗分会第一届、第二届副主任委员，中国抗癌协会肿瘤微创治疗专业委员会粒子治疗分会指导专家，中国医师协会放射性粒子植入治疗技术专家委员会顾问，中国老年学学会微创分委会指导专家，中华医学会核医学分会放射性核素介入及靶向精准治疗工作委员会顾问，中华医学会北京分会泛京津冀一体化放射性粒子治疗多中心协作组副组长。担任《中华放射医学与防护》《山东大学学报（医学版）》等多种学术期刊审稿专家。

柴树德教授数十年来从事胸心外科的教学、科研和临床医疗工作，成果颇丰，兼有专著及发明。自 2001 年开始，致力于放射性粒子治疗胸部肿瘤的临床研究，成功将美国治疗前列腺癌的原理与技术应用于肺癌治疗，经临床应用取得突出成效，发表本专题论文近 80 篇。先后于 2001—2006 年 5 次获天津市卫生局颁发的填补新技术空白证书。2005 年，“应用三维立体种植放射性粒子治疗晚期肺癌”获天津市科技成果奖，同年获天津市科技进步二等奖，并被授予五一劳动奖章；2006 年，该研究入围中华医学科学奖。2007 年，主编我国首部《放射性粒子植入治疗胸部肿瘤》专著，成为从事放射性粒子植入治疗的肿瘤医生的必读书籍。参与编写《放射性粒子治疗肿瘤临床应用规范》及其他微创治疗专著 6 部。2008 年，成功研制了放射性粒子植入校准仪、新型植入器。2011 年，首次发表了《放射性粒子植入术中实时剂量优化》的开创性理论论文。2012 年，主编出版了第 1 版《胸部肿瘤放射性粒子治疗学》。2013 年，研制成功了单侧开环倾角数字显示定位导航系统。2014 年，研制成功了粒子植入手术专用骨钻。2015 年，研制成功了 CT 平床定位板真空成形袋体位固定技术。2015 年，“^{125}I 粒子植入治疗肺癌的质量评估及临床剂量优化研究”获得天津市科学技术进步二等奖。2016 年，参与研制了粒子植入计划治疗系统和 3D 打印共面植入模板，并成功应用于临床；研制成功了肺微小结节活检穿刺模板及 3D 打印非共面粒子植入模板。2017 年，与天津大学团队合作研发了单侧开环多自由度机械臂以及放射性粒子手术机器人。2018 年主编的《胸部肿瘤放射性粒子治疗学》（第 2 版）一书成为从事放射性粒子植入治疗肿瘤医生的重要教材。

近二十年来，柴树德教授研制的粒子植入治疗肿瘤医疗器械获得 20 余项国家发明及实用新型专利，粒子植入器及模板被国家及地方药品监督管理部门批准注册为准字医疗器械。多次获得中国抗癌协会突出贡献奖、臻峰奖和医疗器械开发奖。

主编简介

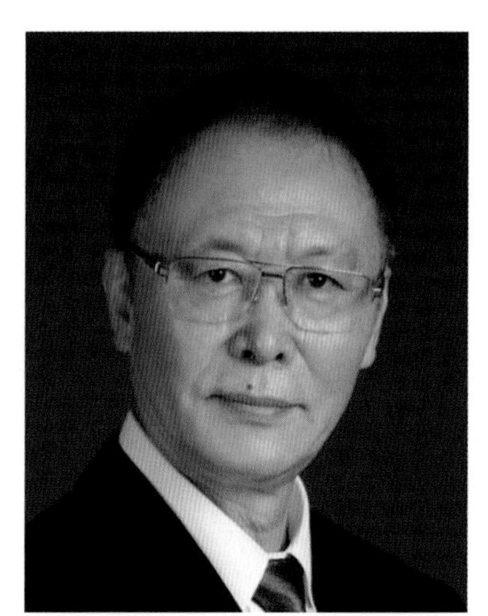

张建国，北京大学口腔医院口腔颌面外科主任医师，教授，博士研究生导师。兼任中华口腔医学会口腔颌面外科专业委员会口腔颌面 - 头颈部肿瘤专委会顾问，中国抗癌协会口腔颌面肿瘤整合医学专委会顾问，中国医师协会粒子学组名誉主任，中国抗癌协会放射性粒子治疗肿瘤学组副组长，国家肿瘤微创联盟粒子学组副组长，中国老年肿瘤放射性粒子学组副组长。担任《中华医学杂志》《中华口腔医学杂志》《中华放射与防护学杂志》《中华放射肿瘤学杂志》等审稿专家。

张建国教授长期从事口腔颌面 - 头颈部肿瘤的临床和基础研究工作，对口腔颌面 - 头颈部肿瘤（特别是儿童肿瘤）的诊断与治疗有丰富经验，擅长放射性粒子组织间植入治疗口腔颌面 - 头颈部肿瘤。

编委会单位及成员

序　一

As with medicine, brachytherapy continues to evolve and now makes a major evolutionary advancement, secondary to the ground breaking work by Dr. Junjie Wang, of Beijing, China. To fully appreciate the scope of this advancement we must look back to the days of exposure doses and hand calculations.

The Quimby or Memorial System (1932) was based on a uniform distribution of radioactive source strength (Radium 226) accepting a non-uniform delivery of those within the target volume. This was typically utilized in LDR brachytherapy. Typically the dose and dose rate within the center of the target exceeded the dose at the periphery. The central minimum dose might be 25%-30% hotter than the prescription dose. This was found to be more applicable for solid tumors/metastasis. The dose prescribed was that of the minimum dose within the target volume. This was also a more accurate depiction of the minimum dose that was utilized to treat the tumor/ target volume and the implant distribution was calculated for either planer or volume radiation distribution. Tables of exposure rates along the central line perpendicular to the implant plane and at the periphery of the volume implant which would not accommodate and irregular shape volumes or when organs at risk are within or near the volume.

In 1934, Paterson-Parker developed a brachytherapy system created to calculate an exposure with Radium 226 calculated in milligram-hours (mg · h) necessary to deliver a dose of 1000 R. to a treatment area at a distance from the surface of the applicator with a goal of dose uniformity within 10% of the prescribed dose throughout the target volume. To do this sources were distributed in a non-uniform manner with more source strength calculated at the periphery of the target volume than the center. The system was also known as the Manchester System for applicators and was typically designed for external applicators or molds that would hold the radioactive material. The Paterson-Parker tables provided values for surface applicators and planar implants for treatment distances of 0.5-5.0 cm at 5 mm increments. In 1938, Paterson Parker developed an interstitial dose system which was later published as the Manchester system for radium dosage in 1947. It is important to note that the "stated dose" was different between their two brachytherapy systems. In the interstitial system, the stated dose was defined as 10% above the minimum dose in the plane of calculation. As a result, the system supported single and double plane implants as well as small volume implants. Single plane implants were based with the sources at the center for a 10 mm thick tissue volume or 5 mm from the source plane in a double implant 15-25 mm thick. These rules accommodated dose inhomogeneity at the end of the plane or volume by crossing active needles. Small sources (including seeds) were not to be separated by over 1 cm. Depending on the size of the volume <25 cm^2 or >100 cm^2, the activity in the center could be reduced by 1/3-2/3. Volume implants >25 mm thick had their own rules and tables.

The final brachytherapy system was the Paris System (Pierquin, et al., 1978) for single or double plain Iridium 192 implants. Radioactive sources must be located in the same central plane, the linear source strength or activity uniform and identical for all the sources in the implant and that the adjacent sources must be equidistant from one another. This would not play an important role in permanent brachytherapy/LDR. Overall, these brachytherapy dosimetry systems provided the basic rules for source placement that improved radiation dose distribution of solid tumors and was a major contribution to early radiation oncology before the development of computers, in the days of orthovoltage or Cobalt 60 radiation in treating deep-seated tumor volumes.

Although these brachytherapy systems are of limited use today through the use of treatment planning computers, I have witnessed prostate brachytherapy move from the Quimby System (Memorial) type of implant to a modification of the Paterson-Parker System. In other words, prostate brachytherapy transitioning from an equal placement of radioactive seeds resulting in an unequal distribution of radiation sources with the highest dose at the center to an unequal or peripheral loading of radioactive sources with a more homogeneous or equal radiation distribution. These first prostate brachytherapy implants from Seattle put a series of limitations to prostate gland size, shape, and equipment that could be accommodated by this "Quimby like" brachytherapy technique. As I was seeing patients with much larger prostate glands and presentations (locally recurrent), I had to incorporate new equipments and techniques, being the first to dynamically utilize biplane ultrasound, combining it with fluoroscopy for both proper afterloading trocar and seed placement. This also allowed the ability to intraoperatively compensate for bleeding, swelling, or seed movement that could change the volume and dosimetry. This technique became known as a hybrid, interactive technique for prostate brachytherapy. Working with some vendors, we had tried to incorporate a prostate brachytherapy or volume implant with variable seed activity and technique which ended up being too difficult with the currently available treatment planning systems and seed markers. Dr. Wang has clearly taken brachytherapy to the next level as megavoltage radiation and computers did to radiation oncology.

In 2001, I first had the opportunity to travel to Beijing, China, to meet Dr. Junjie Wang. Over the next 20 years I've had the opportunity to return many times to see the development of his oncology program and practice which I would compare to the other great centers in the United States, Canada, and Europe. Dr. Wang very quickly recognized the value of brachytherapy in delivering cancercidal doses to predefined tumor volumes while exploiting the rapid dose fall off for the protection of adjacent normal tissue. Rather than merely think peripherally and circumferentially, Dr. Wang recognized that many times tumors not only are adjacent to dose critical structures, but many times encase them. As a result, he developed a brachytherapy program that incorporated image guided radiation therapy to become Image Guided Interventional Brachytherapy (IGIBT). He has taken this treatment from a monotherapy approach to also combining it with external beam radiation therapy for advanced cancers and for salvage cancer treatment. In developing this new modality, he had to develop not only the techniques but the supporting equipments and computers necessary for this ultra-high precision interventional brachytherapy approach. He is incorporated CT imaging, real time dosimetry, image fusion, and truly a dynamic process to accurately treat cancers and treatment volumes that would have otherwise been unable to be addressed. I have been privileged to see him provide this treatment with a level of accuracy and precision not previously witnessed. He, with his department, has truly developed an innovative, unique, and successful radiation therapy program and subspecialty.

Gordon L. Grado, MD, FACRO, FACR, PhD (hc)

序　二

This book authored and edited by Dr. Wang Junjie, et al. entitled "Radioactive Seed Ablative Brachytherapy" provides excellent practice guidelines on using this distinct cancer treatment modality.

Brachytherapy was first introduced almost 120 years ago, but has continued to evolve and to remain an important component of radiation therapy in the modern management of cancer. In contrast to External Beam Radiation Therapy (EBRT), brachytherapy employs the precise placement of short-range radiation-sources such as iodine-125 directly at the site of the tumor to deliver very high doses of localized conformal radiation whilst reducing the probability of unnecessary damage to surrounding healthy tissues. Two methods were used for interstitial brachytherapy, namely "free navigation" , where the needle was under control of the navigation system, and the "guided navigation" where an aligned template was used additionally to lead the needle to the target. As illustrated in this book, the technical advances in imaging guided brachytherapy: US, CT, MRI, and more recently PET, 3D printing and 3D-navigation coupled with markedly enhanced computing power have made significant improvements in precision of seeds implantation and verification as well as brachytherapy planning leading to a departure from the surgical practice of brachytherapy.

This book, to my knowledge, is the very first interdisciplinary book in Chinese that provides a comprehensive overview of innovations in interstitial brachytherapy for the management of local malignancy. It also provides practical guidelines on patient selection and the use of imaging in diagnostics, treatment guidance, and implantation control as well as related medical physics issues such as treatment planning and quality assurance.

Dr. Wang Junjie should be congratulated and commended for his remarkable leadership and tireless efforts in developing and advancing interstitial brachytherapy using iodine-125 as an ablative cancer therapy in China. His continued endeavor and successes will ultimately contribute to potentially more effective high dose, but less toxic radiotherapy for our patients.

Weining (Ken) Zhen, MD, FASTRO, FACR

Professor and Medical Director of Radiation Oncology
Professor of Otolaryngology–Head and Neck Surgery
University of Nebraska College of Medicine

Professor of Radiation Science Technology Education
University of Nebraska College of Allied Health Professions

email: wzhen@unmc.edu

序　三

放射肿瘤治疗学近 20 年来获得巨大进展，缘于图像及数字化技术的进步推动了放射物理学及放射生物学的进步。放射肿瘤治疗学从理论到实践都有了令人兴奋的实质性发展，肿瘤治疗因而获益，这一专业也日益丰富多彩。

外照射治疗领域中推广调强放射治疗（intensity modulated radiotherapy，IMRT）及影像引导放射治疗（image guided radiotherapy，IGRT）。在 4D-IGRT 领域内，CBCT、MRI、超声、PET-CT 等影像引导、呼吸门控技术参与精确放疗，使射线追踪放疗，能消灭分次内误差。立体定向放射外科（stereotactic radiosurgery，SRS）、立体定向体部放射治疗（stereotactic body radiotherapy，SBRT）、立体定向消融放射治疗（stereotactic ablative radiotherapy，SABR）等治疗方法的改进，使放疗疗效得以提高。

作为国际上放射肿瘤病学的另一分支，近距离治疗中的后装治疗在我国临床应用虽有 50 年历史，但几起几落，始终未能得到应有的重视和临床应用。放射性粒子植入在最近 15 年来，却得到了临床厚爱，出现蓬勃发展趋势。以北京大学第三医院王俊杰教授为首的团队，不遗余力地钻研、推广、规范化这一新的临床技术。从基础到临床，王俊杰教授团队进行了系统的研究，发表了许多颇有见地的论文，确定了适应证范围，制定了规范，多次举办学术研讨会、学习班、技术推广会、多中心协作研讨会，始终强调规范化，帮助这一技术在全国推广，使其能充分发挥应有的作用，同时培养了合格的学科带头人。为使这一技术的应用能达到国际水平，他们多次举办国内及国际交流活动，与这一领域的国际学会及专家建立了牢固的联系。北京大学第三医院在本领域的某些论文已经达到国际水平，例如关于盆腔直肠癌复发病灶用放射性粒子植入挽救治疗的论文被 NCCN 直肠癌治疗指南连续 3 年收录，成为我国放射肿瘤治疗学者对国际指南的贡献。

放射性粒子植入技术的发展离不开专业团队创新发展的理念与实践。王俊杰、张建国、柴树德等学科领军专家，不满足于国外已有的技术要求，在临床工作中总结与创新许多放射性粒子植入的新理论、新实践，研发改造与创新了许多临床应用的设备。例如：3D 模板、机器人植入设备、植入粒子仓和针、骨穿设备、TPS 系统等。许多设备已经取得国家专利。越来越多的研究在国内外注册登记，许多研究获得各级科研基金支持。并且，他们毫无保留地进行分享与推广，使更多医疗单位和患者获益。

多年来，王俊杰教授始终在认真钻研近距离治疗粒子植入技术。我清楚地记得4年前他首先召集了关于3D模板的临床应用研讨会。那次学术研讨会对于3D模板的临床应用进行了充分研讨，这一改进能比平板模板更好地达到外照射所追求的非等中心、非共面的4D治疗技术要求。3D模板会使靶区无死角，适形度达到100%，剂量分布更均匀一致，无冷、热点，使处方剂量达到之前很难想象的理想要求。当然，临床应用中需个体化，需要术者设计得聪明合理，充分发挥术者的4D空间想象力，给出一个天工级的TPS。这项工作需要王俊杰教授和他的合作者们花费大量心血，尽力创新与充实这项技术。3D模板的临床应用使粒子植入技术进入一个新时代。他们的工作都总结在这本书中。他们愿意与同道交流、学习、进步。

这项技术可能还会有发展，我们有所期待。

我应邀写序，挂一漏万，仅简要介绍他们的成果及我的感受。衷心祝愿本书的作者未来取得更好成绩！

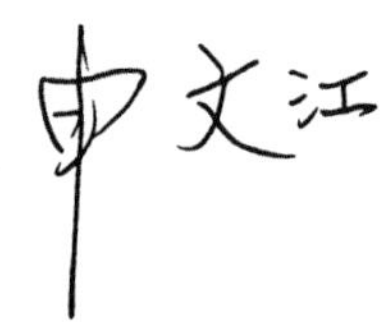

北京大学医学部　放射肿瘤学系终身名誉教授

序　四

近 20 年来，肿瘤治疗技术之一的放射肿瘤治疗技术发展十分迅速。随着计算机技术、影像引导技术和数字化设备技术的进步和应用，放射肿瘤治疗的精度、疗效呈大幅度攀升趋势，显示出非常好的应用与发展前景。

近距离治疗属于放射治疗范畴，其物理学特点是局部剂量高且周围正常组织损伤小。在乳腺癌、子宫颈癌、子宫体癌、皮肤癌和前列腺癌治疗中，近距离治疗皆具有十分重要的地位，为各种指南推荐的标准技术手段之一。近距离治疗包括高剂量率后装近距离治疗和低剂量率组织间插植治疗两种。高剂量率后装主要应用于乳腺癌、皮肤癌、子宫颈癌、子宫体癌和前列腺癌治疗，低剂量率组织间插植主要应用于前列腺癌治疗。

近距离治疗技术的发展得益于新型放射性核素研发成功、影像引导技术进步和计算机三维计划系统的支持。近距离治疗精度、疗效进一步提升。与外照射结合，近距离治疗已显示出非常好的应用前景。放射性粒子组织间插植治疗简称粒子植入治疗，既往主要是应用于前列腺癌治疗，借助术中超声引导和计算机适时计划设计，确保放射性粒子精确植入前列腺体内，通过放射性核素持续释放低能伽马射线，对肿瘤细胞进行有效杀伤。美国泌尿外科学会、NCCN 指南、放射肿瘤学会等均将该技术推荐为早期前列腺癌标准治疗手段之一。

放射性粒子在前列腺癌治疗中显示了非常好的疗效，但这一技术是否在其他实体肿瘤中也具有同样的作用？为了研究这一问题，中国学者历时 20 年努力，逐步将放射性粒子应用到头颈部、胸部、腹部和盆腔复发、转移肿瘤的治疗中，显示了非常好的应用前景，挽救了大量肿瘤患者。王俊杰教授等中国专家不断开拓进取，不断完善、创新技术，逐步建立了各系统肿瘤治疗的临床标准，出版系列专家共识和指南，多项研究成果被美国 NCCN 指南和美国近距离治疗协会指南收录。在不断完善技术标准与建立体系的同时，相关学术推广活动也在积极开展，目前国内已有 1000 多家医院开展粒子治疗工作。

放射性粒子作为一种新兴的微创内照射技术在中国学者的努力下已经引起广泛的国际和国内关注，很多治疗领域的工作为国际首创。通过 20 年的不断努力，我国学者积累了大量的临床经验，本书的出版必将对我国放射性粒子治疗的规范化发展起到积极引领作用。经过我国学者不断改进和完善，传统的放射治疗技术已达到消融治疗水平，显示了中国学者不断进取的精神和聪明才智，为我国肿瘤微创事业发展起到了积极推动作用。

希望广大同仁积极参与，开展多中心研究，将这一技术提升到更高的水平，提升我国肿瘤综合治疗的整体水平和学术水平，造福广大肿瘤患者。

中国工程院院士

序　五

肿瘤治疗技术进步十分迅速。传统三大治疗手段（外科、放疗和化疗）进步明显，精细化、标准化和规范化治疗越来越被临床医生广泛接受。近年来微创治疗、靶向治疗、免疫治疗也呈异军突起的态势，极大丰富和发展了肿瘤治疗理念，挽救了大量肿瘤患者，延长了患者的生存期，改善了患者的生存质量。

碘-125粒子属于放射性核药范畴，进入临床已经有近半个世纪的时间。西方发达国家主要应于前列腺癌治疗，具有微创、便捷和高效的特点，与外科、放射治疗并列为早期前列腺癌治疗三大技术手段。为了使传统放射性治疗手段发挥更大的作用，中国学者历时20年的时间，付出艰苦卓绝的努力，开创性地将这一技术应用到全身实体肿瘤的治疗，挽救了大量晚期复发和转移的患者。

放射性碘-125粒子密封籽源释放低能伽马射线，组织中穿透距离短，具有局部剂量高和正常组织损伤小的优势，同时又能通过影像引导技术穿刺送入肿瘤体内，因此，具有微创、副作用少和恢复快的特点。外照射需要通过正常组织才能到达肿瘤，因此，不可避免会带来正常组织的损伤，同时，由于正常组织照射剂量的限制，很难实现肿瘤区域高剂量照射，因此，临床疗效进展相对缓慢。

既往影响放射性粒子治疗技术进步的主要是影像引导技术、计算机治疗计划系统和粒子植入相关辅助设备。超声引导技术和计划系统只适用于前列腺癌粒子治疗，既往没有用于全身肿瘤粒子治疗的治疗计划系统和相关粒子植入设备。因此，粒子治疗应用范围受到很大程度限制。2002年始北京大学第三医院王俊杰教授等中国学者团结协作，努力攻关，创造性地将CT引导技术、粒子治疗计划系统、3D打印技术和导航系统等技术应用于全身肿瘤治疗，大大拓展了粒子治疗的应用范畴，使治疗精度大幅度提高，建立起具有中国特色的、有独立技术体系的粒子治疗临床标准，部分研究成果被收录于美国NCCN指南，为科学普及和标准化推广奠定了坚实的基础。

本书内容涵盖全身各系统肿瘤粒子治疗技术流程、适应证、注意事项和操作图示等，紧密结合临床实践，操作性强，必将为我国放射性粒子事业健康发展起到积极推进作用。作者首次提出近距离消融治疗的概念，极大丰富和发展了微创和消融的理念，为更多肿瘤患者治疗带来新希望。

中国工程院院士

前 言

放射性粒子组织间近距离治疗肿瘤已有100多年的历史。早期放射性粒子治疗肿瘤使用的是高能放射性核素，如钴-60，镭-226等，这些核素释放γ射线，穿透力强，不易防护。近20年来，由于低能核素，如碘-125、钯-103研制成功，计算机三维治疗计划系统和超声导航系统出现，放射性粒子治疗前列腺癌获得技术成功。在美国，早期前列腺癌的放射性粒子植入治疗已与手术、外照射一样成为标准治疗手段之一。

2001年11月我所在的北京大学第三医院团队成功完成国内首例经会阴超声引导放射性粒子植入治疗前列腺癌，开启了我国放射性粒子植入治疗的全新里程。其后我们陆续将超声引导技术应用于颈部淋巴结转移癌、复发舌癌、局部晚期胰腺癌、肝癌和肝转移癌治疗等，极大地扩展了放射性粒子植入治疗的范畴。2002年我们肿瘤放疗科又与放射科合作将CT引导技术引入头颈部复发癌、肺癌、胸壁转移癌、脊柱肿瘤、软组织肿瘤和盆腔复发直肠癌、子宫颈癌等，提高了放射性粒子植入治疗精度，扩大了其应用范围，其中关于复发直肠癌的研究成果被美国NCCN指南收录。2012年北京大学口腔医院张建国教授率先完成3D打印模板引导放射性粒子植入治疗儿童软组织肿瘤和腮腺癌。2015年北京大学第三医院团队将3D打印技术与CT引导技术结合，将3D打印个体化模板技术全面应用到胸部、腹部和盆腔肿瘤治疗，大大提高了粒子治疗精度，并实现全程质量控制，是粒子植入治疗领域的一场革命，为下一步建立行业标准和技术规范奠定了坚实的基础。2019年我们又将导航系统引入体部肿瘤治疗，进一步提高了粒子治疗的精准度。

粒子植入治疗历经超声引导、CT引导和3D打印模板技术，实现了跨越式发展。其中中国学者功不可没。历时15年时间中国学者完成了各种实体肿瘤粒子植入治疗的探索和技术标准的建立，将其推广到1000多家医院，挽救了大量肿瘤患者。

3D打印模板技术刚刚应用到临床，处于起步阶段，尚需要通过大量临床实践来完善，因此，在本书编写过程中难免存在偏差和认识上的不足，敬请广大学者和专家批评指正，以推动粒子治疗在我国科学化、标准化、程序化发展。

谨以此书献给那些默默奋斗在肿瘤研究和治疗领域的同道。

王俊杰

目 录

第一篇　基础篇

第二篇　临床篇

附　录

第一篇

基础篇

第一章　近距离治疗概述

肿瘤治疗方式主要包括手术、放射治疗和全身治疗。放射治疗包括外照射和近距离治疗两大类。根据世界卫生组织统计，肿瘤患者中约70%需要应用放疗。

近距离治疗（brachytherapy，BT）一词源于希腊文，在肿瘤治疗中已有一百多年的历史。BT是将放射源置于肿瘤周围或插植到组织间进行治疗的方法。照射剂量随着放射源的距离增大迅速衰减，可在提高肿瘤局部剂量的同时保护正常器官。BT治疗方式包括腔内治疗、管内治疗、组织间治疗、术中治疗和模照射治疗五种模式。其中高剂量率后装近距离治疗（high-dose rate brachytherapy，HDR-BT）和低剂量率放射性 ^{125}I粒子组织间永久性植入近距离治疗（简称粒子植入治疗）是临床主要的两种治疗方式[1-2]。HDR-BT主要用于宫颈癌、宫体肿瘤、皮肤癌、乳腺癌和前列腺癌的治疗，其技术特点为：①分次照射；②影像引导；③对放射防护的要求高[3-7]。粒子植入治疗主要用于前列腺癌和各种复发头颈部癌、肺癌、胰腺癌、软组织肿瘤、脊柱转移瘤的治疗，其技术特点为：①一次性完成；②影像引导；③防护相对简单。

第一节　近距离治疗发展史

1898年，Curie发现了放射性核素镭-226（^{226}Ra）。1903年，Goldberg和London首次成功应用 ^{226}Ra治疗肿瘤。随后人们开始尝试将镭源放置入宫腔内或插植入肿瘤中，即最早的腔内治疗和组织间治疗。1909年，Wickham与Degrais出版了第一部关于镭治疗（现在被称为近距离治疗）的书。腔内治疗的斯德哥尔摩方法和巴黎方法分别在1914年和1919年被提出。1921年，Sievert提出点源、线源的剂量计算公式。Sievert积分公式一直沿用至今。1932年Paterson和Parker创建曼彻斯特系统，确立插植规则和剂量计算规则，剂量单位由伦琴变为戈瑞（Gray，Gy），组织间治疗得到快速发展。1934年，Joliot-Curie夫妇发现了人工放射性核素。20世纪50年代，近距离治疗发展停滞。近距离治疗需要精确地将针或者施源器准确、规律地插植到肿瘤体内，这种治疗需要较高的手术技巧，医师需要操作迅速，以免自己及其他工作人员受到过量照射。很多医疗中心选择外科手术或高能射线束外放疗作为替代疗法，使近距离治疗受到了一定的限制。

过去70年，核物理学迅速发展，人工放射性核素研发成功，计算机计划系统和3D影像引导技术出现，这些皆促使近距离治疗技术飞速发展。近距离治疗发展的里程碑包括：①新型放射性核素研制成功，代表核素为 ^{125}I、^{103}Pd、^{137}Cs 等；②远程控制后装机研发成功，解决了防护的难题；②以解剖学为基础的剂量评估体系的建立；③定量剂量测定方法的有效实施；④超声、CT、MRI 影像技术的应用；⑤模板辅助技术，如3D打印个体化模板的广泛应用，显著扩大了近距离治疗应用范畴。

第二节　放射性核素

至少有20种放射性核素先后被应用于近距离治疗，部分现已被替换。现代近距离治疗常用的放射性核素主要包括铯-137（^{137}Cs）、钴-60（^{60}Co）、铱-192（^{192}Ir）、碘-125（^{125}I）和钯-103（^{103}Pb）。近距离治疗按剂量率分为低剂量率（<2~4 Gy/h）、中剂量率（4~12 Gy/h）、高剂量率（>12 Gy/h）。高剂量率后装治疗主要应用 ^{192}Ir。低剂量率永久性插植治疗主要应用 ^{125}I。按放射性核素在人体内留置时间的长短，可分为短暂性驻留和永久性植入两大类。

一、短暂性近距离治疗放射源

短暂性近距离治疗指治疗后将施源器和放射源回收。^{60}Co 是最早应用于近距离治疗的人工放射性核素，用于组织间插植治疗、腔内治疗、管内治疗，其性价比和安全性优于 ^{226}Ra，但临床疗效与 ^{226}Ra 相比并没有显著提高。20世纪60年代 ^{60}Co 替代 ^{226}Ra，主要用于低剂量率组织间插植和腔内近距离治疗。20世纪70年代，^{137}Cs 因低成本及更加安全的放射防护，迅速占据中低剂量率近距离治疗的主导地位。

1956年 Henschke 研发出 ^{192}Ir 源（半衰期74.2天，平均光子能量0.40 MeV）。^{192}Ir 对近距离治疗的发展意义重大。20世纪60年代早期，^{192}Ir 源已经用于短暂性插植治疗。20世纪60年代 Walstam 和 Henschke 等发明了远程后装设备，将放射源从安全屏蔽的储源器内传送到人体治疗部位，通过计算机控制源在人体内的驻留时间，达到剂量后，放射源退回储存器内，避免工作人员和患者过量的辐射暴露。20世纪70年代第一台单通道步进源远程后装机诞生，微型高活性 ^{192}Ir 源焊接在导丝末端，开启了高剂量率近距离治疗新时代。目前，除了永久性粒子植入治疗外，大部分短暂性近距离治疗均是通过 HDR-BT 技术实现的。

二、永久性植入近距离治疗放射源

金-198（^{198}Au）于1953由 Henschke 引入永久性植入近距离治疗。由于存在辐射安全性问题，^{198}Au 没有得到广泛应用，逐渐被其他易于防护的低能放射性粒子取代。20世纪60年代 Law-rence 发明了可封装在钛管内的 ^{125}I 粒子（半衰期59.6天，平均能量28 keV）。^{125}I 粒子通常外壳为金属钛包壳，源长4.5 mm，直径0.8 mm，易于防护和保存。其他用于永久性植入治疗的放射源还有 ^{103}Pd 粒子（半衰期17.0天，平均能量22 keV）和 ^{131}Cs 粒子（半衰期9.6天，平均能量29 keV）。^{125}I 因其能量低，剂量衰减快，周围正常组织损伤小，操作方便，对工作人员辐射极少，是目前应用最广泛的永久性植入放射源。

^{125}I 粒子最早应用于前列腺癌，并取得很好的疗效。永久性粒子植入是早期前列腺癌的标准治疗，并且已广泛应用于全身其他部位的肿瘤治疗中。经直肠超声引导（transrectal ultrasound，TRUS）改善了永久性粒子植入治疗

前列腺癌的精确性和安全性，同时缩短了手术时间，成为目前前列腺癌粒子植入治疗的标准术式（图 1-1）。美国西雅图研究所 John C Blasko 对这一技术进一步完善。粒子治疗无论作为低危患者的单一治疗，还是在高危患者中与外放疗结合治疗，均可获得与根治性前列腺癌手术或精确外放疗同等或更佳的生化无进展生存率[8]。美国接受粒子治疗的病例数由 1995 年 5000 例发展到 2002 年 40 000~60 000 例，对根治性前列腺切除术产生了巨大的挑战[9]。

第三节　近距离治疗计划系统

20 世纪 50 年代近距离治疗处方剂量常以放射量表示。组织间近距离插植主要遵循 Quimby 或 Manchester 原则[10]。

CT 及其他三维成像技术的临床应用使临床靶区和周围正常组织的界定更加方便。术中影像引导技术使施源器植入位置更加符合临床设计要求。计算机计划系统提高驻留权重并优化源位置，使靶区剂量均匀性及适形性得到改善。20 世纪 80 年代，影像引导近距离治疗技术首先应用于立体定向颅内粒子植入治疗。在北美，TRUS 永久性粒子植入成为前列腺癌标准治疗方法。2004 我国研制出用于全身各系统肿瘤粒子植入治疗的计划系统，2012 年北京大学第三医院王俊杰教授率先将术中超声引导技术和 CT 引导技术全面引入粒子植入治疗领域，极大地提高了粒子治疗的精度，丰富和发展了粒子植入治疗的内涵。2012 年北京大学第三医院与北京航空航天大学合作，实现 CT 模拟定位机与术中治疗计划系统成功对接，实现术中粒子植入治疗适时剂量优化（图 1-2）。2014 年王俊杰教授率先提出影像引导介入近距离治疗的概念，使近距离治疗应用范围大大拓展[11]。

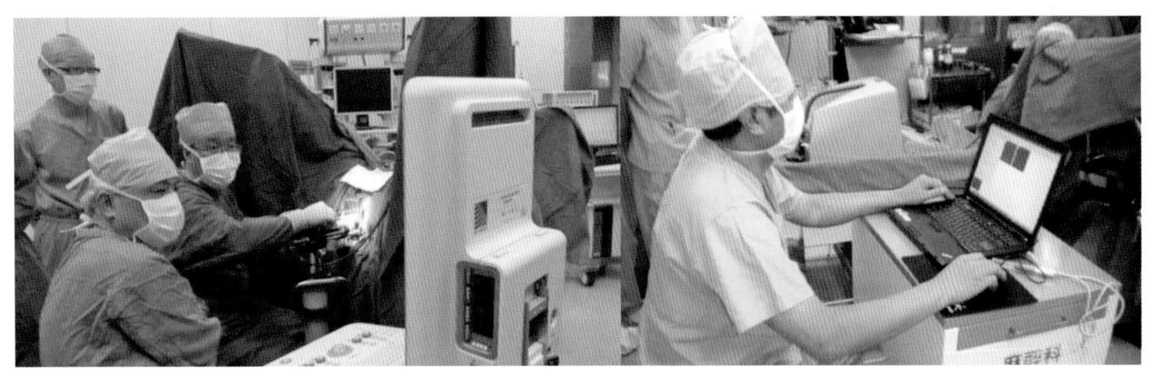

图 1-1　经直肠超声引导放射性粒子治疗前列腺癌，术中计划系统实时优化

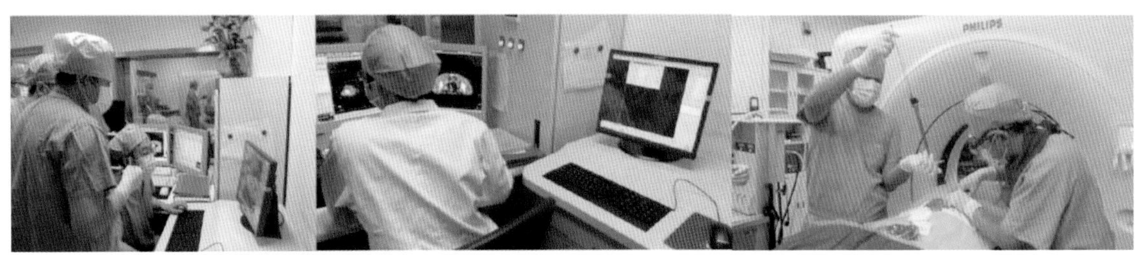

图 1-2　2012 年北京大学第三医院将术中治疗计划系统与 CT 模拟机成功对接，实现术中实时计划和剂量优化

第四节 近距离治疗剂量学

过去 70 年，随着新核素的临床应用及计算机技术的进步，物理剂量学研究取得了长足的发展。

一、^{226}Ra 剂量学：从阈值红斑剂量到半经验模型

早期定量放射源照射应用最广泛的生物终点阈值是红斑剂量，即在 80% 受试者产生一个几乎检测不到的红斑时的照射量。这项技术重复率可达 10%，用来比较 ^{226}Ra 和高能射线与校正低能射线的曝光量。

为了计算植入的 ^{226}Ra 线源的剂量分布，物理师引入了半经验值剂量计算模型。Quimby 开发了将针排列成点源的线性排列模式，从而推断出远隔及相邻区域的剂量分布。1923 年出现了更精确的 Sievert 积分法。20 世纪 30 年代，Quimby 和 Manchester 组织间植入系统应用曝光量 /mg · h 表格来计算平面剂量分布[12]。

二、传统近距离放疗时代的剂量学

20 世纪 50 年代近距离治疗呈下降趋势，但近距离治疗剂量系统却日趋成熟。以标准电离室为基础的国际标准为照射量的计算提供了坚实的基础。近距离治疗计划系统实现了由基于表格系统到二维及三维特异性剂量分布的转化。美国国家标准与技术研究院 1974 年以 ^{137}Cs 源、^{60}Co 源，1980 年以 ^{192}Ir 源碳壁球电离室为基础建立了相关曝光率标准。

三、传统近距离治疗剂量测定法

随着镭源临床应用范围的扩大，很多学者致力于通过实验室途径获得更加定量化的镭源剂量测定方法。相关设备包括：铜及铝壁电离室、液体电离室、有机和无机闪烁器。通过测量措施确保了人工放射性核素与 ^{226}Ra 具有相似的几何学剂量分布。1968 年 Berger 和 Meisberger 提出各向同性点源辐射剂量分布规则，进一步明确了放射性核素组织内衰减及散射规律。20 世纪 80 年代近距离治疗中剂量学研究推荐的组织衰减因子及散射因子标准化表格被用于 Sievert 积分剂量计算模型所取代。研究显示，在很多情况下利用模型评估更加合理，如 ^{192}Ir 源。然而，将这种方式应用于低能 ^{125}I 粒子源时需要特别说明[13-14]。

第五节 计算机剂量学模型建立

现代近距离治疗剂量学定量计算的发展与低能 ^{125}I 粒子及 ^{103}Pb 粒子临床应用密切相关。虽然半经验剂量计算模型成功应用于 ^{226}Rd 等，但其对 28 keV 的 ^{125}I 粒子不适用。20 世纪 60 年代关于估算剂量方法的研究增多。表 1-1 列举了绝对剂量率的演变历史。^{125}I 粒子的剂量学及校准技术在早期应用的十年是没有记载的。Hilaris 等和 Krishnaswamy 首先发表了 ^{125}I 粒子源剂量学研究结果。1975 年纪念医院用碳壁外推电离室距离 30 cm 时校准 6702 粒子模型，并在混合模体中用热释光探测仪（thermoluminescent dosimeter，TLD）测量横轴剂量率。Krishnaswamy 根据 Berger 建立的点源积累因子理论推断预估值，同时用 TLD 测定，两者的差异达 30%。1982 年 Ling 通过硅二极管测量得到 6711 型 ^{125}I 粒子径向剂量函数表。直到 20 世纪 90 年代后期第一个 TG-43 号报告应用之前，这些数据一直被大多数临床医师采用。

表 1-1　3M/Amersham^{125}I 粒子植入源剂量率常数的历史演变[15]

研究者	方法	源模型	剂量率常数［cGy h^{-1}/（μGy m^{2}h^{-1}）］
Hilaris/Holt，1965	未知	6701	1.7
Hilaris/Holt，1965	TLD	6701	1.38
Krishnaswamy，1975	分析	6701	1.04
Williamson，1988	蒙特卡罗	6711	0.909
Ling，1983	分析	6711	1.04
ICWG，1990	分析	6711	0.85
TG-43，1995	蒙特卡罗	6711	0.88
AAPM，1999	蒙特卡罗	6711	0.98
TG-43，2004	TLD，蒙特卡罗	6711	0.96

一、现代剂量学及校准方法

NIST 提出 ^{125}I 粒子基本空气比释动能强度标准是低能粒子近距离治疗领域的重大进步。1986 年美国国家癌症研究所资助了一项为期 3 年的多中心研究，对低能粒子剂量学进行明确的审核。利用 TLD-100 芯片和粉末胶囊植入固体水模，建立一系列程序校准 TLD 探测器及校正 TLD 对低能光子的影响，定量估算水中的绝对剂量率。随后出现了 ^{125}I、^{192}Ir 、^{103}Pd 粒子近距离治疗源 2D 剂量分布矩阵。TLD 剂量学逐步被认为是最可靠的近距离治疗剂量测定方法，并作为临床剂量计算的基础得到广泛应用[16]。

二、现代剂量计算技术

除 ICWG 外，有研究者利用蒙特卡罗光子传输技术定量评估单源剂量分布。一维蒙特卡罗系统及其他等效传输途径从 20 世纪 60 年代就已经用于计算介质中核素点源的辐射剂量分布，例如：广泛应用的 Berger 点源形成因子以及 Meisberger 组织衰减及散射形成因子。一维蒙特卡罗系统首先由 Dale 提出并用于 ^{125}I 粒子剂量计算。然而，直到近年蒙特卡罗系统才被广泛应用于更加复杂的几何剂量计算。早期三维研究运用蒙特卡罗系统评估 Sievert 模型下铂封装 ^{226}Ra 和 ^{192}Ir 源的精确性，随后应用到组织间植入 ^{137}Cs 粒子源。第一个基于仿真 ^{125}I 粒子几何学模型的蒙特卡罗剂量学研究结果由 Burns 和 Raeside 发表[17]。

1988 年，蒙特卡罗研究者 Williamson 从理论上证明半经验剂量计算模型对 ^{125}I 粒子绝对剂量率存在 10%~14% 的高估，造成这种差异的主要原因是射线穿过钛后可产生非穿透性 4.5 keV 的 X 线。而 ICWG TLD 测量与蒙特卡罗的剂量分布显示了高度的一致性。目前，蒙特卡罗模拟是一种被广泛使用和接受的剂量学检测工具。

在 2005 年更新的 TG-43 号报告中，^{125}I 粒子 TLD 横轴剂量学不确定性估计为 7.9%（1 cm）~9.5%（5 cm）。主要不确定因素是多次 TLD 读数不易重复，相对能量响应校正不确定及固态 - 液态水转换不确定。使用最先进的光子截面，以蒙特卡罗系统为基础的相关不确定性为 2.5%~5%。

近距离放疗剂量学的研究还包括寻找与 TLD 剂量学相比具有较低不确定性和较高空间分辨率的实验室剂量学计算方法，建立相对完善的相对剂量学标准，包括硅二极管探测器及塑料闪烁体探测器。聚合物凝胶剂量学在相对剂量学里显示了优势，能够获得 3D 高分辨率剂量图。辐射显色薄膜剂量探测是目前相对和绝对剂量测定最可靠的多维探测方法。

由单源剂量测定到治疗计划蒙特卡罗剂量计算方法的延伸是剂量学领域的重要进展，即计算以患者植入粒子源实际位置为基础的特征性剂量分布。与传统的单源剂量叠加计算相比，蒙特卡罗剂量计算能解释组织构成的异质性、施源器屏蔽效应及粒子间的衰减。临床应用蒙特卡罗模拟法计算需要很长的时间。加速蒙特卡罗代码的出现，使临床实际植入几何图形单处理器运行时间缩短到 2 分钟以内。对于低能放射性粒子源，主要问题是组织非均一性，需要考虑光电截面积和组织密度的影响。

第六节　近距离治疗影像引导技术发展史

一、超声引导技术

超声引导技术既往主要用于前列腺癌的粒子植入治疗。2002 年北京大学第三医院将术中超声引导技术全面应用于粒子植入治疗，尤其是术中胰腺癌的治疗，该技术显示出非常好的应用前景（图 1-3 和图 1-4）。术中超声引导优势包括：①术中能够清晰显示靶区；②能够避开危及器官，如胰管、肠管和血管等，操作更加安全；③术中实时检测粒子分布情况，及时进行补充植入。缺点：①术中粒子植入与

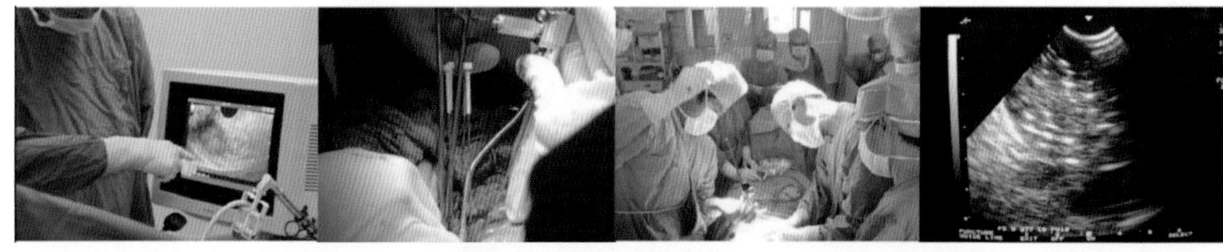

图 1-3　王俊杰教授将术中超声引导技术应用于胰腺癌粒子植入治疗

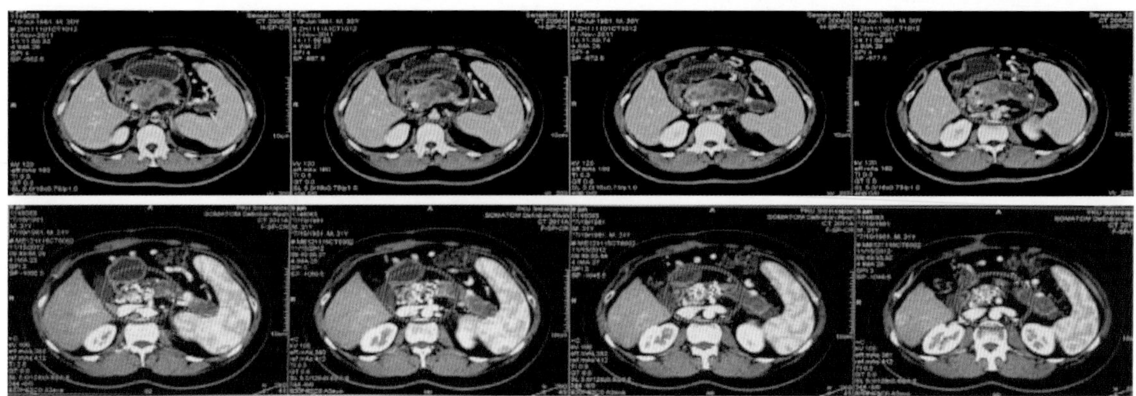

图 1-4　术中超声引导放射性粒子治疗局部晚期胰腺癌，治疗后肿瘤完全缓解（上排图为术前，下排图为术后）

术前设计计划存在较大误差；②术中无法实时优化计划；③术后剂量评估困难[18-19]。

二、CT 引导技术

2002 年北京大学第三医院在学习借鉴前列腺癌粒子植入治疗经验的基础上，将 CT 引导技术引入放射性粒子植入治疗领域，相继开展头颈部、胸部、腹部、盆腔和脊柱、四肢等部位的肿瘤治疗，取得令人鼓舞的疗效（图 1-5~ 图 1-7），建立了中国 CT 引导放射性粒子治疗的技术规范与标准[20]。CT 引导优点包括：① CT 扫描图像精度高、分辨率高；②不受气体、骨等因素影响；③增强扫描，肿瘤显示更清晰。不足之处：①经皮穿刺过多依赖医生个人经验，操作技术短时间内不易掌握；②对肺、肝等运动器官进行穿刺时，需要多次调整针的位置，增加扫描次数和手术风险；③穿刺与图像获取不能同时进行，增加患者辐射暴露时间；④穿刺路径受骨、血管等干扰时，无法保证术前计划准确实施。

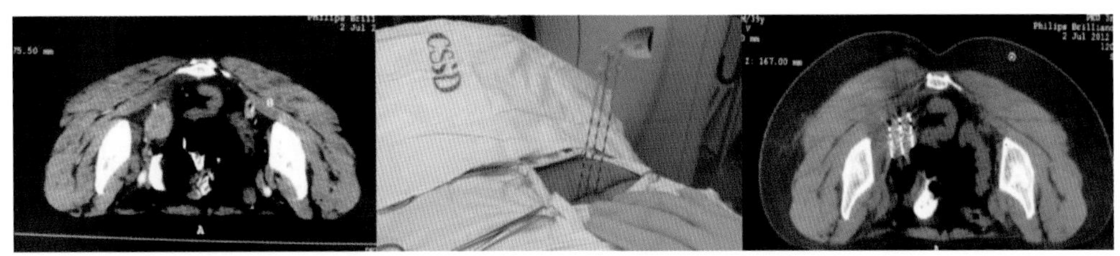

图 1-5　CT 引导放射性粒子植入治疗盆腔复发直肠癌

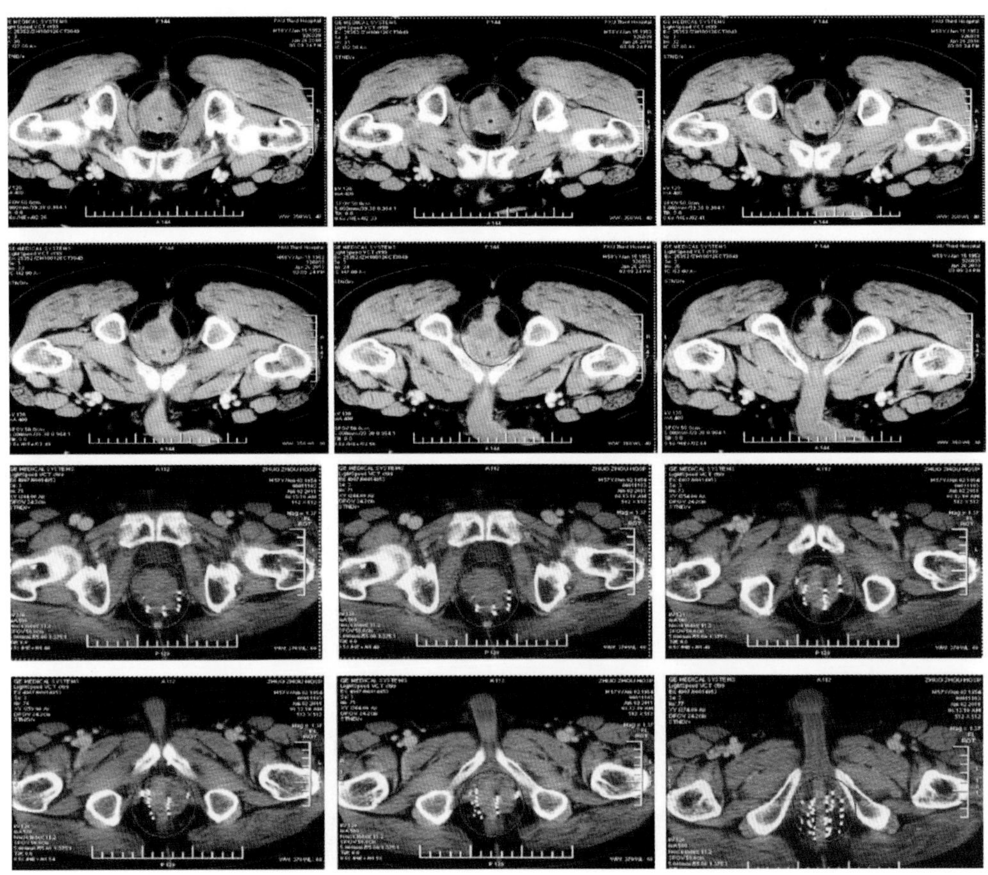

图 1-6　CT 引导放射性粒子植入治疗复发直肠癌的疗效

三、CT 联合辅助模板技术

2002 年中国学者柴树德教授率先将平面模板技术引入肺癌粒子植入治疗领域，设计出平面模板、固定架、打孔钻等（图 1-8）。鉴于当时模板、固定架等加工技术的欠缺，模板针道框量、固定架稳定性等方面均未达到设计精度和稳定性要求。经过多年尝试和探索，肋骨干扰和器官运动的不足被逐步克服。2012 年北京大学第三医院实现治疗计划系统与 CT 模拟机的对接，实现术中实时计划优化，使粒子治疗的剂量得到更好的保障（图 1-9）。

历时 20 年，中国学者已将 CT 引导技术全面应用到各部位实体肿瘤的放射性粒子植入治疗中，形成了我国自己的技术标准和指南[11]。但是，术中实施与术前计划设计仍存在很大的误差（图 1-10）。

3D 打印是新兴的物体快速成形技术，是以数字化文件为基础，通过计算机设计，将材料逐层沉积或黏合打印出三维物体的成形技术，其越来越多地应用到医学领域，如骨科、成形科等。

2012 年北京大学口腔医院张建国教授利用 3D 打印技术设计出头颈部肿瘤粒子植入治

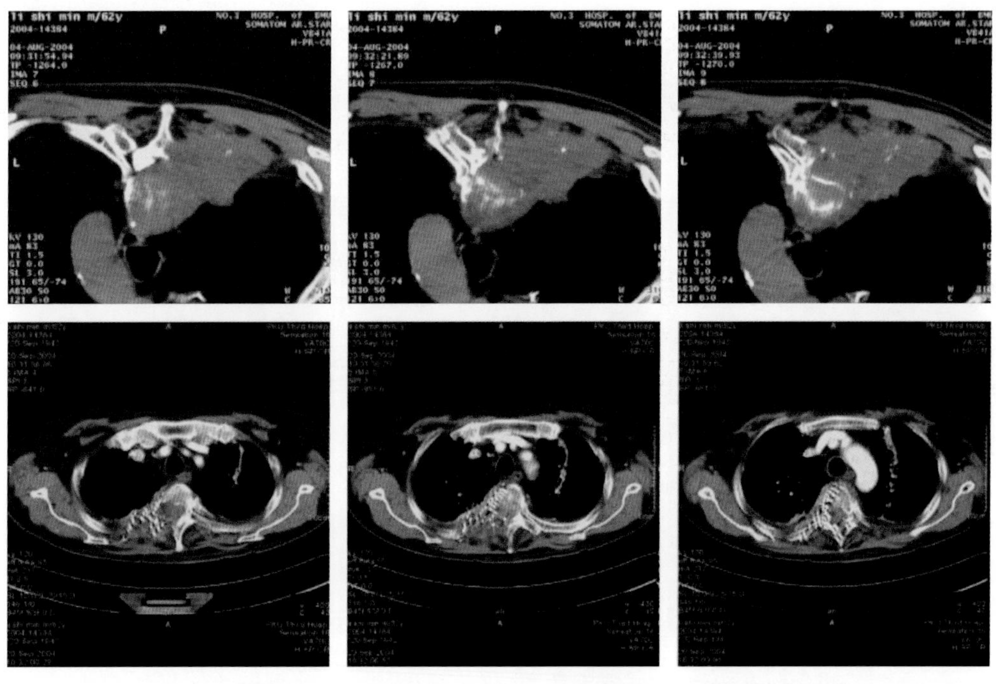

图 1-7　CT 引导放射性粒子植入治疗放疗后复发非小细胞肺癌的疗效

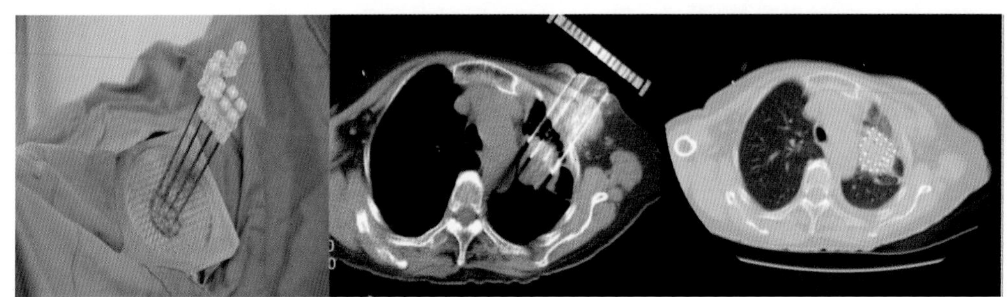

图 1-8　天津医科大学第二医院柴树德教授利用平面模板辅助 CT 引导放射性粒子治疗肺癌

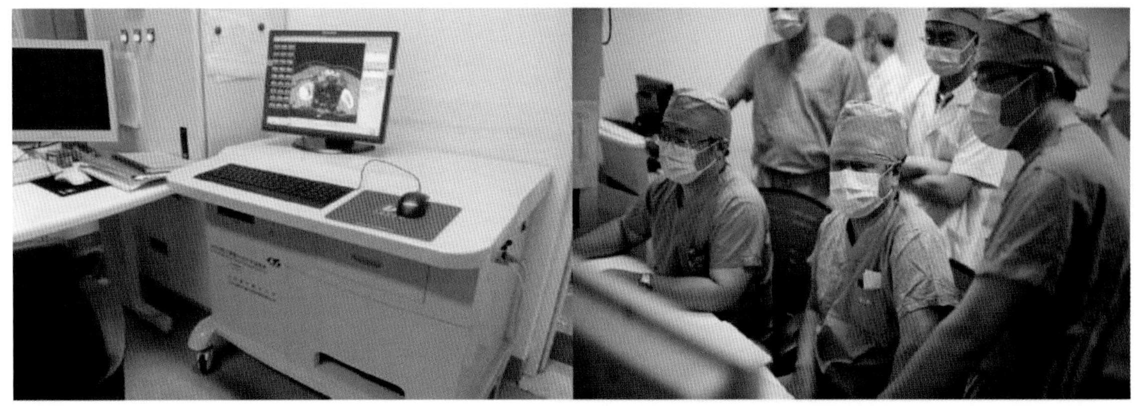

图 1-9　治疗计划系统与 CT 模拟机对接，实现术中实时计划优化

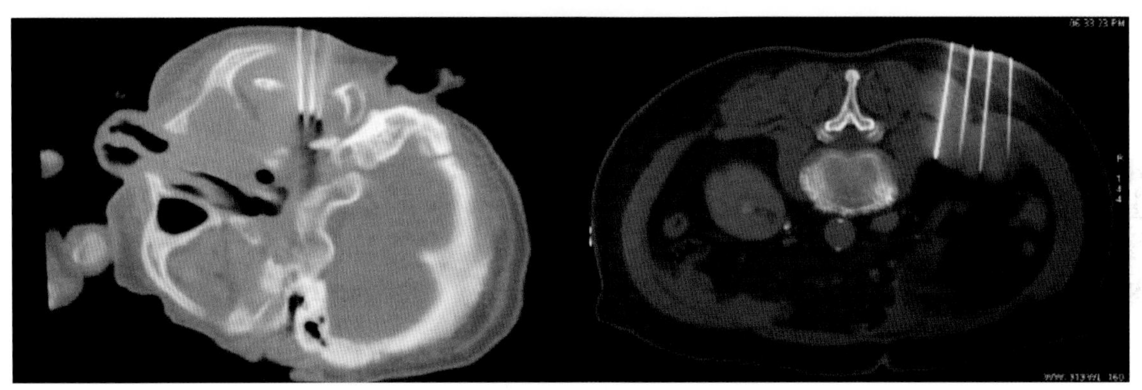

图 1-10　经皮穿刺出现针尖聚拢或针尖分散现象

疗的个体化模板，取得了理想的肿瘤靶区剂量学分布[21]。优点：①头颈部体表解剖结构稳定，模板与人体吻合性好、重复性好；②利用模板辅助，减少 CT 反复扫描，缩短了手术时间。但其研究中没有提到术中和术前剂量学的比较；术中模板辅助没有与 CT 引导联合；模板引导与实际粒子植入的误差尚未见到明确的阐述。另外，人体胸部、腹部器官受呼吸运动影响，同时人体腹盆部皮下脂肪厚薄不均且易形变，如何将模板技术应用于体部肿瘤粒子植入治疗是困扰体部肿瘤粒子植入治疗的技术难题。

2015 年北京大学第三医院王俊杰教授利用 4D-CT 扫描技术、激光定位坐标技术和固定针技术，将 3D 打印模板应用到体部肿瘤粒子植入治疗，实现了术中与术前治疗计划的高度吻合。

3D 打印模板（3D-printing template，3D-PT）是通过影像学数字化信息系统，将患者肿瘤靶区扫描信息传输到计算机治疗计划系统，经过医生和物理师设计针道信息，打印出指导粒子植入治疗的个体化模板。3D-PT 包括 3D 打印个体化、坐标系、非共面粒子植入引导模板，简称 3D 打印非共面模板（3D-printing non co-planar template，3D-PNCT）和 3D 打印共面、坐标系、象限化粒子植入引导模板，简称 3D 打印共面模板（3D-printing co-planar template，3D-PCT）[22-23]。3D 打印模板利用固定针技术，解决了模板与肿瘤靶区位置配准的技术难题，利用虚拟针道技术解决了术中优化调整的技术难题。3D-PT 结合 CT 模拟机和激光定位系统，显著降低模板与肿瘤匹配时的误差，缩短粒子针插植时间，进而全面提高粒子植入治疗的精度和效率，使粒子治疗操作简便、安全和快捷，是粒子植入近距离治疗史上的一场革命（图 1-11 和图 1-12）。目前通过 1000 多例临床试验，建立了各系统肿瘤 3D-PT 引导 CT 辅助放射性粒子植入治疗技术流程和标准，通过严格的质量控制流程，实现术前计划设计要求[21-22]（图 1-13~图 1-15）。

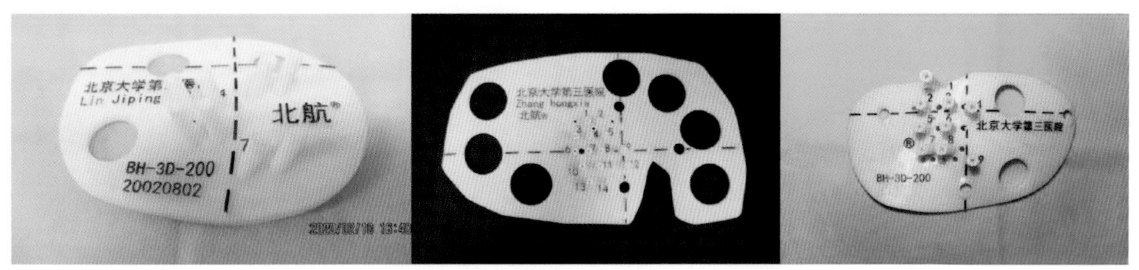

图 1-11　3D 打印个体化模板（个体化、坐标系和数字化）

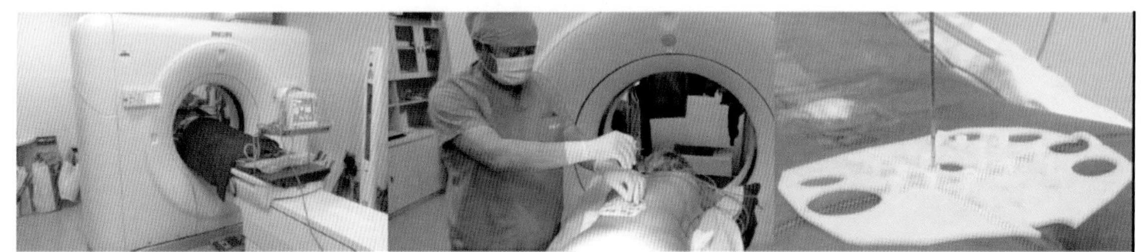

图 1-12　利用 CT 模拟机上的激光定位系统进行模板校准

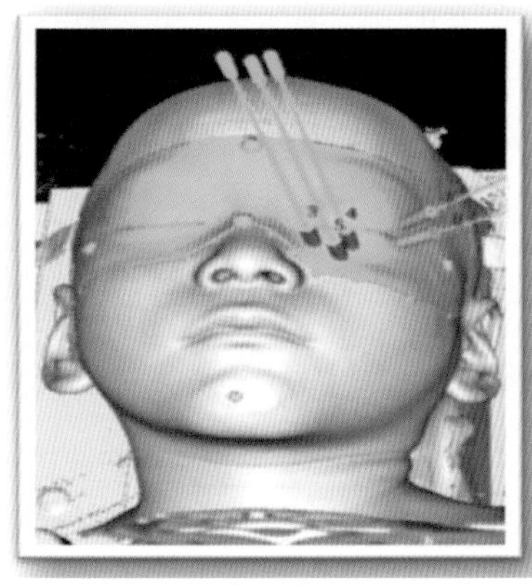
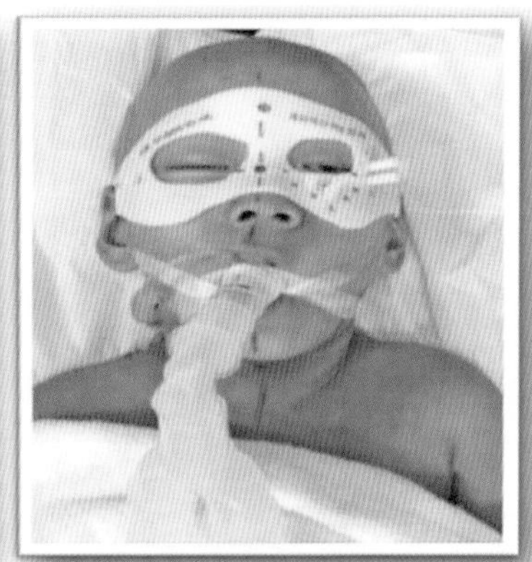
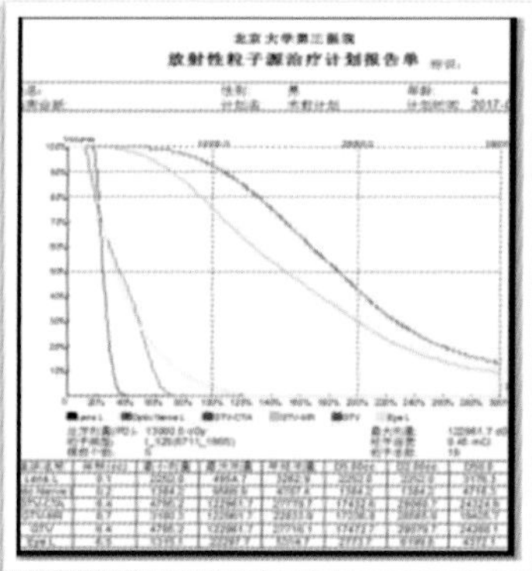

图 1-13　通过粒子治疗前计划系统进行针道设计、计划设计和模板打印

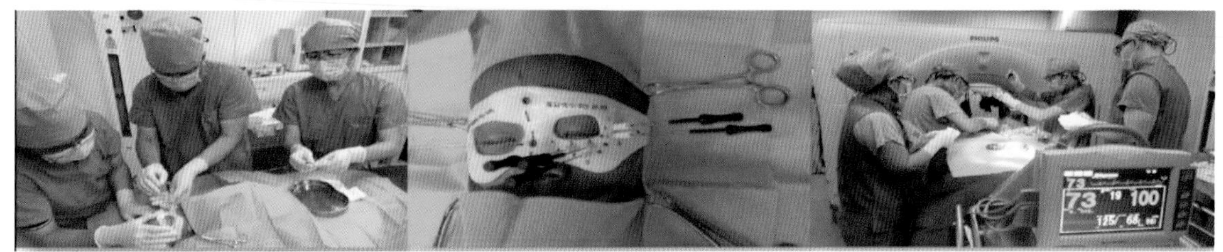

图 1-14　根据术前计划设计进行模板复位，粒子针插植，粒子植入

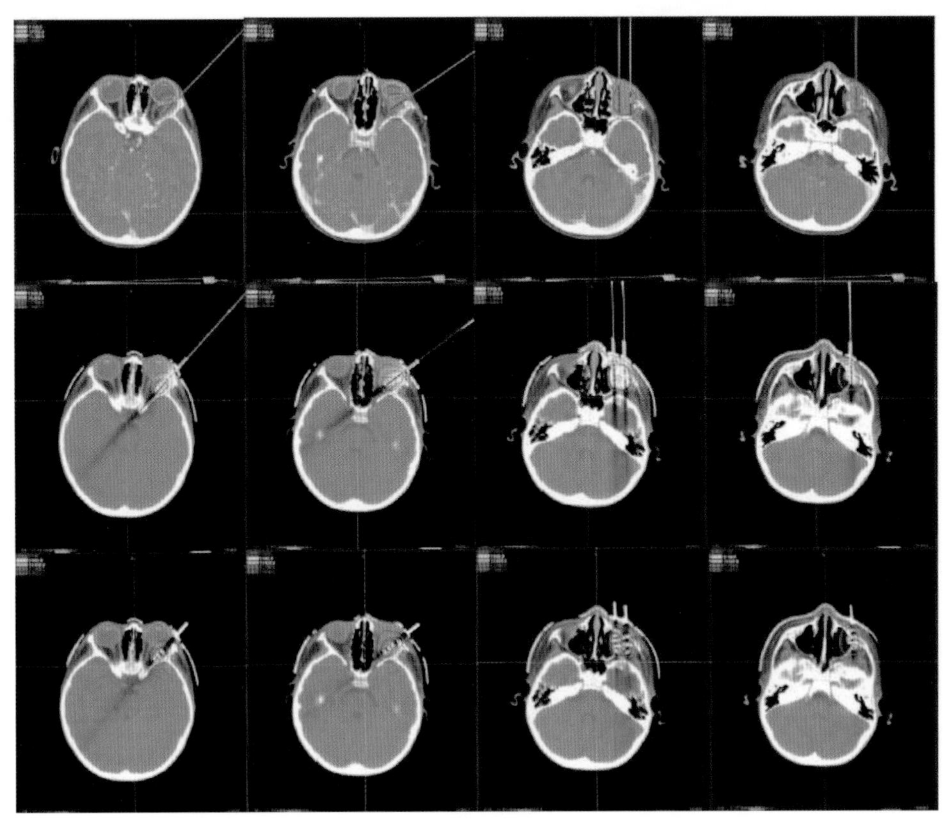

图 1-15　儿童横纹肌肉瘤术后复发，粒子治疗术前计划、术中优化和术后剂量评估，完全实现术前计划设计要求（术前处方剂量 130 Gy，^{125}I 粒子活度 0.45 mCi。术后剂量评估 D_{90} 为 135 Gy）

四、导航联合 CT 引导技术

3D-PT 技术提高了粒子治疗的精度，尤其是对于相对位置比较固定的部位的肿瘤，如头颈部、脊柱、盆腔肿瘤。但是器官运动和麻醉后肌肉松弛，均可能导致治疗时模板复位产生偏差。2019 年北京大学第三医院将导航引导技术与 3D-PT 技术相融合，实现了术中实时引导，再次降低了术中实施与术前计划可能产生的偏差。

导航技术的原理是通过术中实时采集图像，设计固定针道。然后与模板的固定针道进行融合、匹配后，其他针再根据术前设计进针，可以减少与术前计划设计的误差并缩短粒子针插植的时间（图 1-16~ 图 1-18）。

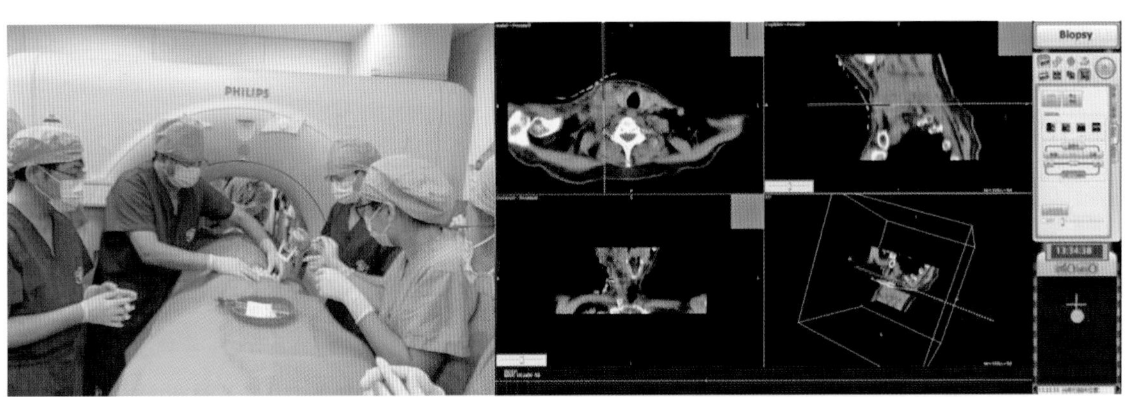

图 1-16　导航联合 3D-PT 模板辅助 CT 引导放射性粒子治疗头颈部肿瘤

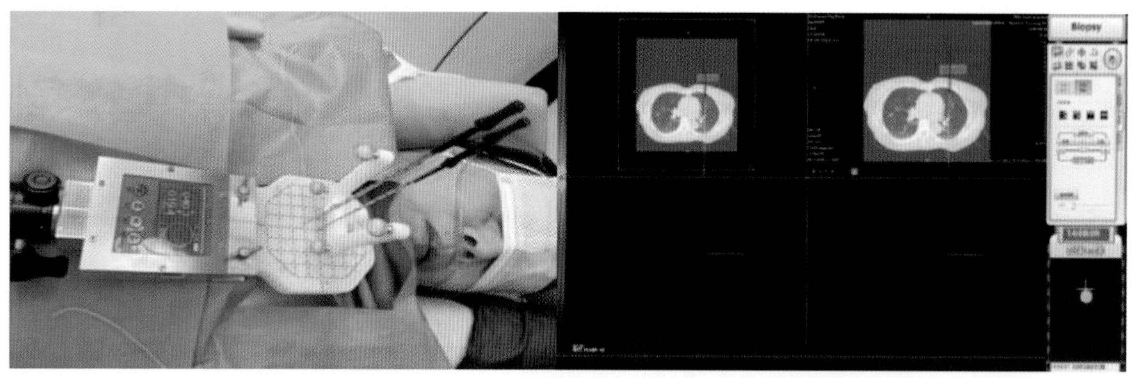

图 1-17　导航联合 3D-PT 模板辅助 CT 引导放射性粒子治疗肺部肿瘤

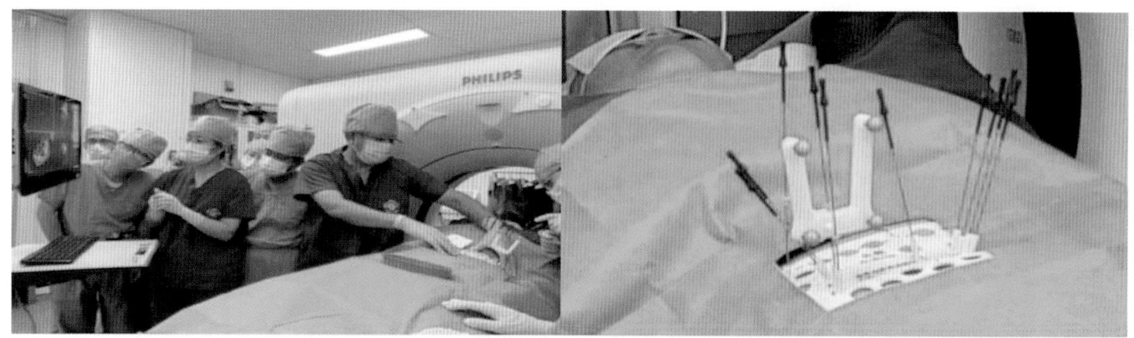

图 1-18　导航联合 3D 打印个体化模板辅助 CT 引导放射性粒子治疗盆腔肿瘤

第七节　中国低剂量率近距离治疗发展史

2001 年 10 月美国西南肿瘤中心 Gordon Grado 教授指导北京大学第三医院完成首例经直肠超声引导放射性粒子治疗前列腺癌，开启了我国放射性粒子近距离治疗的全新里程（图 1-19）。2002 年北京大学第三医院将 CT 引导技术全面引入粒子治疗领域（图 1-20）。同年天津医科大学第二医院柴树德教授将平面模板技术引入肺癌粒子治疗（图 1-21）。

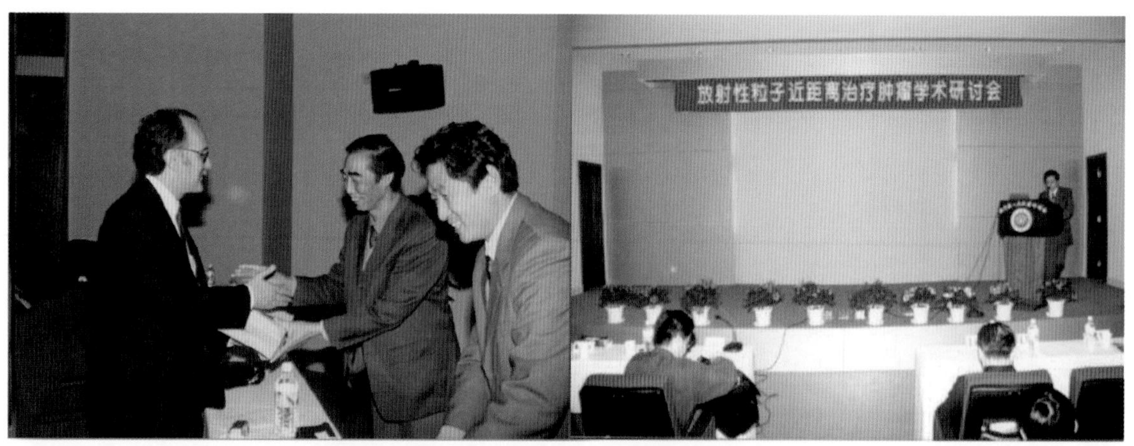

图 1-19　2001 年 10 月美国西南肿瘤中心 Gorden L. Grado 教授指导北京大学第三医院肿瘤治疗中心完成全国首例经直肠超声引导放射性粒子治疗前列腺癌，同时举办了全国首届放射性粒子近距离治疗肿瘤学术大会

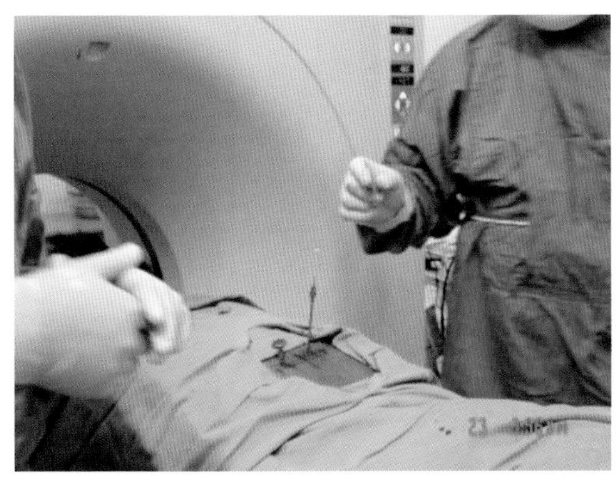

图 1-20 2002 年北京大学第三医院放射治疗科王俊杰教授与骨科刘晓光教授、放射科袁慧书教授合作将 CT 引导技术全面应用到人体各部位肿瘤的粒子植入治疗

2010 年北京大学第三医院举办首届国际放射性粒子组织间近距离治疗肿瘤学术大会（图 1-22）。2012 年北京大学口腔医院张建国教授将 3D 打印个体化模板应用于头颈部肿瘤的粒子治疗（图 1-23）。2014 年中国第一个放射性粒子北方协作组正式成立（图 1-24）。2015 年北京大学第三医院王俊杰教授将 3D 打印技术与 CT 引导技术结合起来，粒子治疗全面进入精准与精确治疗的新时代（图 1-25）。2016 年 5 月时任国家卫生和计划生育委员会主任李彬一行到访北京大学第三医院考察 3D 打印技术（图 1-26）。2017 年美国近距离治疗学会年会期间，近距离治疗学会主席等学会专家会见中国放射性粒子治疗学组成员，确立了中国放射性粒子治疗技术在国际的地位（图 1-27）。

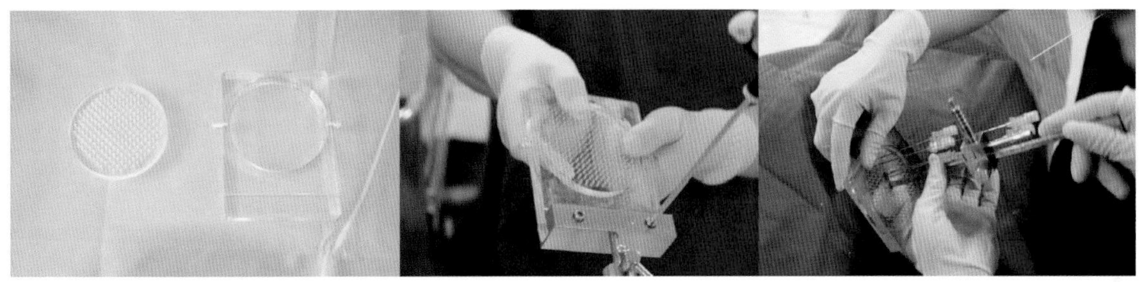

图 1-21 2002 年天津医科大学第二医院柴树德教授将平面模板技术应用到肺癌粒子植入治疗

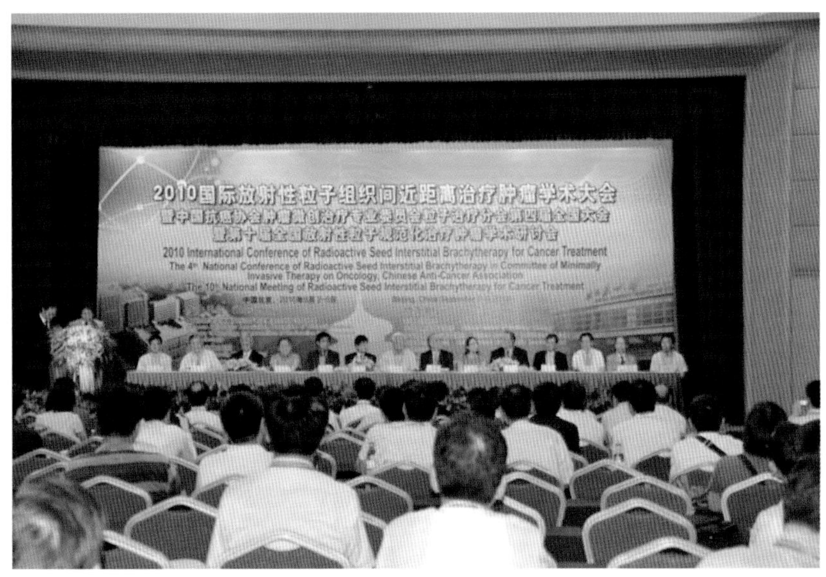

图 1-22 2010 年举办首届国际放射性粒子组织间近距离治疗肿瘤学术大会

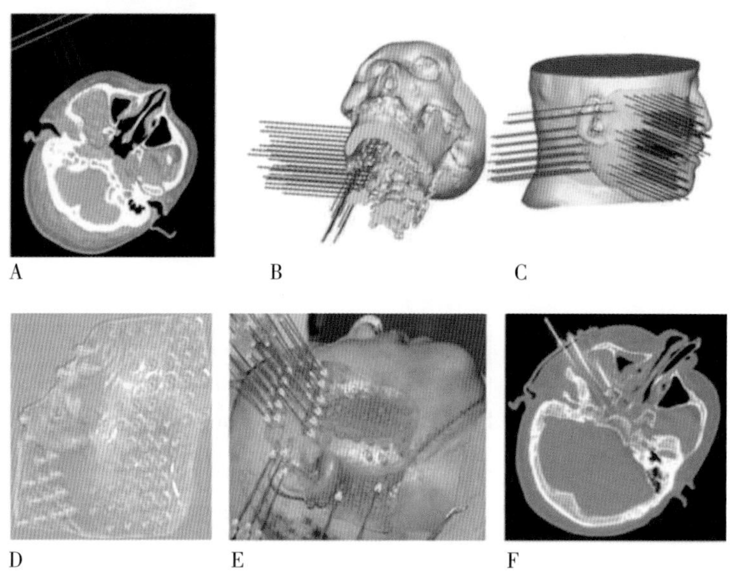

图 1-23　2012 年张建国教授发表文章报道 3D 打印个体化模板引导放射性粒子治疗头颈部肿瘤[20]

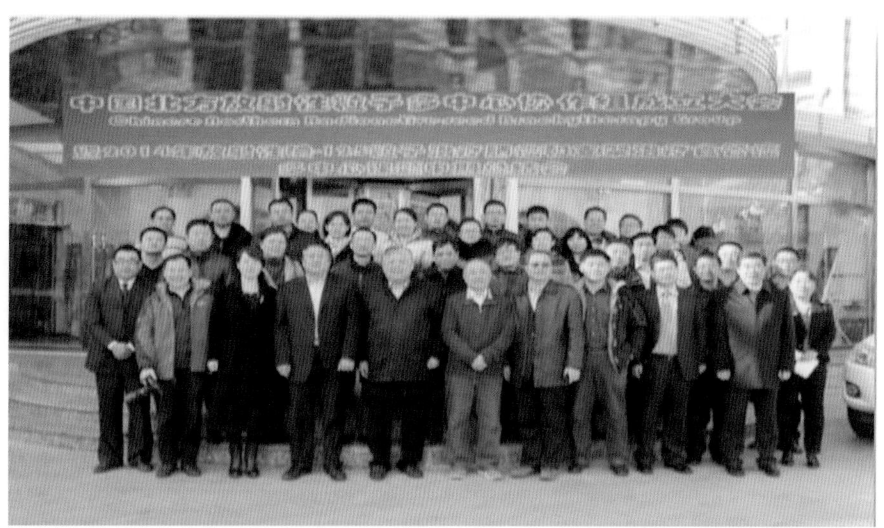

图 1-24　2014 年在河北省怀来县正式成立中国第一个放射性粒子多中心协作组（中国放射性粒子北方协作组）

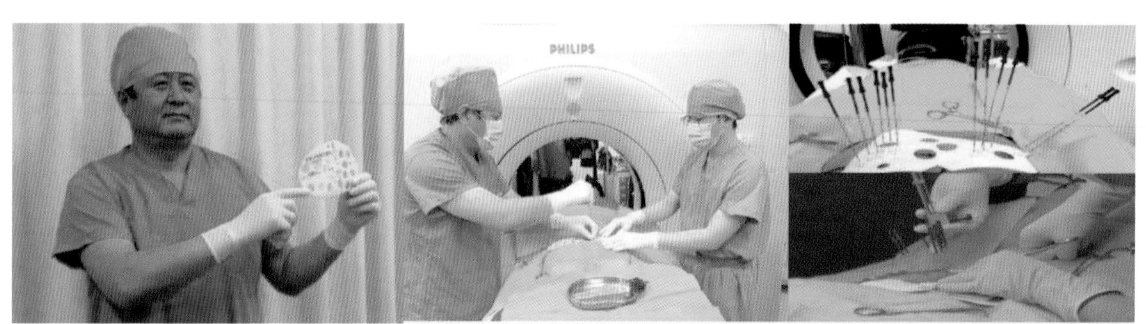

图 1-25　2015 年王俊杰教授率先开展 3D 打印个体化模板辅助 CT 引导放射性粒子治疗体部肿瘤

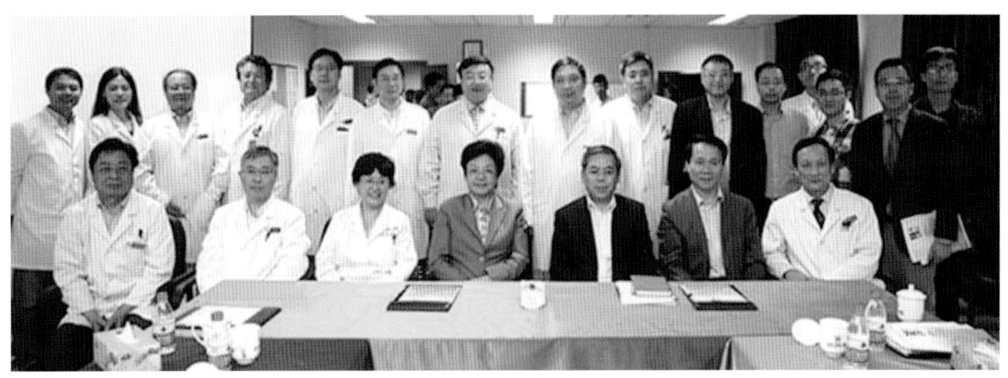

图 1-26 2016 年时任国家卫生和计划生育委员会主任李彬到访北京大学第三医院考察 3D 打印技术

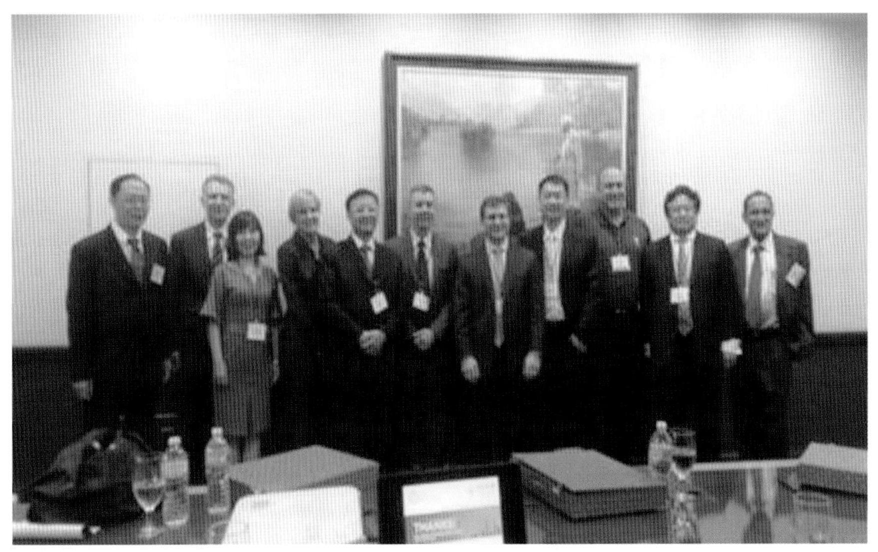

图 1-27 2017 年美国近距离治疗学会主席等会见中国肿瘤粒子学分会代表，确立了中国放射性粒子治疗技术在国际的地位

第八节 小 结

近距离治疗的进步是临床需求、技术提高及概念不断更新共同作用的结果。近距离治疗本质属于外科手术范畴，具有十分复杂的操作流程和技术体系，同时由于计算机计划系统和引导系统的研发相对滞后，导致这一技术发展受限。2002 年进入 CT 引导时代后，我国近距离治疗步入飞速发展的轨道。中国学者在不到 20 年的时间里，不断研发，坚持创新，使粒子治疗成为精准、精确和可普及推广的标准化技术，进入消融治疗新时代。

（曲 昂 孙海涛 张喜乐 王俊杰）

参考文献

[1] Lanciano RM, Won M, Coia LR, et al. Pretreatment and treatment factors associated with improved outcome in squamous cell carcinoma of the uterine cervix: a final report of the 1973 and 1978 patterns of care studies. Int J Radiat Oncol Biol Phys, 1991, 20: 667-676.

[2] Nag S, Beyer D, Friedland J, et al. American Brachytherapy Society (ABS) recommendations for

transperineal permanent brachytherapy of prostate cancer. Int J Radiat Oncol Biol Phys，1999，44：789-799.

[3] Patel FD，Sharma SC，Negi PS，et al. Low dose rate *vs.* high dose rate brachytherapy in the treatment of carcinoma of the uterine cervix：a clinical trial. Int J Radiat Oncol Biol Phys，1994，28：335-341.

[4] Fu KK，Phillips TL. High-dose-rate versus low-dose-rate intracavitary brachytherapy for carcinoma of the cervix. Int J Radiat Oncol Biol Phys，1990，19：791-796.

[5] Hareyama M，Sakata K，Oouchi A，et al. High-dose-rate versus low-dose-rate intracavitary therapy for carcinoma of the uterine cervix：a randomized trial. Cancer，2002，94：117-124.

[6] Montana GS，Hanlon AL，Brickner TJ，et al. Carcinoma of the cervix：patterns of care studies：review of 1978，1983，and 1988-1989 surveys. Int J Radiat Oncol Biol Phys，1995，32：1481-1486.

[7] Laurent Q，Sophie G，Naila T，et al. 10-Year follow-up of 621 patients treated using high-dose rate brachytherapy as ambulatory boost technique in conservative breast cancer treatment. Radioth Oncol，2017，122：11-16.

[8] Davis BJ，Horwitz EM，Lee WR，et al. American Brachytherapy Society consensus guidelines for transrectal ultrasound-guided permanent prostate brachytherapy. Brachytherapy，2012，11：6-19.

[9] Mohler JL，Armstrong AJ，Bahnson RR，et al. Prostate cancer，version 1. 2016. J Natl Compr Canc Netw，2016，14：19-30.

[10] Quimby EH，Castro V. The calculation of dosage in interstitial radium therapy. Am J Roentgenol，1953，70：739–749.

[11] 王俊杰 . 影像引导介入近距离治疗概念的提出与实践 . 中华放射医学与防护杂志，2014，54：801-802.

[12] Hine GJ，Friedman M. Isodose measurements of linear radium sources in air and water by means of an automatic isodose recorder. Am J Roentgenol Radium Ther，1950，64：989-998.

[13] Krishnaswamy V. Dose distribution around an ^{125}I seed source in tissue. Radiology，1978，126：489-491.

[14] Lin FM，Cameron JR. The radiation distributions around linear radium sources as measured with thermoluminescence dosimetry（TLD）. Am J Roentgenol Radium Ther Nucl Med，1967，100：863-869.

[15] Williamson JF. Brachytherapy technology and physics practice since 1950：a half-century of progress. Phys Med Biol，2006，51：303-325.

[16] Rivard MJ，Coursey B M，DeWerd LA，er al. Update of AAPM Task Group No. 43 Report：a revised AAPM protocol for brachytherapy dose calculations. Med Phys，2004，3：633-674.

[17] Williamson JF，Seminoff T. Template-guided interstitial implants：Cs-137 reusable sources as a substitute for Ir-192. Radiology，1987，165：265-269.

[18] H Wang，J Wang，Y Jiang，et al. The investigation of ^{125}I seed implantation as a salvage modality for unresectable pancreatic carcinoma. J Exper Clin Cancer Res，2013，32：106-110.

[19] Jiang P，Wang JJ，Ran WQ，et al. Five-year outcome of ultrasound-guided interstitial permanent ^{125}I seeds implantation for local head and neck recurrent tumors：a single center retrospective study. J Contemp Brachy，2019，11：28-234.

[20] 王俊杰 . CT 引导放射性 ^{125}I 粒子组织间永久植入治疗肿瘤专家共识 . 中华医学杂志，2017，97：1132-1138.

[21] Huang MW，Zhang JG，Zheng L，er al. Accuracy evaluation of a 3D-printed individual template for needle guidance in head and neck brachytherapy. J Radiat Res，2016，57：662-6667.

[22] Wang JJ，Zhang FJ，Guo JH，et al. Expert consensus workshop report：guideline for three-dimensional printing template-assisted computed tomography-guided ^{125}I seeds interstitial implantation brachytherapy. J Cancer Res Ther，2017，13：607-612.

[23] Ji Z，Jiang Y，Guo F，et al. Dosimetry verification of radioactive seed implantation for malignant tumors assisted by 3D printing individual templates and CT guidance. Appl Radiat Isot，2017，124：68-74.

第二章　放射性核素生产与近距离治疗

近距离治疗需要特殊的放射性核素。不同的放射源根据辐射类型、辐射能量以及构成的差异，可用于不同部位的肿瘤治疗。用于近距离治疗的放射性核素应具备以下几个基本条件：①半衰期长：用于永久性插植的放射性核素必须有几天或更长的半衰期，用于暂时性插植的放射性核素至少应该具有几周的半衰期。对于暂时性插植治疗，放射源的衰减偏差以及对放射源的衰变修正应尽可能小。对于需要储存的放射源，长的半衰期更有利于延长使用寿命。因此，半衰期很短（如几个小时）的放射性核素不适合近距离放射治疗；②放射性核素应具有足够的能量，以便满足治疗的需求。但是能量也不宜过高，否则会给放射防护带来困难。同时，应该尽可能地去除或屏蔽带电粒子（除外β射线）的辐射。目前，大多数用于近距离治疗的放射源能量为 0.35~0.66 MeV；③放射性核素应处于不可溶解、不可扩散的物理状态。为了防止放射性物质的泄露，一般需要封装。放射源在衰变过程中不应该有气态或液态的子产物生成。大部分近距离治疗放射源为密封源，因为此类源将放射性物质封装在密闭容器内，最大限度降低其泄露风险。但是，有些放射源即便没有进行封装，泄露风险也是非常小的，如铱源。这类无需密封的放射源称为固体源。密封源必须进行定期检测，防止放射源泄露。固体源装置必须定期检查，防止被污染；④放射性核素应具有高的放射性比活度，这样初始剂量率高，治疗时间大大缩短；⑤放射源应具有合理的价格。

第一节　放射性核素的产生

用于近距离治疗的放射性核素可以通过中子激发或原子核裂变产生。中子激发也叫 N-γ 反应，该方法是将稳定的核素置于核反应堆的中子场中，此核素的原子核通过捕获中子，变为放射性核素，同时伴随 γ 射线的释放。例如，放射性核素铱 -192 就是稳定性核素铱 -191 经中子激发而形成的产物。

$$^{191}_{77}\mathrm{Ir}+\mathrm{n} \rightarrow {}^{191}_{77}\mathrm{Ir}+\gamma$$

利用这种方法，得到的产物是放射性核素与稳定性核素的混合物。该产物的活度取决于中子的注量、能量、中子与核素相互作用的概率、核反应时间以及产物的半衰期。

有些用于近距离治疗的放射性核素是核裂变的产物。在核裂变过程中，大序列数的原子核在分裂的同时会生成具有放射性的新核素。例如铯 -137，它是核素铀通过原子核裂变产生的副产物。

第二节　近距离治疗使用的放射性核素

近距离治疗使用的放射性核素的相关属性见表 2-1。

一、镭 -226

在早期阶段，镭 -226 和其子产物氡 -222 曾是仅有的被用于近距离治疗的放射性核素。放射性核素物化性质一般不稳定，经过 α 或 β 衰变，形成稳定的核素。有些放射性核素的产生起始于铀 -238，铀 -238 经过一系列的衰变后，最终变成铅的稳定核素。镭 -226 也类似，经 α 衰变，生成次级产物氡 -222。镭 -226 半衰期 1620 年。氡 -222 不稳定，会继续衰变，经 β 和 γ 衰变，产生一系列具有放射性的子产物。因此，镭的能量谱较为复杂，最大能量达 2.45 MeV。临床治疗中，应用的是镭的硫酸盐。镭盐被封装在管状或针状的双层铂金包壳内，包壳具有密封镭和屏蔽 α、β 射线作用，广泛应用于子宫颈癌插植治疗。同时，也用于短程远距离放射治疗。但是，镭放射源存在两点缺陷：①能量过高，需要使用厚的重金属做防护；②封装镭的包壳存在破裂风险，包壳一旦破裂，泄露的镭或 α 射线将导致严重的组织损伤。因此，目前临床上已经停止使用镭源。

二、铯 -137

铯 -137 是放射性核素铀裂变的产物。铯 -137 属于单能 γ 放射源，能量 0.662 MeV，半衰期 30.17 年。

$$^{137}_{55}\mathrm{Cs} \rightarrow {}^{137}_{55}\mathrm{Cs} + {}^{0}_{-1}e + \gamma$$

铯源制备是将锶的氧化物和玻璃材料一起煅烧，得到化学性质和热性能稳定、高辐射耐受的活性原料块，再将原料块封装进包壳，制成形状各异的放射源。19 世纪 60 年代，铯 -137 的制作工艺愈加简单、容易。到了 19 世纪 70 年代中叶，镭源被铯源取代。相比于镭，铯的能量低，容易防护，安全系数更高。铯是固态单能 γ 射线源，比镭的稳定性好。即使封装的包壳发生破裂，也不会因 α 射线泄露导致严重的放射性损伤。图 2-1 和图 2-2 分别展示了用于妇科肿瘤插植治疗的常规

表 2-1　近距离治疗使用的放射性核素

放射源	常规使用形式	产生方式	半衰期	射线类型及能量
镭 -226	管，针	天然产物	1620 年	2.45 MeV，γ 射线（由子产物生成）
铯 -137	管，针，后装	核裂变	30.17 年	0.662 MeV，γ 射线
钴 -60	管，后装	中子激发	5.26 年	1.17 MeV，1.33 MeV，γ 射线
铱 -192	导丝，后装	中子激发	74 天	0.38 MeV（平均能量），γ 射线
碘 -125	粒子	氙 -125 子产物	59.6 天	27.4 keV，31.4 keV，35.5 keV，X 射线
钯 -103	粒子	中子激发	17 天	21 keV（平均能量），X 射线
金 -198	粒子	中子激发	2.7 天	0.412 MeV，γ 射线
锶 -90	敷贴器	核裂变	28.7 年	2.27 MeV，β 射线
钌 -106	敷贴器	核裂变	1.02 年	3.54 MeV，β 射线

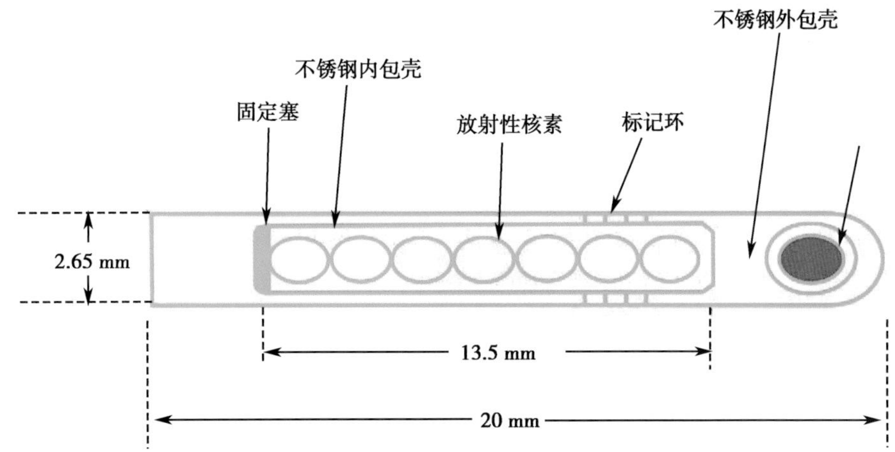

图 2-1　铯 -137 插植管示意图

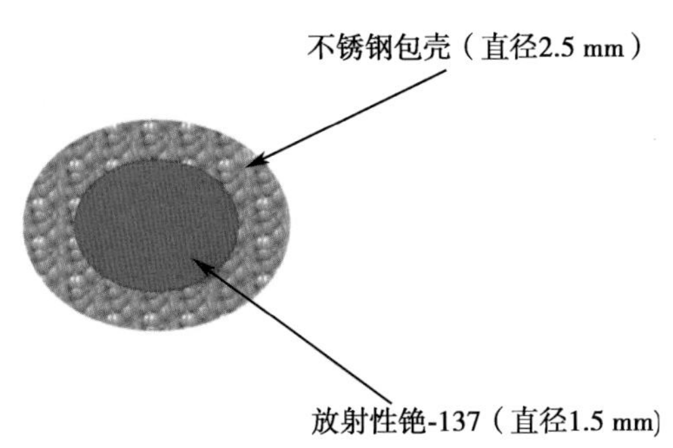

图 2-2　低剂量率后装放射源铯 -137 示意图

铯 -137 放射源和用于低剂量率后装技术的球形铯 -137 放射源。

三、钴 -60

钴 -60 是无放射性的稳定金属钴 -59 在原子核反应堆中经过强中子激发而产生的放射性核素。

$$^{60}_{27}Co \rightarrow ^{60}_{28}Ni + ^{0}_{-1}e + \gamma$$

钴 -60 属于 β 衰变核素，发射 β 射线和 γ 射线。γ 射线能量有 1.17 MeV 和 1.33 MeV 两种。钴 -60 半衰期 5.26 年。它与镭核素和铯核素一样，常作为放射源使用。由于钴 -60 的半衰期相对较短，不便于长期使用。因此，钴 -60 主要用于高剂量率后装治疗。钴 -60 放射源在外形和尺寸上都与铯源相似。

四、铱 -192

铱 -192 是 β 衰变核素，由铱 -191 在原子反应堆中经中子轰击而产生。半衰期 74 天。

$$^{192}_{77}Ir \rightarrow ^{192}_{78}Pt + ^{0}_{-1}e + \gamma$$

当铱 - 192 刚制备时，会掺杂有少量的铱 -194。铱 -194 由稳定的铱 -193 经中子激发而产生。铱 -194 的衰减时间很快，半衰期只有 17 个小时。因此，铱 -192 的能谱比较复杂，平均能量为 0.38 MeV。放射源铱 -192 通常被制成线形或 U 形导丝，用于低剂量率插植治疗。通常放射源的内核是铱、铂的合金，外侧包裹着厚约 0.1 毫米的铂金包壳，总直径为 0.3~0.6 毫米。线形铱源导丝通常被制成长度为 500 毫米的线圈，用户可根据需求进行剪裁。U 形的铱源有两条长为 60 毫米的“腿”和 12 毫米的梁。铱 -192 具有高的比活度，可制成小尺寸的高能放射源，因此适用于高剂量率后装设备。（图 2-3 和图 2-4）

五、碘 -125

碘 -125 是氙 -124 在核反应堆中经中子活化而产生的放射性子产物，主要应用于前列腺的近距离放射治疗。

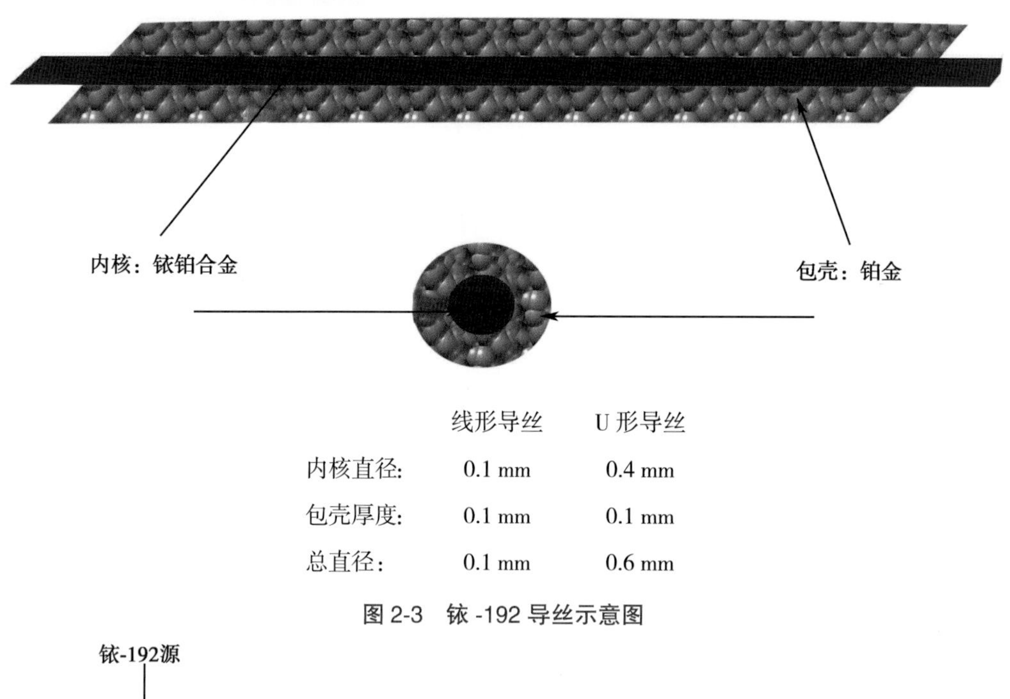

	线形导丝	U 形导丝
内核直径:	0.1 mm	0.4 mm
包壳厚度:	0.1 mm	0.1 mm
总直径:	0.1 mm	0.6 mm

图 2-3　铱 -192 导丝示意图

铱-192源

包壳

假源

图 2-4　高剂量率后装铱 -192 放射源示意图

$${}^{125}_{54}Xe_{(n,\ \gamma)}\ {}^{125}_{54}Xe \rightarrow {}^{125}_{53}I + {}^{0}_{-1}e$$

碘 -125 通过电子俘获进行衰变，半衰期 59.6 天。衰变过程可释放 35.5 keV 能量的 γ 射线，同时伴随特征 X 射线的释放，能量分别为 27.4 keV 和 31.4 keV。

$${}^{125}_{53}I + {}^{0}_{-7}e \rightarrow {}^{125}_{52}Te + \gamma$$

碘 -125 的辐射能低，利用半价层为 0.025 毫米的铅，就可以达到很好的放射防护效果。碘 -125 可被制成粒子，用于近距离治疗。不同制造商生产的粒子型号各有不同。图 2-5 显示的是由 Oncura 公司生产的 6702 型和 6711 型的粒子内部结构。6702 型粒子将碘 -125 吸附在铁离子交换树脂材料上，但无标记点。6711 型粒子将碘 -125 吸附在一个银棒上，然后包裹在钛合金包壳内。用银棒作为成像标记点。这两种粒子直径为 0.8 毫米，长度为 4.5 毫米。6711 型是前列腺粒子植入常规使用的粒子类型。6702 型粒子放射性活度较高，可用于暂时性粒子植入。

六、钯 -103

钯 -103 是多种放射衰变的产物，包括强中子激发钯 -102 以及铼 -103 与氘核 / 质子的相互作用。钯 -103 通过电子俘获产生衰变，半衰期 17 天。

$${}^{103}_{46}Pd + {}^{0}_{-1}e \rightarrow {}^{103}_{45}Rh$$

钯 -103 类似碘 -125，在衰变过程中会辐射 γ 射线与特征性 X 射线，但是，平均能量

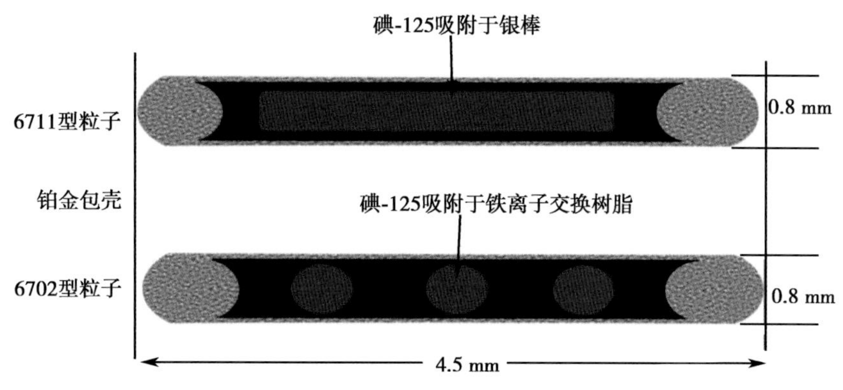

图 2-5 碘 -125 粒子 6711 与 6702 结构示意图

比碘 -125 的稍微低些，约为 21 keV。钯 -103 被封装在粒子中，用于前列腺粒子植入。钯 -103 粒子的直径和碘 -125 粒子的一致。对于快速增殖肿瘤的治疗，有些术者更倾向于采用半衰期短、剂量率高的放射源。钯 -103 源具有明显的放射生物学优势，但是，其临床应用并没有得到广泛认可[1]。

七、金 -198

金 -198 是无放射性金 -197 在原子核反应堆中被中子轰击产生的放射性物质。金 -198 不稳定，经过 β 衰变转变成汞，同时释放 0.412 MeV 能量的 γ 射线，半衰期 2.7 天。

$$^{198}_{79}Au \rightarrow ^{198}_{80}Hg + ^{0}_{-1}e + \gamma$$

经过多年的研制，金 -198 被封装在铂合金中制成粒子，用于永久性植入，尤其是治疗头颈部的肿瘤。但是，由于其放射防护困难，金 -198 粒子治疗已经退出历史舞台。

八、锶 -90

锶 -90 是原子核裂变的产物。作为 β 放射源，被用于浅表组织的近距离治疗。锶 -90 进一步衰变（半衰期 2.7 天），产生一个电子和子产物钇 -90（半衰期：64 小时）。锶 -90 衰变成钇 -90 的反应是个接近完美的 β 衰变，衰变过程中产生的 γ 射线能量非常小，约为 0.412 MeV，通常可以忽略。

$$^{90}_{38}Sr \rightarrow ^{90}_{39}Y + ^{0}_{-1}e$$

锶 -90 的能量很低，最大有效能量只有 546 keV，无法单独用于近距离放射治疗。但是，子产物钇 -90 通过 β 衰变可以释放的最大有效能量为 2.27 MeV。因此，锶 -90 和钇 -90 的混合物具有较高能量，约为 2.27 MeV，半衰期 28.7 年。常被用于浅表组织的近距离治疗，尤其是眼睛。

$$^{90}_{39}Yr \rightarrow ^{90}_{40}Zr + ^{0}_{-1}e$$

锶 -90 施源器的制作工艺是将放射源锶和铱的混合物封装进一个银制的扁盒内，制成敷贴器，其侧面和背面用重金属包裹，进行辐射屏蔽，正面用于放射治疗。这种敷贴器可以提供浅表组织所需的治疗剂量，并且能量可在短距离内迅速衰减。因此，不仅能够满足肿瘤区域的治疗剂量，同时可以最大限度地保护正常组织。

九、钌 -106

钌 -106 是原子核裂变的产物，通过 ß 衰变进一步转变为铼的同位素，可释放 3.54 MeV 的能量，半衰期 1.02 年。

$$^{106}_{44}Ru \rightarrow ^{106}_{45}Rh + ^{0}_{-1}e$$

与钌 -106 相比，锶 -90 的能量较高，因此作为浅表组织敷贴器的放射源，大部分已被锶-90取代。钌-90敷贴器的制作工艺与锶-90基本一致。由于钌-90的剂量率较低，治疗需要几天，所以储源盒上提供缝合孔，可以将敷贴器固定在治疗部位。按照现有的制作工艺水平，可以根据治疗需求，制作各种形状和尺寸的敷贴器。

十、其他放射性核素

目前已使用或建议使用的放射性核素还包括锎-252，磷-32，钐-145，钽-182和铯-131。

第三节　近距离治疗分类

近距离放射治疗常用的治疗方法包括以下几种。

1. 腔内放射治疗：将近距离治疗施源器和放射源一起插入人体自然腔道内实施照射（如宫腔或阴道）。

2. 组织间插植放射治疗：将插植针或导管直接插入靶区组织内，通过导入放射源实施照射（如乳房和前列腺）。

3. 管内放射治疗：将近距离治疗施源器和放射源插入人体空腔组织内实施照射（如气管和食管）。

4. 血管内放射治疗：将近距离治疗施源器和放射源插入动脉血管中实施照射。该方法主要是预防冠状动脉和外周大血管的再次狭窄。治疗冠状动脉和外周大血管的方法有所不同。

目前，对于低剂量率、中剂量率和高剂量率的范畴没有公认的界定。ICRU、AAPM及英国放射指南推荐的范围都有所不同[2-3]。Flynn对此曾进行过详细论述[4]。临床常用的分类如下。

低剂量率（low dose rate，LDR）：0.5~1 Gy/h。该剂量率的定义源于传统的手动近距离治疗。人们普遍认为低剂量率的剂量不需要进行剂量率的修正（尽管低剂量率的上界仍存在争议）。ICRU制定的最大上界为2 Gy/h，但多数人认为此范围属于中剂量率。

中剂量率（mean dose rate，MDR）：1~12 Gy/h。低剂量率与中剂量率没有明确的界限划分。尽管临床仍在使用该剂量率实施治疗，但是在治疗前必须对此范围的剂量率进行校正。目前，用于宫颈癌后装治疗的剂量率大多是1.5~2 Gy/h。

高剂量率（high dose rate，HDR）：大于12 Gy/h。在实际治疗中，大多数高剂量率治疗机的剂量率远高于这个边界，一般为2 Gy/ min。

脉冲剂量率（pulsed dose rate，PDR）：属于高剂量率范畴。脉冲治疗是在短时间内（通常是每小时一次）进行多次重复的出束（一般出束持续5分钟或10分钟）。临床医生更倾向于低剂量率的放射生物效应，因此采用PDR的目的是利用高剂量率的机器模拟低剂量率的放射生物学效应[5-6]。

第四节　近距离后装治疗原理

直至19世纪60年代末，近距离放射治疗都是术者采用手动方式将施源器和放射源直接插入患者体内。1905年罗伯特博士在纽约圣路加医院初次尝试了后装治疗，但仍是手动安装放射源。为了防护需求，只能采用低活度的放射源。“在机后装”或“遥控后装”通常在计算机控制下由步进器将放射源传送到施源器内，然后实施照射。治疗室防护满足条件时，可采用高活度放射源，用于高剂量率治疗。表2-2显示了采用不同后装治疗方式时医务人员是否会受到辐射危害。

表 2-2　不同后装治疗方式下，医务人员有无受到辐射危害的可能

	非后装治疗	手动后装治疗	远程后装治疗
物理师 / 技师	有	有	无
影像师	有	无	无
医生	有	有	无
X 线成像技师	有	可能有	无
护士	有	有	无
参观人员	有	有	无

第五节　近距离治疗的传送系统

一、手动放疗装置

放射治疗的手动装置有用于妇科肿瘤治疗的镭 / 铯导管及用于粒子植入的插植针。常规使用的剂量学系统有曼彻斯特系统和帕特森 - 派克准则。

例如碘 -125 或钯 -103 粒子前列腺手动植入术（非后装）也属于一种永久性插植治疗方法。早期前列腺粒子植入是开放性手术，粒子从耻骨后植入。如今则是利用插植针，经会阴到达前列腺，进行粒子植入。前列腺粒子植入术通过设计每根插植针的进针位置、进针深度和粒子布设方式来实现粒子在前列腺内的三维分布。

前列腺粒子植入首先要确定粒子布设范围，可以采用层间距 5 mm 的超声（目前更多使用的是三维超声）进行成像，获取前列腺的轴向图像。然后，利用粒子装载设备通过插植针将粒子植入前列腺，然后再用超声或 X 线成像验证粒子植入后的分布情况。粒子的能量很低，通过适当的屏蔽方法很容易进行防护。即使是植入粒子的患者，对外的辐射危害也是非常低的。当然，后装技术也可以用于前列腺的插植治疗。眼敷贴器（锶 -90、钌 -106）也是手动放射治疗装置的一种，其辐射危害较小，只需要注意防护敷贴器具有活性的一面就行。

二、手动后装机

（一）腔内治疗

用于宫颈治疗的手动后装技术在 19 世纪 60 年代出现后，一直沿用至今。该施源器由一个宫腔管和两个阴道管组成。施源器放置原则与曼彻斯特系统一致。施源器插入完毕后，可利用 X 线摄影验证施源器的放置位点。储源器内贮有低活度的放射性物质铯 -137，并由一弹簧片进行包裹，连接到施源器上。为了治疗需求，会制作一系列不同型号的储源器，储源器内可填充不同数量和活度的放射源，以满足曼彻斯特系统所要求的子宫腔和阴道口的剂量分布。治疗开始时，放射源从储源器内伸出，随后插入施源器内，进行治疗。治疗完毕后，医务人员手动将放射源移出施源器。通常每个储源器都会与相应的施源器进行编码，防止放射源进入错误的施源器通道。例如放射源本应进入宫腔管，却进入了阴道口管。

（二）组织间插植治疗

另一个常见的手动后装技术是基于铱导丝的组织间插植治疗。组织间插植治疗需要在术前 1~2 周制订治疗计划。术前计划依照处方剂量，计算出放射源的活度和布设位置。

“软管技术”是指将塑料导管（即“外管”）插入所治疗的部位。临床医生按照计划设计将

这些软管插入靶区组织中。软管的两端末尾处各有一铅垫用于固定软管，铅垫内侧有一个尼龙球垫片以保持铅垫远离皮肤表面。在植入放射导丝前，通常先将无放射性的标记线置于软管内，通过成像确定软管的插入位置与深度。放射导丝制备是按照治疗需要从放射源线圈上截取适当长度的放射源封装进软管中。内管的长度和外管的长度相似，但内管直径稍小。内管有一个密封塞，置于放射导丝的两端，使得放射源始终保持在一个位置，不发生位移。

市售的装载设备可以协助这一过程的完成。在制备放射导丝时，首先将放射导丝放置在一个屏蔽容器中进行标记。随后通过成像，用镊子将放射导丝插入外管内，然后用夹子进行固定（图 2-6）。

导线移除的时间由巴黎系统或基于重建图像的剂量分布结果决定。在移除放射导丝时，有一点至关重要，应该在尼龙球垫和铅垫之间切断外管，以保证放射导丝的完整。如果断点离皮肤较近，就有割断导丝的风险，使放射性物质泄漏或残存体内。因此，必须进行辐射监测，将患者体内放射性物质完全清除。在移除放射性导线前，必须检查辐射探测器，以确保其工作正常。此类不良事件曾有发生[7]。

采用软管技术的缺点是，管内导丝容易弯曲，只能等间距排列。但是，模板或钢针的使用可以避免软管的缺点，特别适于乳房和会阴组织的插植治疗。对于乳房组织，将一对模板用于每一个插植针的尾端，以便保证每根针处于恰当的间距。在会阴组织，只有一侧可以进入插植针，因此只需用一个厚的模板。一旦模板和插植针放置到位，所制备的铱导丝就可以直接插入插植针，实施治疗。因为靶区的几何形状已知，位置相对固定，剂量也是可预测的。所以利用模板插植，通常不需要进行定位成像。移除放射性导丝的首选方法是将插植针和模板整体移除，以便放射性导丝置于辐射屏蔽条件下，减少不必要的照射剂量。

（三）远程遥控后装机

1. 低 / 中剂量率后装

低剂量率和中剂量率后装机的原理是相同的。它们唯一的差别是放射源的活度不同。以居里治疗机为例，它是早期用于宫颈治疗的一款远程后装机，现已很少使用。这款治疗机利用软性导源管将铯 -137 放射源存储在储源器中。

居里治疗机使用的是前装笔形放射源，放射源的配置必须在购买时确定，并且在换源之前，无法灵活改变源的能量。因此严重限制了这款治疗机的应用，但是，可以将多个导源管进行组合，来实现治疗所需的剂量分布。1979 年 Nucletron 制造了 Selectron，尽管该机型已不再生产，如今许多医院仍在使用。该设备主要应用于妇科治疗，并且可用于三通道和六通道的施源器。每个通道可以单独设定驻留

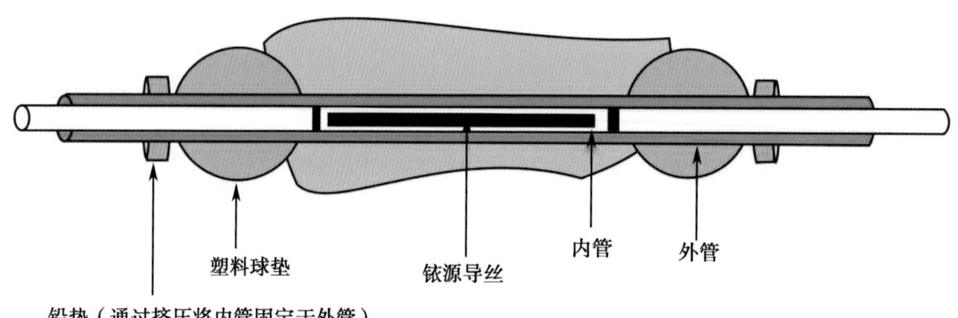

图 2-6　铱源导丝封装示意图及固定垫示意图

时间。Selectron 的储源器内含有多达 48 个带有包壳的铯 -137 放射源。放射源和包壳的球径长度为 2.5 mm。

放射源位置与治疗时间均由计算机系统控制。启动后，先要执行一次假源运行，以检查整个系统是否通畅，假源正常退回后，放射源才自动进入治疗位置，实施照射。Selectron 后装机具备故障保险系统以确保导源管在施源器未连接的情况下不能驱动，并且保证放射源驻留位置偏差在 1 mm 以内。该机可以在治疗室外进行控制，以尽量减少对工作人员的辐射量。如果治疗突然中断，导源管将自动返回储源器内。治疗结束后，随着放射源返回储源器，放射源通道被拆除并自动排序。

低剂量率（LDR）和中剂量率（MDR）的后装机除了放射源活度不同以外，其他都是一样的。LDR 后装机在曼彻斯特系统中参考点 A 处的放射源标称活度为 740 MBq（20 mCi），剂量率 0.8 Gy/h。MDR 后装机在参考点 A 处的放射源标称活度为 1480 MBq（40 mCi），剂量率 1.6 Gy/h。

2. 高剂量率后装

19 世纪 60 年代后期，高剂量率后装机开始投入使用。高剂量率放射治疗的优点是治疗时间较短（几分钟而不是几天）。由于治疗是分次实施的，所以总治疗时间不一定缩短。对于宫颈治疗，施源器会与刚性直肠牵开器合并使用，这样直肠辐射剂量将得到有效减少。

由于高剂量率放射源的辐射能量较高，应该将高剂量率后装机安装在具有辐射防护的治疗室内，并要求配备适当的联锁、警示标志、患者监控设备等。首款高剂量率后装机 Cathetron（TEM 制造）安装在英国[8-9]。该机型和居里治疗机一样，使用的是前装笔形放射源，对源的配置具有很大的限制。因为放射源一旦安装，直至 5 年工作寿命终结为止，其间都无法进行换源。

19 世纪 80 年代新一代基于单个高活度铱 -192 源的后装机进入临床。铱 -192 的典型活度是 370~740 GBq（10~20 Ci）。正是单源铱 -192 的 5E94 使 HDR 后装机得到了发展。这种单源后装机实现了放射源在施源器内依次步进调节其驻留位置的功能。因此，消除了后装机安装多个放射源和多个通道的要求。此类后装机包括 MicroSelectron HDR（Nucletron）、瓦里安的 MicroSelectron PDR，Gammamed 和 Gammamed PDR 和之后的 MDS-Nordion 以及 Varisource（Varian）。这些机型在治疗室外设有计算机控制站，可通过计算机远程控制治疗机。下面我们主要对 MicroSelectron HDR 进行详细描述，其他类型后装机的操作原理大致相同。

MicroSelectron HDR 后装机将单个铱源包裹在一个钨制的导源管内，置于机体前端。胶囊形的放射源通过激光焊接到一个长的驱动电缆上。驱动电缆与步进器相连。导源管包括检测电缆组件，它与放射源电缆的外观一致（但没有放射性），被连在一个独立的步进器上。当步进器转动时，放射源或电缆进入治疗通道，放射源的定位精度为 ±1 mm。放射源在每个治疗通道内的驻留点最多有 48 个，两驻留点的间距为 2.5 mm、5 mm 或 10 mm，因此最大治疗长度是 470 mm。放射源在每个驻留点的照射时间是可变的。理论上，每个驻留点的照射时间可以不同。后装机的正面是分度器，是放射源的输出端口，上面标有一系列标数字，可与传输管和施源器连接。

MicroSelectron 后装机有 18 个这样的输出端口，其他型号的机器可能会有所不同。这意味着 MicroSelectron 后装机可以同时连接 18 个施源器。当治疗开始时，假源被启动，进入第一通道以检查其连通性是否良好。若到达通道末端，后装机将记录最大的驻留长度。假源退出，随后放射源被驱动进入第一通道中，根据设置的驻留位点和驻留时间实施照射。接着，放射源缩回储源器中，分度器步进一个位点。然后假源和放射源分次进入下一个通道。按照程序要求，直到所有通道及驻留点都完成照射为止，放射治疗结束。

与铯/钴放射源通道的老式机相比，步进放射源后装机有两个主要优势：①铱-192放射源具有高的比活度。因此，施源器的直径较小。例如，典型的放射源直径是0.5 mm，施源器外径只有2 mm。这意味着这种施源器既轻薄又灵活，因此可用于其他后装机不方便治疗的人体部位，例如支气管和胆管；②可通过调节放射源驻留位点和驻留时间，实现复杂的剂量分布。

治疗计划需要应用专门的计划系统去设计、计算这些复杂的剂量。现在，一些后装机可以将治疗设备的操作系统和计划设计系统整合到一台计算机上，治疗计划通过网络自动传入治疗设备，来降低数据传输错误的风险。

3. 脉冲剂量率后装

脉冲剂量率后装机的设计原理与HDR后装机类似。主要不同之处在于操作软件和治疗计划设计软件。脉冲剂量率后装机的操作软件可以通过程序调节治疗脉冲的持续时间、间隔时间和总治疗时间 。通常铱-192源的活度小于高剂量率的放射源（37 GBq)，应该尽量避免驻留时间过短，否则计时精度会降低。

第六节　远程遥控后装的应用

一、腔内治疗

早期的后装机多数专用于子宫颈治疗。施源器的设计以曼彻斯特系统或Flecter系统为原则，由一个宫腔管和两个阴道管构成（图2-7）[10]。高剂量率后装机的施源器通常安装了刚性直肠牵开器，这样不仅缩短治疗时间，也能有效减少直肠受照剂量。子宫颈施源器是由塑料或非金属材料制作的，可以进行CT或MRI。正是因为施源器的这种特殊设计，使得成像质量得到提高，放射源的驻留位点和驻留时间得到灵活控制，治疗计划得到实时优化，才使标准化治疗得以安全、有效地实施。现在，这种施源器也可以用于子宫内膜癌后装治疗。

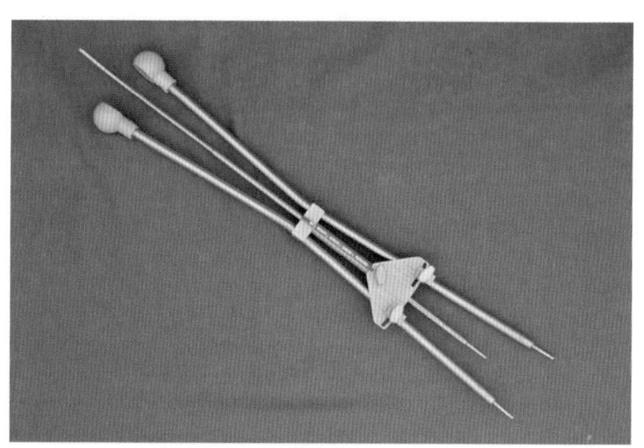

图2-7　高剂量率后装施源器

二、组织间插植放射治疗

微型放射源的研制成功，使远程遥控后装插植放射治疗得以实现。例如MicroSelectron低剂量率后装机。MicroSelectron低剂量率后装机使用的是铱或铯放射源。若将低剂量率改为高剂量率，需要考虑修正剂量和分次模式。微型放射源具有尺寸小、驻留时间灵活、输出通道多的特性，非常适合插植针或软管进行插植治疗，插植针施源器见图2-8。施源器的设计与传统手动治疗模式相似（在固定软管或插植针的地方实施治疗）。连接器将插植针或软管连接到传输管中，使放射源可以依次传送至插植针或软管内，根据治疗计划的要求在驻留位点上停留相应的时间。具备条件的医院可以实施术中治疗，在手术实施过程中将施源器插入肿瘤组织后，随即连接到后装机上，便可实施治疗。北京大学第三医院在此基础上进行改进，发明了兼顾中心和外周组织检查的 3D 打印个体化模板（图 2-9，图 2-10）

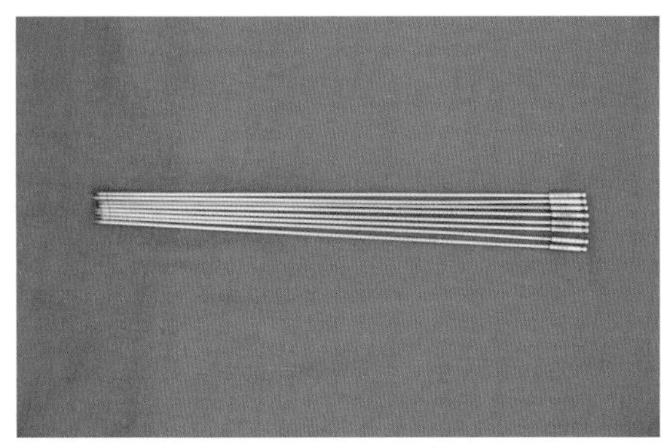

图 2-8　插植针施源器

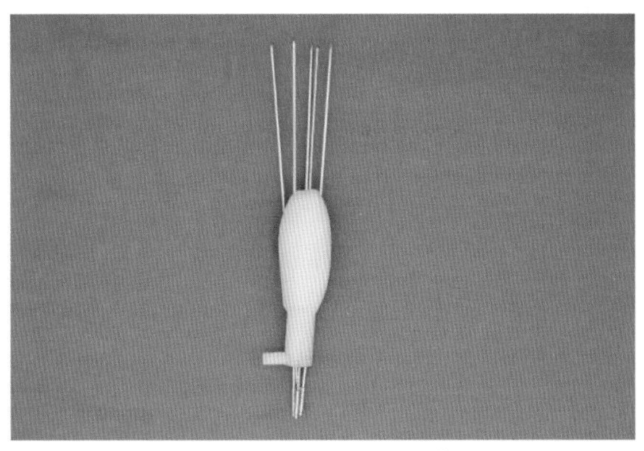

图 2-9　3D 打印个体化模板

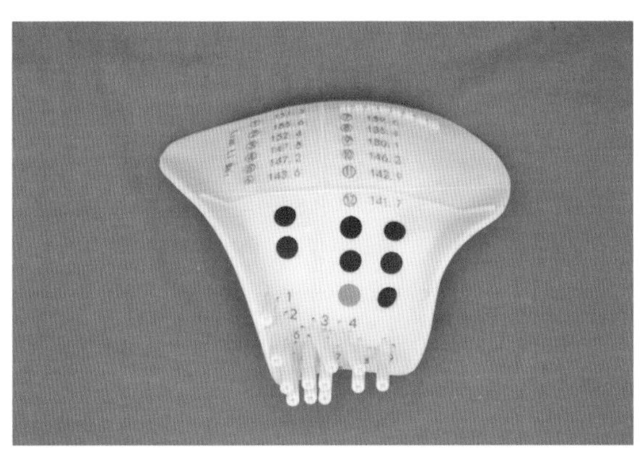

图 2-10　3D 打印个体化模板

三、管内放射治疗

Selectron LDR 后装机可用于食管癌的治疗[11]。但是，这种治疗机的放射源和施源器尺寸较大，不能应用于人体其他部位的治疗。若采用步进源的治疗机，施源器插入支气管、胆道及大直径的动脉血管（如股动脉）会相对容易些[12-14]。用于管内放射治疗的施源器，直径为 2 mm，长度可达 1500 mm。因此，它们可以通过合适的内镜插入人体管腔内。管内放射治疗方法随着治疗部位的不同会有所改变，但是治疗长度和位置可以通过对设置有标记点的施源器拍摄 X 线片得到。常用的食管施源器见图 2-11。

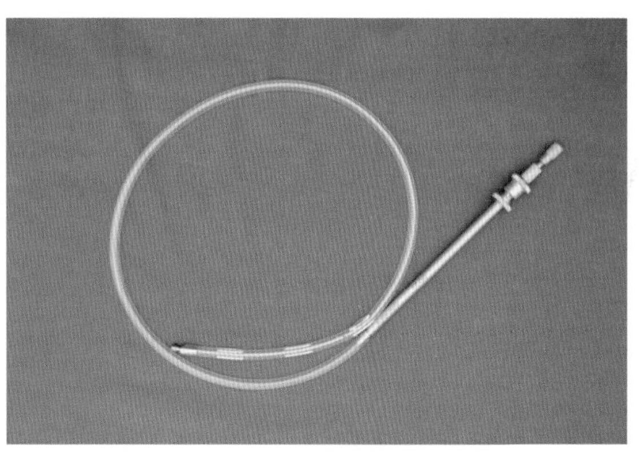

图 2-11　食管施源器

四、表面施源器

表面施源器是一种个体化定制的设备。它可以确保放射源或放射源阵列间隔一定距离，贴附在患者身体上。通常表面施源器与病灶的间距为 5~ 20 mm。这种装置主要用于皮肤病灶的治疗，也可用于口腔和阴道病灶。

表面施源器（图 2-12）早期采用的是镭 -226 放射源，后期有用氡 -222、金 -198、铯 -137 和铱 -192 等。在放射源活度和照射范围已知的条件下，可以利用剂量计算系统如帕特森 - 帕克准则，计算出给定处方剂量的实际受照剂量。由于放射源的分布是离散的而且可用数量受限，所以会导致靶区剂量分布不均。若实际剂量较处方剂量的偏差小于 10%，剂量结果在可接受范围之内。

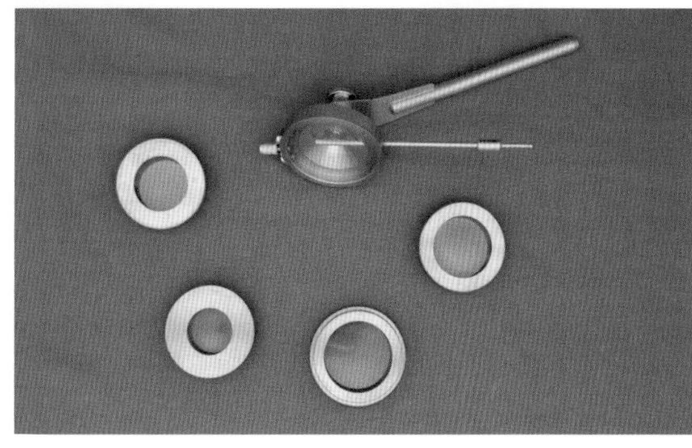

图 2-12　表面施源器

表面施源器在早期近距离治疗中起重要作用，但是该装置常需要使用大量的放射性物质，而且在放射源制备、治疗实施及移出过程中存在较高的辐射风险，因此后期这种治疗装置的使用逐渐减少，被 X 射线或电子线所代替。后装治疗技术的出现使表面施源器的治疗效果被重新认识。据 Joslin 和 Flynn 报道，越来越多的学者将后装技术与表面施源器联合使用进行放射治疗[4]。表面施源器多用于高剂量率和脉冲剂量率的后装治疗[15-16]（图 2-13）。

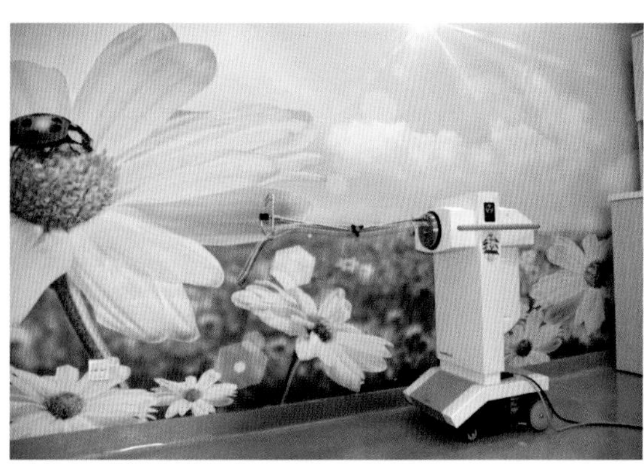

图 2-13　高剂量率后装治疗机

（孙海涛　曲　昂　江　萍）

参考文献

[1] Pedley ID. Transperineal interstitial permanent prostate brachytherapy for carcinoma of the prostate. Surg OncoL，2002，11（1-2）：25-34.

[2] Bidmead M. Dose and volume specification for reporting intracavitary therapy in gynecology ICRU Report 38（1985）. International Commission on Radiation Units and Measurements. Bristol. Clin Radiol，1986，37（1）：1.

[3] Holt JG. AAPM Report No. 41：remote afterloading technology. Med Phys，1993，20（6）：1761.

[4] Joslin CAF，Flynn A. Hall EJ. Principle and practice of brachytherapy using afterloading systems. Canc Radiother，2001，5（6）：787-787.

[5] Brenner DJ，Hall EJ. Conditions for the equivalence of continuous to pulsed low dose rate brachytherapy. Int J Radiat Oncol Biol Phys，1991，20（1）：181-190.

[6] Fowler J，Mount M. Pulsed brachytherapy：the conditions for no significant loss of therapeutic ratio compared with traditional low dose rate brachytherapy. Int J Radiat Oncol Biol Phys，1992，23（3）：661-669.

[7] Arnott SJ，Law J，Ash D，et al. Problems associated with iridium-192 wire implants. Clin Radiol，1985，36（3）：283-285.

[8] O'Connell D，Joslin CA，Howard N，et al. The treatment of uterine carcinoma using the Cathetron. British Journal of Radiology，1967，40（480）：882-889.

[9] Khoury GG，Bulman AS，Joslin CAF. Long term results of Cathetron high dose rate intracavitary radiotherapy in the treatment of carcinoma of the cervix. Br J Radiol，1991，64（767）：1036-1043.

[10] Wilkinson JM，Moore CJ，Notley HM，et al. The use of Selectron afterloading equipment to simulate and extend the Manchester System for intracavitary therapy of the cervix uteri. Br J Radiol，1983，56（666）：409-414.

[11] Rowland CG，Pagliero KM. Intracavitary irradiation in palliation of carcinoma of esophagus and cardia. Lancet，1985，2（8462）：981-983.

[12] Gollins SW，Burt PA，Barber PV，et al. High dose rate intraluminal radiotherapy for carcinoma of the bronchus：outcome of treatment of 406 patients. Radiother Oncol，1994，33（1）：31-40.

[13] Montemaggi P，Costamagna G，Dobelbower RR，et al. Intraluminal brachytherapy in the treatment of pancreas and bile duct carcinoma. Int J Radiat Oncol

Biol Phys，1995，32（2）：437-443.

[14] Waksman R，Laird JR，Jurkovitz CT，et al. Intravascular radiation therapy after balloon angioplasty of narrowed femoropopliteal arteries to prevent restenosis：results of the PARIS feasibility clinical trial. J Vasc Interv Radiol，2001，12（8）：915-921.

[15] Svoboda VHJ，Kovarik J，Morris F. High dose-rate microselectron molds in the treatment of skin tumors. Int J Radiat Oncol Biol Phys，1995，31（4）：967-972.

[16] Harms W，Krempien R，Hensley FW，et al. Results of chest wall reirradiation using pulsed-dose-rate（PDR）brachytherapy molds for breast cancer local recurrences. Int J Radiat Oncol Biol Phys，2001，49（1）：205-210.

第三章　近距离治疗剂量学设计原则与实践

在近距离治疗过程中，剂量分布经常是不均匀的。每个放射源周围会有高剂量区，并且产生的剂量梯度非常陡峭。在过去的几十年中，一些计算机治疗计划系统被用于计算近距离治疗处方剂量，同时，对放射源分布间距和几何形状也进行剂量计算描述。现代近距离治疗主要是基于曼彻斯特系统和巴黎系统两大系统[1-2]。为了正确地应用某一种剂量学系统，放射源必须要根据系统要求进行排列，剂量计算和处方说明方法也必须与该系统一致。由于通过计算机优化技术获得了较好的肿瘤靶区剂量分布，因此，曼彻斯特系统和巴黎系统之间的严格差异难以体现出来。

第一节　曼彻斯特系统

曼彻斯特系统和巴黎系统均采用经典剂量公式进行人工剂量计算，同时这两大系统也适用于计算机剂量计算。1995 年美国医学物理师协会（American Association of Physicists in Medicine，AAPM）出版了 TG43 号报告[3]，2004 年更新（TG43 U1）[4]，2017 年再次更新。新的公式用于碘 -125 和钯 -103 粒子植入治疗的剂量计算。现在 TG43 U1 公式被整合在许多软件包里，用于计算各种不同放射源，包括后装治疗设备应用的放射源的剂量计算。

在临床实践中，人工（非计算机）计算通常需要已经计算好的数据表或图来辅助实施。经典计算机计算方法采用已经计算好的某种特殊类型导管周围的剂量点阵列，或者是将放射源分割为大量的点源，多次重复点源计算。现在，大部分的计算都通过采用专业的、基于 TG43 U1 公式的治疗计划系统进行，个别患者计划需要独立的人工“审核”。大部分的治疗计划系统都可以输出放射源位置的相关数据，从而验证特殊点的剂量。

20 世纪 20 年代首次提出应用镭 -226 线源进行妇科腔内治疗。20 世纪 30 年代，曼彻斯特系统发展成形，1938 年进行了改进。曼彻斯特系统阐述了近距离标准治疗方法，定义了处方剂量参考点的位置，同时，也定义了源强，确保参考点达到可预期、基本不变的剂量率照射。设计曼彻斯特系统的目的在于提高治疗剂量规范，与以前的系统相比，该系统更加科学、严谨。虽然这一系统是专为镭源设计的，但该系统同样适用于广泛应用的铯 -137 源。曼彻斯特系统是妇科后装治疗技术的基础。

最初曼彻斯特施源器由一个宫腔管施源器（长度 20 mm、40 mm、60 mm 不等）和两个阴道施源器（卵圆体直径 20 mm、25 mm、30 mm 不等，总长度 30 mm）组成。宫腔管的长度和卵圆体的大小根据患者来选择，之后用不透射线的填充物紧密填充以防施源器移动。标准放射源定义参考点（A 点）的剂量率为 54.5~55.3 cGy/h。阴道内放射源贡献的剂量率不应超过 A 点总剂量的 1/3。应用这一系统计算时，假定施源器是完全插入且完全对称的。

A 点和 B 点的原始定义是厘米级别的。A 点最初定义为宫腔管旁 2 cm 与阴道侧穹窿上 2 cm 的交汇点。当治疗宫颈癌时，A 点代表大体肿瘤组织受到的最小照射剂量。另一个参考点 B 用于评估盆壁的受照剂量。B 点位于患者中线的旁开 5 cm 处，与 A 点在同一水平线上。当首次采用该系统时，这种计算方式适用于理想插植状态，并没有为患者进行个体化计算。

为了适应新技术的变化，曼彻斯特系统的定义需要重新诠释。当把这种计算方式用于患者个体化计算时，插植的几何形状往往不理想，不是不对称就是不在中线上。最常见的解释是有两个 A 点和 B 点分别在患者的左右。同时，对 A 点的定义也进行了修改，阴道黏膜假定在宫颈水平。实际上，这就意味着这两个 A 点在宫腔管末端向上 2 cm 的水平线与平行于宫腔管旁开 2 cm 的水平线的交点处。

为了对比不同治疗中心治疗患者的疗效，ICRU 38 号报告细化了信息，要求包括参考点的位置、参考点接受的照射剂量、靶区、直肠、膀胱，以及周围组织的受照剂量[5]。自 GEC ESTRO 推荐以来，妇科近距离治疗报告明显改进[6]。

一、曼彻斯特系统用于后装治疗

妇科后装治疗是根据曼彻斯特系统设计的。比如，弗莱彻施源器的设计整合了宫腔管和两个卵圆体施源器。同时，妇科后装系统也引进了新施源器系统，比如宫腔管和阴道环系统，在该系统中阴道环被模拟成卵圆体。现在可通过腔内和插植方式进行妇科治疗。施源器可以固定在一个刚性固定器上，这样就能解决无法固定导管和卵圆体而导致的不对称问题。

后装机源的加载或步进系统配置可模仿曼彻斯特源。常规临床治疗可利用后装设备的放射防护优势。由于宫腔管相对子宫的位置是明确的，所以宫腔管仍可定义 A 点和 B 点。采用阴道环系统，因为没有凸缘可勾画宫颈底部。在这种情况下，A 点位置在环表面向上 2 cm 与宫颈管旁开 2 cm 的交界处。

在过去的 10 年中，计算机软件有了相当大的进步，利用术中优化、三维等剂量线、剂量 - 体积直方图（dose-volume histograms，DVH）和影像融合等进行剂量评估。现在，许多施源器可兼容 CT 和 MRI，因此可以重新考虑如何计划和评估妇科后装治疗，不再需要完全坚持曼彻斯特系统和标准治疗。每次可为每位近距离治疗患者制作满足剂量要求的个体化治疗计划。

基于三维影像的宫颈癌近距离治疗计划已经发展并在 GEC ESTRO 推荐中得到细化[6]。在英国皇家学院的放射学家也已经出版了插植治疗指南[7]。他们的建议如下：

1. 可兼容 CT/MRI 的施源器。

2. CT/MRI 和融合。

3. 用 MRI 定义如下靶区。

（1）GTV_B：近距离治疗时肉眼可见肿瘤。

（2）高危临床靶区（high-risk clinical target volume，HRCTV）：包括 GTV_B+ 全宫颈 + 宫颈肿瘤外扩。

（3）中危临床靶区（intermediate clinical target volume，IRCTV）：诊断时肉眼可见肿瘤。

4. 需要标记的危及器官（organs at risk，

OAR）：膀胱、直肠、乙状结肠和小肠。下文的报告指南是专为影像引导妇科插植推荐的，但应用 DVH 联合靶区和 OAR 生物学特性的观念也适用于报告其他类型的近距离治疗。

5. 推荐单次 2Gy 等效剂量（equivalent dose in 2Gy fractions，EQD2）和物理剂量的概念。

6. 90% 和 100% HRCTV 的最小受照剂量：$Gy_{\alpha/\beta10}$ 分别为 D_{90} 和 D_{100}。接受 100% 处方剂量照射的靶体积也是一个有用的参数。

7. 2 cm^3 和 0.1 cm^3 OAR 的最小受照剂量：$Gy_{\alpha/\beta3}$ 分别为 $D_{2\,cm^3}$ 和 $D_{0.1\,cm^3}$。

8. 总参考空气比释动能（total reference air kerma，TRAK）、A 点剂量、ICRU 直肠及膀胱参考点和处方时间、剂量分割方式都应该报告。

在临床实践中，A 点处方可能仍然是适用的，优化等剂量线适形度可保证剂量更好地覆盖肿瘤靶体积，降低 OAR 剂量。同时，基于 MRI 的近距离治疗可提高照射剂量，从而在不增加副作用的条件下，有望提高肿瘤局部控制率。维也纳协作组曾发表关于局部进展期宫颈癌 MRI 引导近距离治疗的临床研究结果[8]。

二、曼彻斯特插植系统

组织间插植曼彻斯特剂量学系统是基于镭源设计的，它由一系列的剂量列解图和放射源分布规则组成。列解图用于计算所需要的镭源数量，放射源分布原则用于确定放射源如何排布。列解图考虑了镭源的剂量当量（以毫克为单位）和给予治疗表面 1000 伦琴需要的时间（以小时为单位）。

著名的 Paterson-Parker 规则规定了平面模板、三明治模板、圆柱体模板、平面插植、体积插植的规则。平面插植是模板设计的简化版本。

（一）平面插植

单平面插植以距离辐射平面 5 mm 为参考剂量平面。插植平面被分为周边和中央区域。按照上述分区的比例，放射源应尽可能均匀地分布在这些区域中。放射源间的距离不应超过 10 mm。平面插植放射源的分布规则详见表 3-1。

平面插植最常见的布局是一排平行穿刺针，穿刺针末端在适当的角度“交叉”。如果末端“不交叉”，那么当从莫诺图中读取末端不交叉数据时，将会从中央区域扣除 10% 的剂量。对于双平面插植，这两个平面应该互相平行，这两个平面的覆盖中央区域用于莫诺图的读取。平面之间的总活度应该按比例分配。两个平面之间的剂量将会低 10%~30%。后装穿刺针或组织间插植可以选择导管内的驻留时间。剂量分布结果可采用导管末端较高的驻留权重，从而可模拟 Paterson-Parker 规则规定的剂量分布。

（二）体积插植

对于体积插植，植入的体积被分为“外皮”和“核心”两个部分。在每个表面和体积内，放射源之间的距离应尽可能均匀一致，穿刺针之间的距离不要超过 15 mm。当体积不等

表 3-1　平面插植放射源的分布规则

插植面积	周边比例	中央比例
<25 cm^2	2/3	1/3
25~100 cm^2	1/2	1/2
>100 cm^2	1/3	2/3

表 3-2　体积插植放射源分布规则

圆柱形	外皮的中间部分 4 部分	核心 2 部分	每个末端 1 部分
球形	壳 6 部分	核心 2 部分	
立方体	每个边 1 部分	核心 2 部分	每个末端 1 部分

时，需要校准“延长部分”，需要校准穿刺针末端不交叉（每个穿刺针末端不交叉，剂量降低 7.5%）。当采用粒子植入或后装插植时，可产生相似的剂量分布，周边比中央区域植入的粒子多或驻留时间长。体积插植规则见表 3-2。

第二节　巴黎系统

巴黎系统用于确定铱 -192 线状放射源周围的剂量分布。巴黎系统基于一系列的插植规则规定了如何进行剂量计算。该系统的目的是使低剂量率（通常处方剂量参考点的剂量率）为 0.5 Gy/h 治疗的报告标准化。巴黎系统同样适用于计算机驱动的后装系统剂量计算，比如高剂量率微型铱 -192 源后装设备，源的排布规则在实现剂量良好的均匀分布方面仍然有效。

一、巴黎系统基本原则

源的排列应该是相互平行的直线源。不同于曼彻斯特系统，巴黎系统中不采用植入源末端交叉源。放射源应以一个规则的几何形状放置，且彼此之间的距离相等。根据放射源数量、活度和植入形状不同，间距可能为 5~20 mm。如果放射源之间的距离不到 5 mm，那么将放射源以精确规则的方式植入将有困难，因此剂量就会不均匀。如果间距超过 20 mm，那么每个放射源周围的高剂量体积会很大，从而导致组织坏死风险。

在横截面上，放射源有 1~3 种几何排列方式。最简单的是单平面插植，放射性线源规则放置。在这种情况下，单平面插植可稍微修正为曲面插植，比如胸壁；或穿刺针 / 导管排列成圆形，比如需要进行肛缘治疗时。为了治疗较厚的肿瘤，需要多平面插植，可以采用三角形的插植模式，这种方式非常适合治疗乳腺癌或脸颊或唇部较厚的肿瘤，也可以采用长方形或正方形的插植模式。长方形模式的施源器用发夹植入舌体，发夹腿的位置就定义了两个不同的平面。

二、巴黎系统计算

剂量测定是在中央平面上计算的。中央平面定义为垂直于源中线的平面。对于长度不等的铱 -192 线源，中央平面应尽可能放置到接近线源平均长度的位置，在此处线源贡献的剂量率是最大的。对于发夹植入，中央平面应在发夹腿下的中间位置。

巴黎系统规定中央平面必须始终放置在线源的中垂线上。在临床实践中，中央平面的选择需要一定的临床经验。如果中央平面不垂直于线源的方向，那么线源将会与真实情况不同，植入时剂量率的计算也将被低估。现代计算机系统实现了在三维方向上旋转重建的插植模拟，从而可以清楚地看到插植情况并选择计算平面。

对于较大的曲面部位的插植，比如口底治疗，中央平面施源器的放置更加重要。为了保证治疗体积接受的照射剂量能够达到术前设计要求，剂量优化时物理师应该与医生讨论。

（一）基准剂量点

基准剂量点（简称基点）定义在中央平面上，位于线源之间的最小剂量率的位置。所有基点剂量率均值用于计算插植整体的基点剂量率。另外，可定义几何基本点。对于一个单平面，最小剂量在每个成对的线源的中间位置。对于按三角形排列的线源，在每个三角形的重心计算基点剂量率，对于按方形排列的线源，在每个正方形的中心计算基点剂量率（图 3-1）。

（二）参考剂量率

插植的参考剂量率定义为基点剂量率均值的 85%。选择这一值是为了在陡峭的剂量梯度之间给出一个可以接受的折中值，同时保证合理的靶区覆盖。因此，治疗靶区定义为 85% 参考等剂量线包绕的体积。

当应用巴黎系统时，只要求中央平面上的剂量点，但是现代计划系统可以计算多平面上的剂量和等剂量线。尽管中央平面用于定义治疗时间，但对于其他平面计算的实施并突出热点和冷点区域、适当的特殊点剂量计算或等剂量分布，以给出更丰满的治疗影像，可能都是有益的。当应用正交射野重建片进行计算时，由于在计算过程中无法显示软组织，也没有 DVH 产生，这一点可能需要注意。

（三）治疗体积覆盖的范围

由于等剂量线会被“拉入”线源之间，因此有必要允许额外的靶区覆盖，以得到足够的治疗边界。比较恰当的关系是治疗体积的长度约为源长度的 0.65 倍。治疗体积的长度与线源间隔也有一定的关系，比较短的线源与线源之间的间隔关系相对更小。另一种说法是对于某一靶区长度，在每个放射源末端，放射源

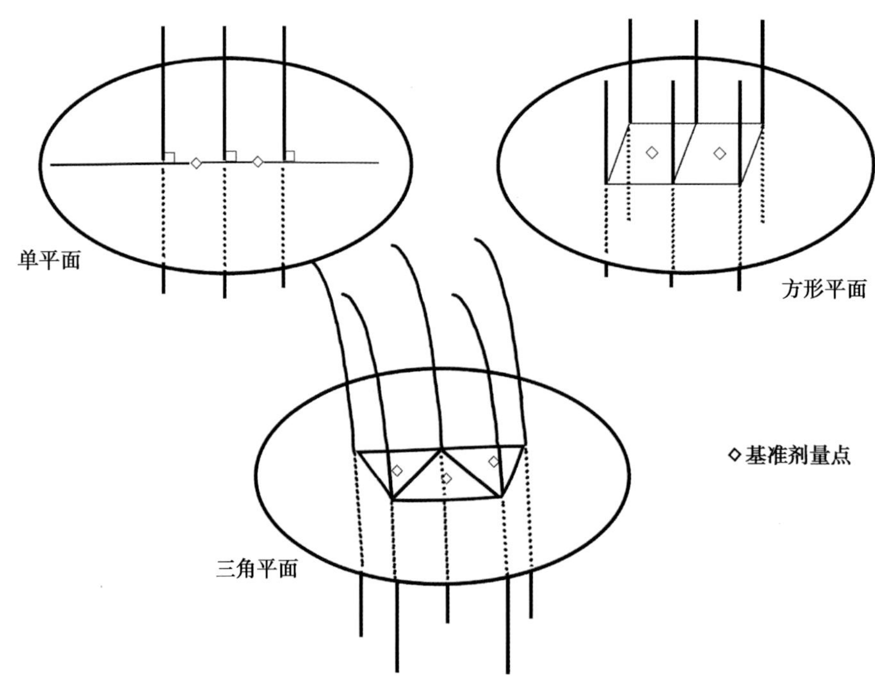

图 3-1　巴黎插植的几何形状和基准剂量点

应该比靶区长 20%~30%。

对于单平面插植，治疗体积的厚度取决于放射源的间隔，根据线源数量和间隔的不同，治疗体积的厚度为线源间隔的 50%~60%。对于双平面三角形插植，治疗体积的厚度是线源间隔的 1.2 倍。对于正方形插植，此厚度是线源间隔的 1.5 倍。依据放射源的间隔不同，治疗横向边界也是不一样的，最好是以图解的形式审视，同时治疗体积的横向边界也依赖于线源间隔和排布的几何形状。（图 3-2）

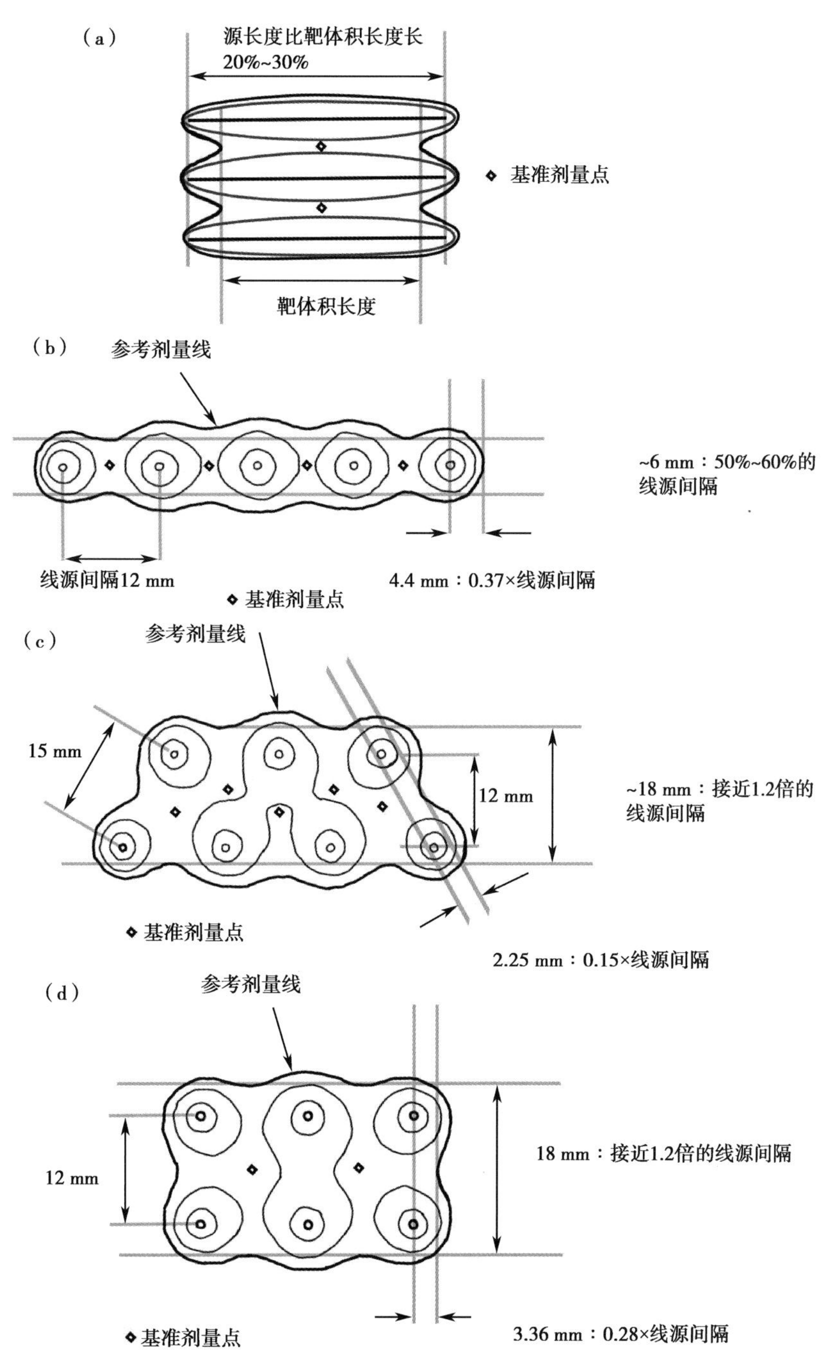

图 3-2　巴黎插植治疗体积

（a）巴黎插植治疗体积的长度。（b）单平面插植治疗体积边界范围。（c）三角形插植治疗体积边界范围。（d）方形插植治疗体积边界范围

（四）剂量计算

如果线源为固定的几何形状，比如在一个刚性塑料夹具针内，那么剂量计算就相对简单，巴黎系统可以很容易地应用。如果放射源在患者皮肤单平面内，那么放射源之间的间隔可以直接测量。通常情况下，可以通过正交片或 CT 扫描重建插植体积进行剂量计算。必须要谨慎、正确定义每个线源，一旦取得一个几何重建影像，就可以用此重建影像进行计算机剂量学计算或基于剂量率图的手工计算。如果采用手工计算，剂量率是以线源强度（AKR 1 μ Gy $h^{-1}mm^{-1}m^{-2}$）为单位存在的，计算时一定要注意校正实际应用的线源强度。

现代计算机系统可能已经考虑了插植所用铱源的衰减，并给出了初始参考剂量率。如果没有，那么必须校准源的衰减。巴黎系统有一个根据治疗时间考虑小时的校准表，另一种计算线源强度的方式是在插植中间的一天计算。

ICRU 58 号报告（1997）建议在描述组织间插植时给出标准。各个治疗中心应详述报告插植技术细节，以便对比不同插植技术和临床疗效。在某种程度上，组织间治疗报告现在也遵照 GEC ESTRO 指南[6]；然而，必须注意到，危及器官的剂量限制可能不能应用。

（五）巴黎系统和曼彻斯特系统的对比

曼彻斯特系统规定靶区剂量达到处方剂量的 110%，而巴黎系统基于 85% 等剂量线。对于曼彻斯特系统，有多个放射源，且放射源之间的距离较近，在实际应用时，这就意味着巴黎系统插植的高剂量区体积较大。对于曼彻斯特系统，放射源局限在肿瘤体积内。由于巴黎系统采用不交叉的放射源，因此放射源会穿过肿瘤体积到达正常组织。曼彻斯特系统的一大缺点是规定非常严格，任何与相关规定的偏离都会导致不理想的剂量分布，而巴黎系统更加灵活，可用于计算插植部位理想的剂量。在这两种系统中，应用固定模板都有利于获得较理想的插植。

（六）优化

1. 优化目标

使用步进源型后装治疗机进行放射治疗，可以通过改善驻留时间和驻留位置来调整和改进剂量分布，尽量将指定的剂量参考点处的剂量保持在处方剂量附近。另外，在后装治疗源的插植过程中要尽量保证剂量的各向同性。这些措施可以保证正常器官的受量最少[9-10]。

2. 优化技术

（1）平面插植：对于平面插植，剂量点放置在导源管周围指定的位置。计算优化程序，计算驻留位置和驻留时间，使处方剂量线包绕这些靶点。这种计算方法适用于单导源管、双导源管和单平面插植。即使需要针对靶区进行优化，初始剂量点的计算也是有用的参考。

对于单管治疗，如食管癌，如果步进源的所有驻留时间是相同的，沿着长轴形成的参考剂量形状为中间宽大，两端细小。如果需要圆柱形剂量分布治疗，通过减少中间位置的驻留时间，以强化两端，等剂量线就可很好地符合圆柱形的要求，危及器官的受量（如心脏）可以减少到最低。对于单线源治疗，使用常规间距的驻留位置，中间的驻留位置经过优化后通常为两端驻留时间的一半或是三分之一。

（2）体积插植：体积插植包括一个或多个导管排列。在靶区体积内，导源管的中间设计了多个剂量参考点。经过优化后这些参考点的相对驻留时间达到累计的剂量相同。

如果剂量点的设计太复杂，那么驻留位置可以作为剂量点，这被称为几何优化。这种方法可以在平面或是体积插植中使用。这些又可作为基于剂量 - 体积限制全面优化的初始结果。

3. 优化的缺点

对于乳腺的插植，为了尽可能保证治疗体积内剂量的各向同质性，实践中，改变既定的治疗方式必须谨慎。使用巴黎系统铱线形放射源治疗将自动布源，治疗体积中间接受剂量高于周围区域的剂量。改变优化技术可以改变剂量分布，以至于不再符合巴黎系统。由于通过在导源管外端参考点等剂量线的平坦化，增加治疗体积周围的驻留时间来改善剂量覆盖，导源管长度可以缩短。经过优化后得到的剂量分布是临床需要的，但是实际应用时，临床发现巴黎系统会有偏差，医生和物理师应该清楚认识到这一点，要结合术中实际情况优化。

（七）剂量 - 体积直方图

剂量 - 体积直方图（dose-volume histogram，DVH）在评估治疗体积剂量方面有重要意义，用于表示三维治疗计划系统中剂量与体积的关系，在常规使用过程中有很多变化形式。DVH 是一种曲线，横坐标由一系列剂量间隔或是分割（指定分割的宽度）组成，一定的剂量间隔对应在纵坐标上代表一定的体积。但是，只有当计划的目标达到了之后，DVH 才是一种表示剂量分布的很有效的工具。

（孙海涛　张喜乐　江　萍）

参考文献

[1] Postgrad MJ.Radium dosage-the manchester system. Postgrad Med J，1948，24（270）：218.

[2] Pierquin B，Dutreix A，Paine CH，et al. The Paris system in interstitial radiation therapy. Acta Radiol Oncol Radiat Phys Biol，1978，17（1）：33-48

[3] Nath R，Anderson LL，Luxton G，et al. Dosimetry of interstitial brachytherapy sources：recommendations of the AAPM Radiation Therapy Committee Task Group No. 43. American Association of Physicists in Medicine. Med Phys. 1995，22（2）：209-234.

[4] Rivard MJ，Coursey BM，DeWerd LA，et al. Update of AAPM Task Group No. 43 Report：A revised AAPM protocol for brachytherapy dose calculations. Med Phys，2004，31（3）：633-674.

[5] Wambersie A，Chassagne D，Dutreix A，et al. Quality assurance in brachytherapy：the role of the ICRU in achieving uniformity in dose and volume specification for reporting. Rays，1996，21（4）：541-558.

[6] Haie-Meder C，Pötter R，Van Limbergen E. Recommendations from Gynaecological（GYN）GEC-ESTRO Working Group（I）：concepts and terms in 3D image based 3D treatment planning in cervix cancer brachytherapy with emphasis on MRI assessment of GTV and CTV. Radiother Oncol，2005；74（3）：235-245.

[7] Tan LT. Implementation of image-guided brachytherapy for cervix cancer in the UK：progress update. Clin Oncol（R Coll Radiol），2011，23（10）：681-684.

[8] Pötter R，Dimopoulos J，Georg P，et al. Clinical impact of MRI assisted dose volume adaptation and dose escalation in brachytherapy of locally advanced cervix cancer. Radiother Oncol，2007，83（2）：148-155.

[9] Schulz U，Busch M，Bamberg M，et al. Interstitial afterloading therapy. Principles，practical application and first clinical experiences. Strahlentherapie，1984，160（2）：85-89.

[10] Mould RF，Battermann JJ，Martinez AA，et al. Brachytherapy from radium to optimization. Veenendaal：Nucletron International B.V.，1994：318-330.

第四章　放射性粒子治疗专业术语

近距离放射治疗（brachytherapy）因临床操作、技术和适应证的特殊性，其专业术语也与外照射治疗不尽相同。本章着重归纳了近距离治疗的专业术语，以方便学术交流。

第一节　根据剂量率进行近距离治疗分类

1. 剂量率（dose rate）：不同剂量率的划分尚存在争议，ICRU[1-2]、AAPM[3]、英国放射指南[4]推荐的范围均不一致。Flynn[5]对此曾给予详细的讨论，目前业界认可的划分如下：

（1）低剂量率（low dose rate，LDR）：剂量率为0.5~1 Gy/h。该剂量率的定义源于传统的手动近距离治疗。ICRU确定的最高上界为2 Gy/h，但多数人认为此范围属于中剂量率。

（2）中剂量率（mean dose rate，MDR）：剂量率为1~12 Gy/h。低剂量率与中剂量率并没有明显的划分界限。

（3）高剂量率（high dose rate，HDR）：剂量率大于12 Gy/h。在实际治疗中，大多数高剂量率治疗机的剂量率远高于这个边界，一般为2 Gy/min。

2. 放射性粒子（radioactive seed）：用于肿瘤治疗的放射性颗粒籽源，大小4.5 mm×0.8 mm，外壳为钛合金包鞘，内有 ^{125}I或 ^{103}Pd放射性核素吸附的银棒。其中 ^{125}I粒子的半衰期60.1天，释放低能27.35 keV的γ射线[6]。

3. 粒子植入（seed implantation）：通过影像学技术（或术中）将放射性颗粒籽源植入到肿瘤靶区内或瘤床，通过放射性核素持续释放的放射线对肿瘤细胞进行杀伤。

4. 永久性粒子植入（permanent seed implantation）：将放射性颗粒籽源直接植入肿瘤靶体积内，不再取出。

5. 3D打印共面模板（3D-printing co-planar template，3D-PCT）[7]：粒子植入的传统模板分为前列腺粒子植入模板及肺部粒子植入模板[8-9]，3D-PCT在传统模板的基础上引入中心点、标示系统和坐标系概念，利用患者的医学影像数据和3D打印技术为其量身定制出与其解剖结构相匹配的模板，适用于全部针道可以平行插植部位的粒子植入治疗。

6. 3D打印非共面模板（3D-printing non co-planar template，3D-PNCT）[11-12]：通过影像引导技术将肿瘤信息通过数字化处理后传输到计算机治疗计划系统，医师和物理师共同勾画靶区、定义处方剂量和危及器官剂量、设计针道路径后，将数据导入3D影像及逆向工程软件进行个体化模板数字建模。利用3D打印机和维光固化快速成形机和医用光固化树脂材料打印出包含患者治疗区体表解剖特征、定位标记和模拟针道的个体化模板。3D-PNCT 适用于针道无法保持平行排列时的粒子植入治疗，实现不规则形状肿瘤粒子植入剂量最佳适形度。

第二节　放射性核素活度单位及剂量单位

一、放射性核素活度单位

1. 居里（Ci）：旧单位制描述放射性核素强度的单位。1 Ci 的放射性活度每秒内有 3.7×10^{10} 次核蜕变。

2. 毫居（mCi）：旧单位制描述放射性核素强度的单位。1 Ci=1000 mCi。

3. 贝可勒尔（Bq）：标准单位制描述放射性核素强度的单位。1997 年国际辐射单位和测量委员会建议，放射性活度的单位采用国际制单位秒 $^{-1}$，专名为贝可勒尔，简称为贝可。1 贝可 =1 秒 $^{-1}$，$1\text{Ci}=3.7 \times 10^{10}\text{Bq}$。

二、放射性粒子治疗剂量单位

戈瑞（Gary，Gy）：吸收剂量单位，1 千克受照射物质吸收 1 焦耳的辐射能量为 1 Gy。1 Gy=100 cGy。

第三节　近距离治疗物理描述专业术语

一、靶区及危及器官定义

根据国际辐射单位及测量委员会（The International Commission on Radiation Units and Measurement，ICRU）第 83 号报告[13]，放射治疗中所涉及的靶区及危及器官主要做如下定义。

1. 肿瘤区（gross tumor volume，GTV）：指肿瘤的临床病灶，是通过各种诊断手段（如 CT、MRI、PET、DSA 等）能够诊断出的，可见或可证实的具有一定形状和大小的病变范围，包括原发灶（GTV-T）、转移淋巴结（GTV-N）和其他转移灶（GTV-M）。

2. 临床靶区（clinical target volume，CTV）：指包含 GTV、亚临床灶、肿瘤可能侵犯范围及区域淋巴结。CTV 是在静态影像上确定的，没有考虑器官运动和治疗方式。

3. 内靶区（internal target volume，ITV）：由于 GTV 和 CTV 没有考虑呼吸或器官运动等原因所导致的靶区变化，为了确保 CTV 的准确照射，在患者坐标中定义 CTV 外边界运动的范围为内靶区。ITV 可由模拟机或 CT / MRI / PET 的时序影像确定。

4. 计划靶区（planning target volume，PTV）：指包括 CTV、ITV 等由于摆位误差、治疗机误差及治疗间 / 治疗中靶区变化等因素而扩大照射的组织范围。为了确保 CTV 内每一点都能真正得到处方剂量的照射，在设定 PTV-CTV 边界的时候需要考虑 CTV 位置、形状、大小等内部因素，以及布野、插植照射技术等外部因素。

5. 治疗区（treated volume，TV）：由于治疗技术限制造成处方剂量所包括的区域与 PTV 不同，因此定义某一剂量线 / 面所包绕的范围为治疗区，该等剂量线 / 面主要由放疗医师来确定。

6. 危及器官（organ at risk，OAR）：指可能被照射区域所包括的正常组织或器官，它们的耐受剂量将显著影响治疗计划或处方剂量。理论上，所有的非靶区正常组织都是危及器官，但实际上根据 GTV、CTV 的位置及处方剂量的各异，危及器官亦有所不同。

7. 计划危及器官（planning organ at risk，PRV）：与 PTV 类似，PRV 也是一个几何的概

念，包括摆位误差及治疗间/治疗中OAR的移动范围。临床上对串行器官（如脊髓、脑干）的外扩较为常用。

8. 其他危及区（remaining volume at risk，RVR）：指放射治疗中靶区及危及器官以外未明确定义的区域。

二、治疗计划

治疗计划即制订一个放疗方案的全过程。包括CT、MRI、PET/CT等影像资料的输入过程，医师对靶区剂量及分布、重要危及器官确定及限量、剂量给定方式及实现，计划确认及计划执行过程中照射精度的检查及误差分析等，是一个对整个治疗过程不断进行量化和优化的过程。其程度除受到治疗单位的仪器设备先进程度的限制以外，还决定于该单位医师、物理师、治疗技师的团队合作与整体水平。治疗计划包括以下3种类型。

1. 术前计划（pre-plan）：术前根据影像学资料制订的治疗计划，帮助预测使用粒子数目、位置和靶区接受的处方剂量，危及器官剂量限量。

2. 术中计划：也叫实时计划（real time plan）根据术中采集的影像学资料进行靶区勾画，之后进行剂量计算，与术前计划进行比较，更正和修改术前计划设计，实时指导粒子植入治疗。

3. 术后计划（post-plan）：术后根据影像学资料进行的剂量学评估，可用于评估粒子治疗质量和指导后续进一步治疗。

三、近距离治疗的剂量学描述

1. 处方剂量（prescribed dose，PD）：临床常用的处方剂量给定方式主要分为对参考点、参考等剂量线处方以及按剂量-体积限值处方等三种方式。

（1）对参考点（reference point）处方：即处方剂量给定在靶区内的特定点。ICRU 83号报告对参考点（ICRU reference point）的选择给出如下建议[13]：①参考点的剂量应与临床相关；②参考点应能清晰明确地定义；③参考点位置应方便剂量精确给定；④参考点应避开高剂量梯度区。在满足了上述建议的情况下，参考点一般应位于PTV的中心或附近，某些情况下也可能在射束交叉点上。

（2）对参考等剂量线处方：即处方剂量给定在包绕靶区的特定等剂量线上。一般情况下选定的等剂量线应能确保靶区所受剂量能够满足对肿瘤局部控制率的要求。

（3）按剂量-体积限值处方：即对靶区要求处方剂量的体积达到一定的约束值，例如：①处方剂量的靶体积（V）百分比，常用V_{200}、V_{150}、V_{100}，V_{80}和V_{50}等；②靶区达到处方剂量的百分数（D），常用D_{100}、D_{90}和D_{80}；靶体积比（TVR），理想的TVR=1。上述处方方式常用于近距离放射治疗。

2. 靶区剂量：肿瘤的局部控制率随着照射剂量的增加成梯度上升，但靶区内剂量分布不均匀，ICRU规定用靶区剂量代替肿瘤剂量。靶区剂量就是肿瘤得到控制或消退的致死剂量。对均质分布的肿瘤，靶区平均剂量往往可以决定治疗效果，对于非均质性分布的肿瘤，靶区最小剂量决定治疗效果。

3. 最小靶区剂量（minimum target dose，MTD）：临床靶区内接受的最小剂量，一般位于临床靶区的周边范围。在巴黎系统中，MTD即为参考剂量，在曼彻斯特系统中，MTD约等于90%的处方剂量。

4. 平均中心剂量（mean central dose，MCD）：中心平面内相邻放射源之间最小剂量的算术平均值。

5. 高剂量区（high dose volume）：中心平面内或者平行于中心平面的任何平面内的150%平均中心剂量曲线所包括的最大体积。

6. 低剂量区（low dose volume）：在临床靶区内，由90%处方剂量曲线所包括的任一平面中的最大体积。

第四节　近距离治疗放射生物学相关术语

1. 肿瘤控制概率（tumor control probability，TCP）：肿瘤的治疗效果随着照射剂量的增加而提高，TCP指的是在一定照射剂量下肿瘤被控制的概率。其与肿瘤的病理性质、放射敏感性、大小、T分期等相关，各种肿瘤达到一定控制率的剂量是不同的。

2. 正常组织并发症概率（normal tissue complication probability，NTCP）：在一定照射剂量下发生正常组织不可逆损伤的概率。取决于正常组织的照射总量、分割剂量及被照射体积等。放射治疗时不仅要考虑给予足够的剂量提高TCP，更要考虑正常组织的耐受性，其往往成为TCP的限制因素。因为放射治疗原则是在控制肿瘤的同时不给患者造成不可接受的放射损伤。

3. 生物效应剂量（biologically effective dose，BED）[14]：剂量率无穷低或分次剂量无穷小时给定方案产生相同细胞杀灭所需的总剂量。$BED = nd[1+d/(\alpha/\beta)]$，d为分次剂量，n为分次数，nd为总剂量，α与β为有关系数。

第五节　放射性粒子植入治疗的质量评估参数

由于粒子植入时受器官运动、危及器官干扰导致术中实时粒子植入时与术前计划发生偏差，因此，粒子植入后的剂量学评估应为实际粒子植入靶区接受的剂量。

一、靶区剂量评估参数

1. 靶体积比（target volume ratio，TVR）：处方剂量所包括的体积与计划靶体积（PTV）或临床靶体积（CTV）之比。

2. D_{90}和D_{100}：覆盖90%和100%靶体积的剂量。

3. V_{200}、V_{150}、V_{100}、V_{90}、V_{80}和V_{50}：被200%、150%、100%、90%、80%和50%处方剂量覆盖靶体积的百分比。

4. 平均周缘剂量（mean peripheral dose）：靶体积表面的平均剂量。

5. 最小周缘剂量（minimum peripheral dose，mPD）：覆盖肿瘤靶区100%的最大剂量，即肿瘤靶区周边接受的最小剂量。

6. 匹配周缘剂量（matched peripheral dose，MPD）：肿瘤靶区的周边剂量，粒子植入的剂量不均匀分布，为统一处方剂量，将其定为匹配周缘剂量（MPD）。前列腺粒子植入治疗时，MPD定义为与前列腺具有相同平均尺寸的椭圆体积所接受的剂量。

二、靶区剂量和质量评估参数

1. 剂量-体积直方图（dose-volume histogram，DVH）：是评估放疗计划的曲线，横坐标为一系列剂量间隔或分割（指定的分割宽度），一定的剂量间隔对应在纵坐标上代表一定的体积。根据DVH图可以直接评估高剂量区与靶区的适合度，根据适合度挑选较好的计划。

2. 适形指数（conformity index，CI）[15]：$CI=(V_{T,ref}/V_T)\times(V_{T,ref}/V_{ref})$，式中$V_T$、$V_{T,ref}$和$V_{ref}$分别为靶区体积、靶区接受处方剂量的体积和处方剂量包含的总体积（cm^3），

最理想的 CI 是 1。CI 为 1 时，说明处方剂量正好覆盖靶区，而靶区外体积接受剂量均低于处方剂量，CI 越大说明靶区内接受处方剂量体积越大而靶区外接受处方剂量的体积越小。

3. 均匀性指数（homogeneity index，HI）[16]：$HI=(V_{T,\ ref}-V_{T,\ 1.5ref})/V_{T,\ ref}\times 100\%$，式中 $V_{T,\ ref}$ 为靶区接受处方剂量的体积，$V_{T,\ 1.5ref}$ 为靶区接受 150% 处方剂量的体积（cm^3）。最理想的 HI 是 100%，HI 越大说明靶区剂量分布越均匀。

4. 靶区外体积指数（external index，EI）[16]：$EI=(V_{ref}-V_{T,\ ref})/V_T\times 100\%$。式中 V_T、$V_{T,\ ref}$ 和 V_{ref} 分别为靶区体积、靶区接受处方剂量的体积和处方剂量包含的总体积（cm^3），最理想的 EI 是 0。EI 为零时，说明靶区外组织接受剂量均小于处方剂量；EI 越大，说明靶区外接受处方剂量体积越大。

三、危及器官剂量评估参数

D_{2cc}：2 cm^3 体积所受剂量的最小值，用于危及器官剂量的评价。

（邓秀文　邱　斌　王俊杰）

参考文献

[1] International Commission on Radiation Units and Measurements (ICRU). Dose and volume specification for reporting and recording intracavitary therapy in gynecology. Report 38 of ICRU. Bethesda：ICRU Publications，1985.

[2] International Commission on Radiation Units and Measurements (ICRU). Dose and volume specification for reporting interstitial therapy. Report 58 of ICRU. Washington：ICRU Publications，1997.

[3] American Association of Physicists in Medicine. Remote afterloading technology (AAPM 41). New York：American Institute of Physics，1993.

[4] Roberts PA. Medical and dental guidance notes. New York：IPEM，2002.

[5] Joslin C，Flynn A，Hall E. Principles and practice of brachytherapy：using afterloading systems. London：Arnold，2001.

[6] Rivard MJ，Melhus CS，Sioshansi S，et al. The impact of prescription depth，dose rate，plaque size，and source loading on the central axis using 103Pd，^{125}I，and ^{131}Cs. Brachytherapy，2008，7：327-335.

[7] 彭冉，姜玉良，王俊杰，等. 3D 打印共面坐标模板辅助 CT 引导放射性 ^{125}I 粒子植入治疗恶性肿瘤剂量学分析. 中华放射肿瘤学杂志，2017，26（9）：1062-1066.

[8] Nag S，Beyer D，Friedland J，et al. American Brachytherapy Society (ABS) recommendations for transperineal permanent brachytherapy of prostate cancer. Int J Radiat Oncol Biol Phys，1999，44（4）：789-799.

[9] 霍彬，侯朝华，叶剑飞，等. CT 引导术中实时计划对胸部肿瘤 I 粒子植入治疗的价值. 中华放射肿瘤学杂志，2013，22（5）：400-402.

[10] 刘树铭，张建国，黄明伟，等. 个体化模板辅助颅底区永久性组织间近距离治疗的可行性研究. 中华放射医学与防护杂志，2013，33（1）：42-45.

[11] 吉喆，姜玉良，郭福新，等. 3D 打印个体化非共面模板辅助放射性粒子植入治疗恶性肿瘤的剂量学验证. 中华放射医学与防护杂志，2016，36（9）：662-666.

[12] International Commission on Radiation Units and Measurements. Prescribing，recording and reporting proton-beam intensity-modulated radiation therapy (IMRT). Oxford：Oxford University Press，2010.

[13] Fowler JF. The linear-quadratic formula and progress in fractionated radiotherapy. Br J Radiol，1989，62（740）：679-694.

[14] Riet AV，Mak AC，Moerland MA，et al. A conformation number to quantify the degree of conformality in brachytherapy and external beam irradiation：Application to the prostate. Int J Radiat Oncol Biol Phys，1997，37（3）：731-736.

[15] Saw CB，Suntharalingam N. Quantitative assessment of interstitial implants. Int J Radiat Oncol Biol Phys，1991，20（1）：135-139.

第五章　放射性粒子治疗计划系统

计算机三维治疗计划系统（3D treatment planning system，3D-TPS）是放射性粒子治疗的核心部分，是进行术前、术中治疗计划设计和术后放射剂量验证的必要工具。

美国近距离治疗学会（American Brachytherapy Society，ABS）规定，所有进行放射性粒子植入治疗的患者都必须制订术前治疗计划及进行术后剂量验证，给出预期和植入后的剂量分布以及重要危及器官的受量情况。中国医师协会放射性粒子治疗技术专家委员会和中国抗癌协会肿瘤微创治疗专业委员会粒子治疗分会制定的《放射性粒子植入治疗技术管理规范（2017年版）》中也明确规定“术前根据患者病情，由患者主管医师、实施放射性粒子治疗的医师、放射物理师等相关治疗计划制订人员制订放射性粒子植入治疗计划。”并且要求“术后按照操作规范要求实施治疗技术质量验证和疗效评估，术后放射剂量验证率应当>80%”[1]。

基于患者CT、MRI等多模态三维影像，3D-TPS允许医生在肿瘤靶区虚拟的三维空间进行治疗方案的设计与优化，科学确定穿刺针道、粒子分布，评估剂量分布及预期疗效。在粒子植入治疗全身肿瘤的初期，主要应用依赖CT引导的粒子植入治疗技术。由于治疗计划设计与实施过程存在脱节的问题，治疗实施过程依赖医生的经验，术前制订的治疗计划难以得到准确实施。3D-TPS主要用于术前粒子活度、数目的估计和术后剂量验证。

第一节　模板辅助技术

一、CT引导平面模板粒子植入技术

国内研究人员根据不同部位肿瘤的解剖特点设计了与术前治疗计划配套的粒子植入装置，如图5-1所示。将单纯的治疗计划系统软件拓展成软硬件结合的粒子植入治疗系统，并将术中CT引导的理念引入粒子植入的治疗过程。技术流程包括：①在术前计划设计过程中，将平面模板及其空间位置、针道和粒子的布设进行一体化设计；②术中实施治疗时，依据术中患者CT影像，对治疗计划进行微调优化；③术后在线验证粒子植入结果及剂量分布情况。治疗计划系统在三个环节中发挥重要作用，使得治疗计划真正融入整个粒子植入实施过程中，治疗计划与实施结果的一致性得到保证，大幅度提高了粒子植入治疗的精度和效率，同时有效发挥出TPS作为粒子植入治疗的核心作用。

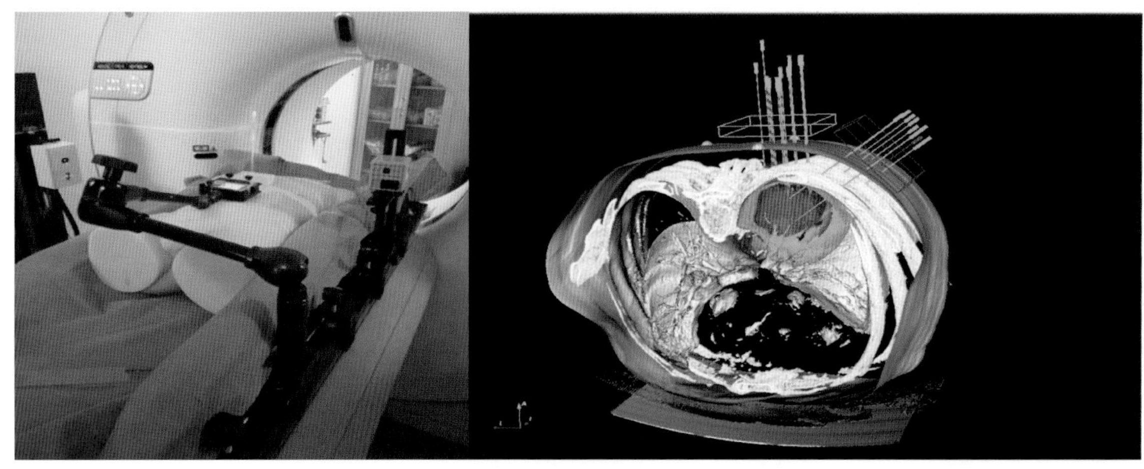

图 5-1　CT 引导平面模板粒子植入治疗计划系统

二、3D 打印模板辅助技术

CT 引导平面模板粒子植入技术通过平行针道植入粒子，在治疗头颈部及胸部肿瘤时存在穿刺针道受限的问题，部分针道可能穿过骨性组织或者危及器官而无法使用。鉴于此，伴随着 3D 打印技术的进步，国内专家（以王俊杰教授为代表）创立了 CT 引导 3D 打印非共面模板的粒子植入治疗技术，如图 5-2 所示。3D 打印体非共面模板的创新性应用使得治疗计划的实施精度和效率大大提升，也更好地确保了植入粒子的分布及其剂量分布的适形。在此基础上，以剂量优化为引导的交互式计划设计方法得到应用，能够实现治疗计划与体表适形 3D 打印模板的一体化优化设计，真正实现了剂量优化和实施治疗相融合的目标，显著提升了治疗计划设计的智能化程度和效率、治疗计划实施的准确性和一致性。

3D 粒子治疗计划系统既是剂量规划的工具，也是确保剂量计划实施的纽带，已经在粒子植入治疗的术前规划、术中治疗优化监控、术后剂量验证三个环节中发挥重要作用，是推进粒子植入治疗科学化、标准化、规范化的重要工具，对提升粒子植入治疗的疗效

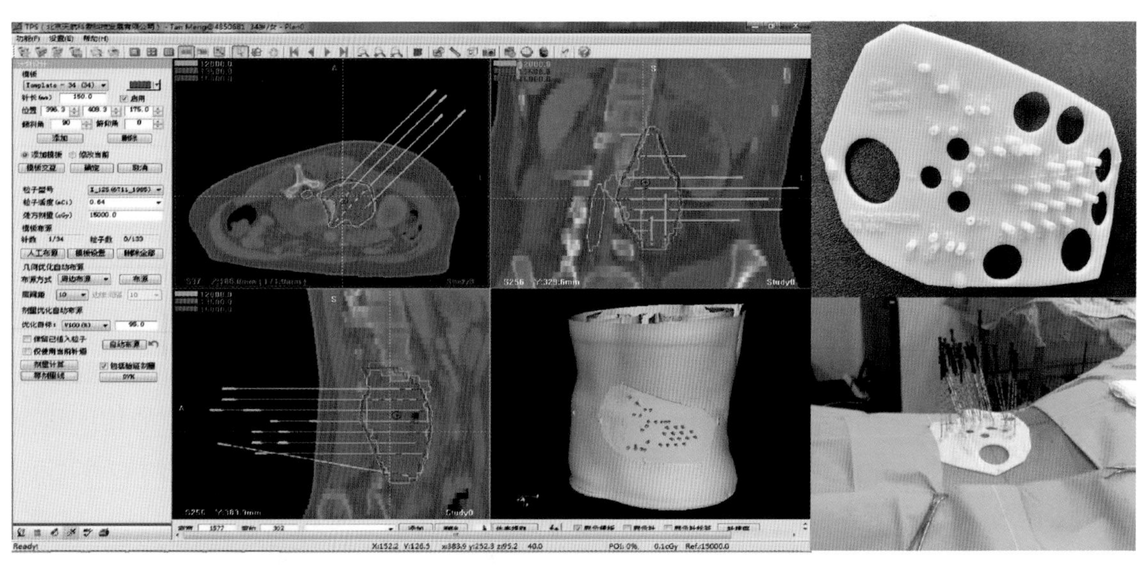

图 5-2　CT 引导 3D 打印非共面模板的粒子植入治疗计划系统

至关重要。

第二节　治疗计划系统主要功能

3D-TPS通常由功能自成体系的功能模块构成，包括病例管理模块、图像注册模块、轮廓勾画模块、计划设计模块、计划验证模块、计划报告模块和显示评估模块等。下面将结合临床上使用较多的3D-TPS对各个模块的功能进行介绍。

一、病例管理模块

病例管理模块主要包括患者病例管理、患者影像管理以及患者治疗计划管理等功能。

患者影像管理功能包括影像序列的接收、导入和删除功能。目前主要有三种途径来接收和导入影像序列，包括DICOM输入、视频图像采集输入和胶片扫描输入。DICOM输入是目前最常用及推荐使用的方式。视频采集的方式目前主要用于超声引导下的粒子植入，借助视频采集设备采集超声设备的视频输出，来获取实时的超声影像信号以及超声设备提供的额外辅助信息。胶片扫描输入方式主要用于将以胶片为载体的患者影像数据导入3D-TPS，在早期医院信息化程度较低时使用较多，目前不建议使用。

计划管理模块主要提供患者治疗计划的新建、删除、编辑和导入数据等功能。导入数据功能即计划拷贝功能，可以选择将已有计划的轮廓线、计算框坐标、验证粒子和等中心及模板信息导入当前计划。新建计划时需要选择计划的基准序列，基准序列定义了治疗计划的患者空间。导入时，3D-TPS会根据两组CT序列之间的空间变换关系将术前的计划数据（比如轮廓线、粒子位置等）进行空间变换映射，从而使得导入数据与实际解剖位置基本一致，方便后续进一步的计划优化。

二、图像注册模块

图像注册模块主要提供序列内校准、切片定位、等间隔重建和图像配准功能。早期利用胶片扫描输入的影像可能存在切片与切片之间存在位置偏差的问题，需要借助图像上的标尺对其进行修正（序列内校准）。扫描数据缺少图像的空间几何信息，需要用户手工输入切片的位置、层间距和图像分辨率（切片等位）。对于层间距不是2.5 mm倍数的影像序列，可以利用等间隔重建功能对其层间距进行修改，重建出新的影像序列。建议将层间距重建成5 mm。序列间配准功能提供基于两个基准点的简单序列间配准功能

三、轮廓勾画模块

轮廓勾画模块提供多种功能辅助勾画肿瘤和周边危及器官的轮廓线，从而定义出患者的虚拟治疗空间，为后续计划设计提供基础。

（1）轮廓勾画相关概念：靶区或治疗区（target volume，TV）：是由临床医生定义的治疗范围。国际放射单位与测量委员会（International Commission on Radiation Units and Measurements，ICRU）的第50号报告中对各种靶区进行了定义，其中包括：GTV（gross tumor volume，GTV）、CTV（clinical tumor volume，CTV）、PTV（plan tumor volume，PTV）。PTV指除CTV以外由照射中器官运动和日常摆位、治疗中靶位置、靶体积变化以及资料传输误差等不确定因素引起的扩大照射的组织范围。

（2）轮廓线勾画功能：轮廓线勾画模块主要提供以下功能：①用于管理当前病例需要勾画的轮廓项；②轮廓线勾画和修改。3D-TPS

提供的典型轮廓线勾画工具和功能包括：画笔工具、画刷工具、轮廓线插植、轮廓线拷贝、轮廓缩放和平移等。

四、计划设计模块

计划设计模块提供了用于设计穿刺针道和粒子植入位置的相关功能。

3D-TPS 提供了基于平面模板的平行进针布源和单针布源两种针道布源方式，设计计划时需根据手术采用的引导方式（3D 打印适形模板或者平面模板）来选择。采用基于平面模板的平行进针布源方式时（图 5-3），通过设计平面模板的位置和方向从而确定与模板开孔相对应的一系列平行穿刺针道。采用基于单针的针道设计方式时，需要单独设计每一个穿刺针道。为方便穿刺针道的设计，计划系统提供了方便、快捷的交互式针道设计工具。

自动布源方面，3D-TPS 提供了几何优化自动布源（图 5-4）和剂量优化自动布源[2]两种方式。几何优化自动布源参照临床上常用的经验性粒子布设方式（中心布源、周边布源和针道布源）自动选择粒子植入位置。如下图所示为同一个层面上分别利用中心布源（粒子间隔 1 cm，边缘距离 5 mm）、周边布源（层间隔 1 cm）和针道布源（粒子间隔 1 cm）方式得到的粒子布设结果。

剂量评估及优化方面，3D-TPS 提供了基于 AAPM TG-43 报告[3-4]的剂量计算方法，计算结果满足“放射性粒子植入治疗计划系统剂量计算要求和试验方法”行业标准[5]规定的

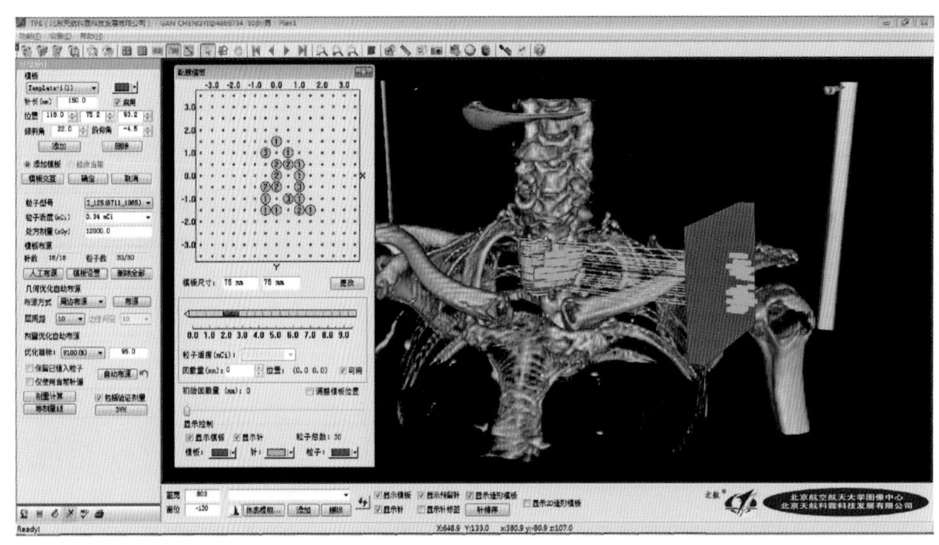

图 5-3　3D-TPS 平面模板计划设计模块

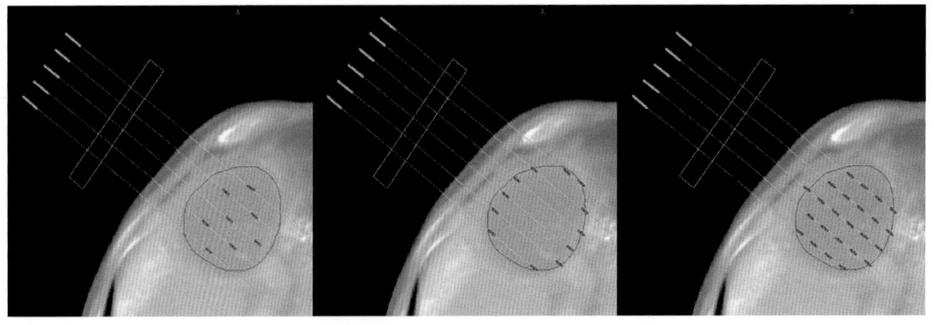

图 5-4　三种几何优化自动布源方式

相关指标，并基于视频处理单元进行了并行加速计算，计算速度提升达到了30倍以上[6]。此外，3D-TPS提供混合剂量计算功能，可以同时计算并组合已植入粒子的剂量和计划植入粒子的剂量，方便实施术中计划优化。3D-TPS提供了多种剂量分布评估手段，包括等剂量线/面、DVH及相关统计值等。图5-5所示为病例的DVH评估界面。

五、计划验证模块

计划验证即从术后CT影像中定位出粒子的实际位置，进行剂量学验证，评估治疗的有效性以及预估疗效。围绕以上目的，计划验证模块主要提供了粒子定位、粒子属性设置以及剂量评估功能。其中，剂量评估功能与计划设计模块相同。

3D-TPS提供多种定位粒子的功能，包括：①平面拾取：利用鼠标在二维视图上拾取粒子的位置；②删除粒子/全部删除：删除单个或者全部已拾取的粒子；③粒子筛选：根据输入的粒子数目以及当前已经拾取的粒子，删除位置聚集的粒子；④粒子自动探测：根据用户输入的高/低阈值，自动探测粒子的位置。该方法只探测治疗靶区内部和周边附近的粒子。图5-6和图5-7所示为计划验证模块和粒子拾取模块的程序界面。通过对比术后剂量和术中计划的DVH可以看出，两者DVH基本吻合，术中计划得到较为准确的实施。

六、计划报告模块

计划报告模块辅助用户定制打印报告的内容并进行打印。用户可以选择是否打印封面、模板设置、粒子设置、针道视图以及体积剂量直方图，支持打印屏幕截图及图注。图5-8和图5-9显示了典型的打印报告格式。

七、显示评估模块

3D-TPS提供直观、灵活的图像与计划的二维、三维显示功能。如图5-10所示，三个二维窗口分别显示CT图像的轴状面、冠状面和矢状面三个垂直平面断层图像、平面模板、针道、轮廓线和等剂量线等。三维窗口显示了CT图像的三维体素绘制、三维平面模板、三维针道以及在三个垂直平面的空间分布。

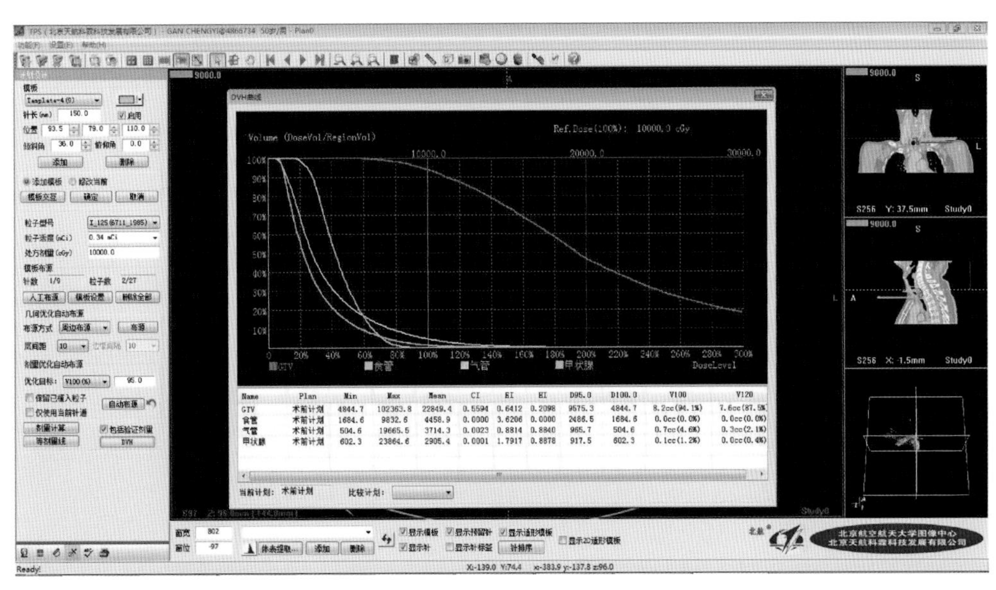

图5-5　3D-TPS剂量评估界面

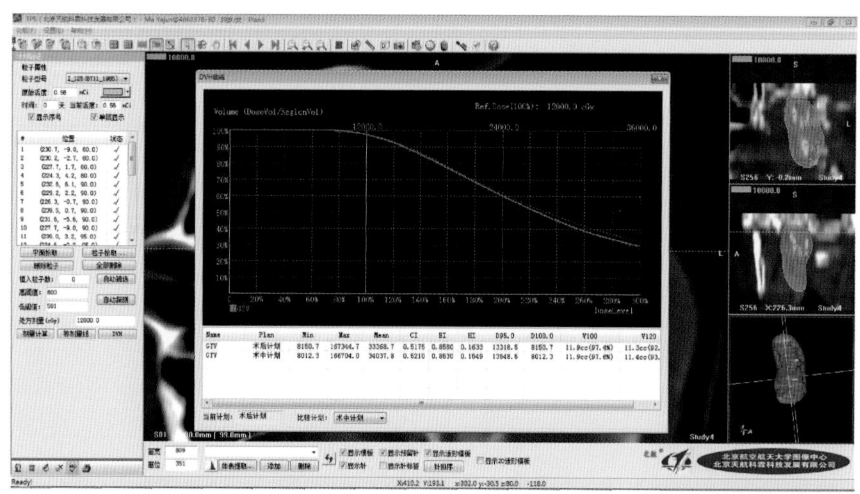

图 5-6　3D-TPS 计划验证模块

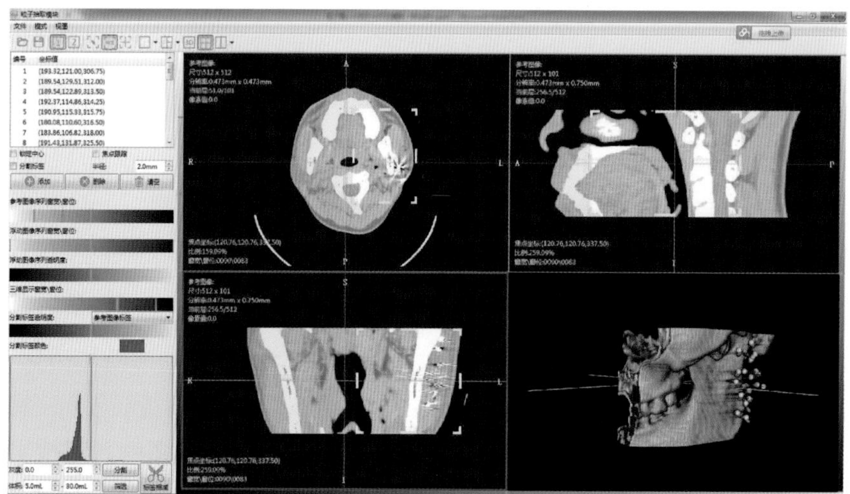

图 5-7　粒子拾取模块

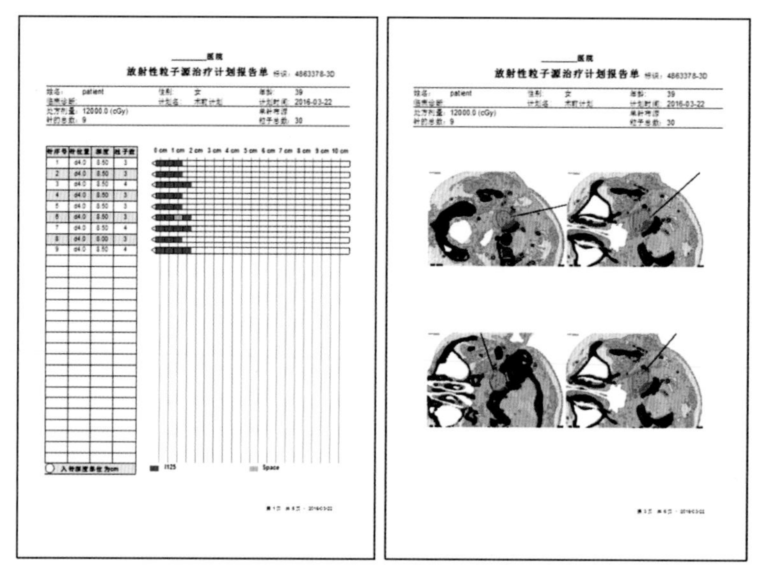

图 5-8　粒子设置报告和针道视图报告

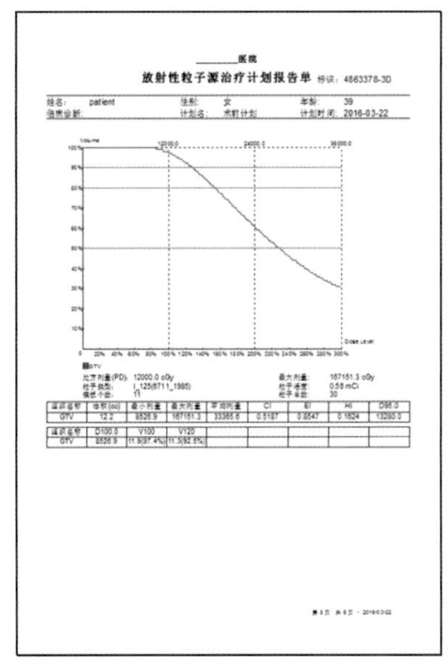

______医院

放射性粒子源治疗计划报告单 标识：4863378-3D

姓名：patient　性别：女　年龄：39

临床诊断：　计划名：术前计划　计划时间：2016-03-22

处方剂量(PD)：12000.0 cGy　最大剂量：167151.3 cGy

粒子类型：I_125(6711_1985)　粒子活度：0.58 mCi

模板个数：11　粒子个数：30

组织名称	体积(cc)	最小剂量	最大剂量	平均剂量	CI	EI	HI	D95.0
GTV	12.2	8526.9	167151.3	33365.6	0.5187	0.8547	0.1624	13280.0

组织名称	D100.0	V100	V120
GTV	8526.9	11.9(97.4%)	11.3(92.5%)

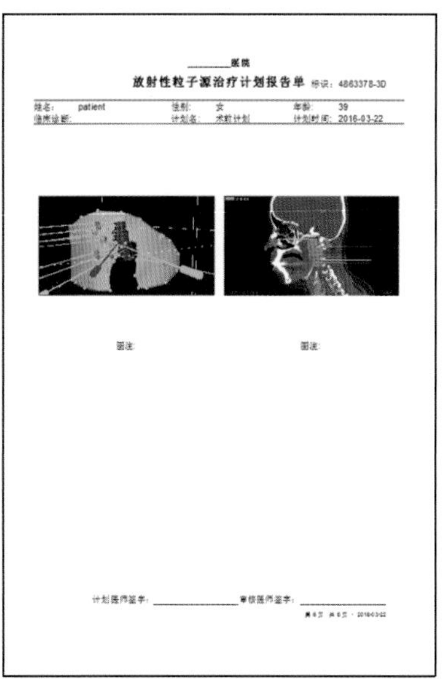

______医院

放射性粒子源治疗计划报告单 标识：4863378-3D

姓名：patient　性别：女　年龄：39

临床诊断：　计划名：术前计划　计划时间：2016-03-22

图注：　图注：

计划医师签字：______　审核医师签字：______

图 5-9　DVH 报告和截图报告

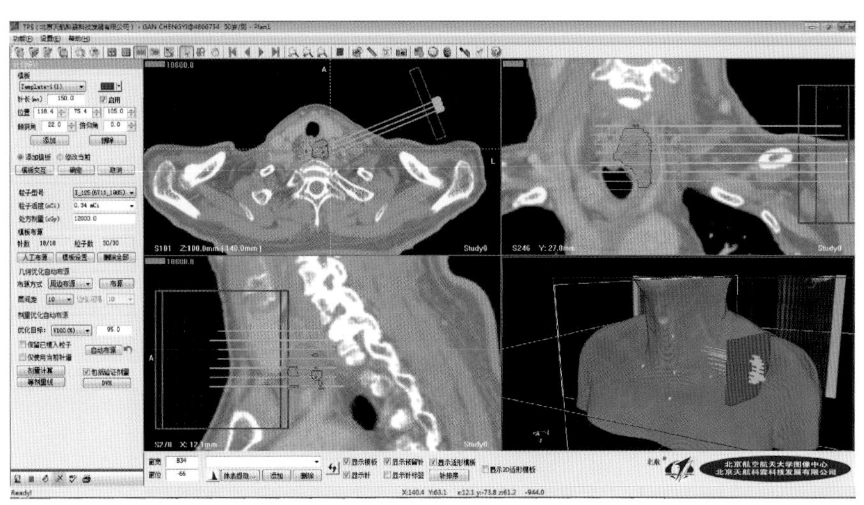

图 5-10　3D-TPS 二维和三维显示

第三节　治疗计划系统操作流程

一、粒子植入计划流程

近年来，3D-TPS 与治疗实施结合得越来越紧密，其作用从早期的离线指导逐步发展成当前的术中在线引导。植入计划设计模式经历了术前计划（pre-planning）、术中预计划（intraoperative pre-planning）、交互式计划（Interactive planning）和动态剂量计划（dynamic-dose based planning）的发展历程[7]。

二、术前计划

对于符合适应证的患者，需要预先对患者的手术体位进行设计，进行术前模拟定位后采集术前影像，并导入 3D-TPS 进行术前计划的设计，并根据需要设计 3D 打印个体化模板，如图 5-11 所示。术前计划确定粒子的活度和数目，为术中粒子植入提供指导并预估正

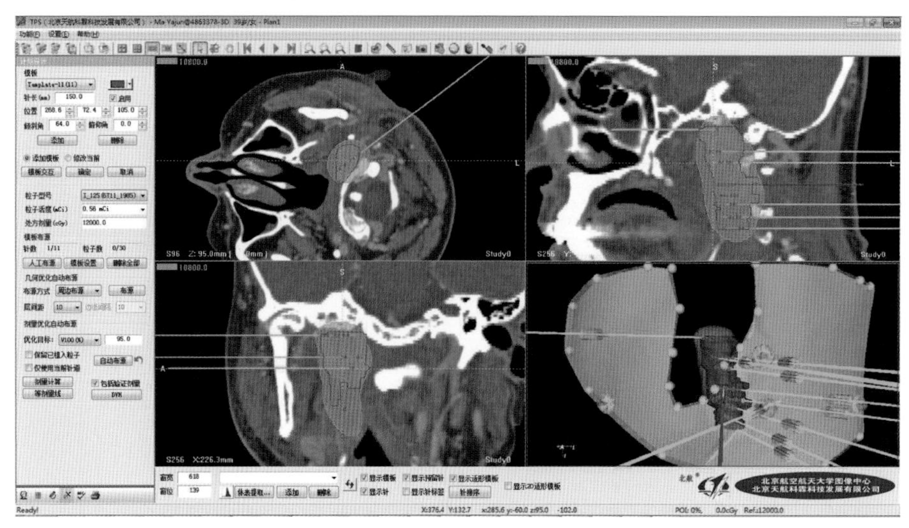

图 5-11　术前计划

常器官的剂量。

三、术中计划

术中扫描，将图像导入 3D-TPS，进行术中计划设计，如图 5-12 所示。如果靶区位置移动或针道出现偏移时（允许误差≤ 2 mm），需要对治疗计划重新优化[8]。

四、术中优化

粒子植入后，再次扫描术中影像并导入 3D-TPS，进行术中剂量验证，根据已植入粒子的实际剂量分布对计划进行调整。

五、术后计划

术后 CT 扫描，将影像导入 3D-TPS 进行术后剂量评估，如图 5-13 所示。对于靶区和危及器官的勾画，建议将术前靶区直接拷贝至术后 CT，减少靶区勾画误差。

第四节　治疗计划与实施治疗的关联

借助三维治疗计划系统可以设计出具有

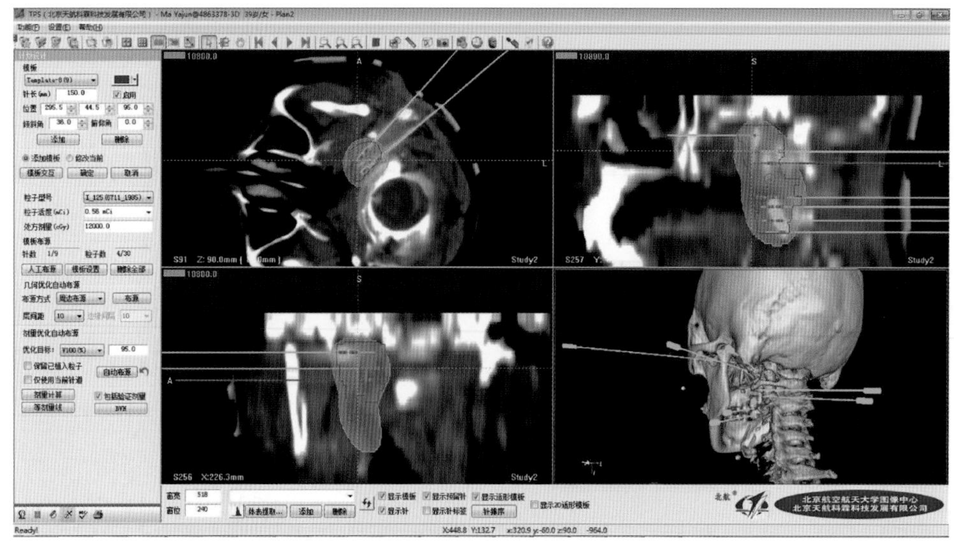

图 5-12　术中计划

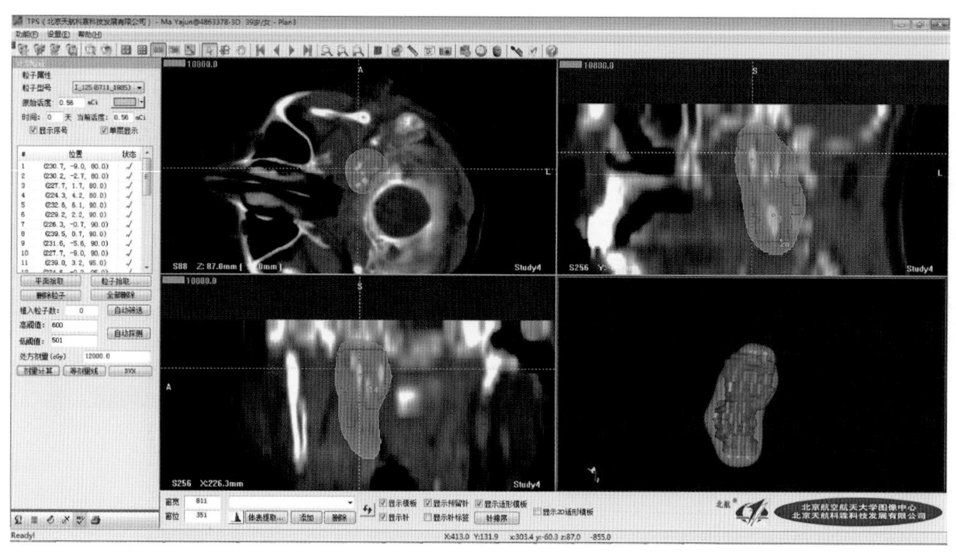

图 5-13　术后验证计划

理想剂量分布的粒子植入治疗计划，但如何将治疗计划准确实施是需要解决的问题。

一、立体定向粒子植入计划设计

基于脑外科立体定向框架进行粒子植入手术能够对针道穿刺位置和方向更准确地控制，是颅内肿瘤粒子植入手术的重要实施方式。为配合其治疗计划设计，3D-TPS 提供了框架注册、立体定向针道设计、多方位针道评估等配套功能模块。图 5-14 所示为立体定向粒子植入 3D-TPS 界面。

二、可携带粒子支架腔道肿瘤治疗计划设计

针对可携带粒子支架治疗腔道恶性肿瘤，3D-TPS 提供了一种基于近似支架圆柱体的平面展开图的交互式计划设计方式，并可以方便地对支架的各种参数进行设计，比如方位、直径、长度、每层粒子数等。图 5-15 所示为可携带粒子支架 3D-TPS 界面。

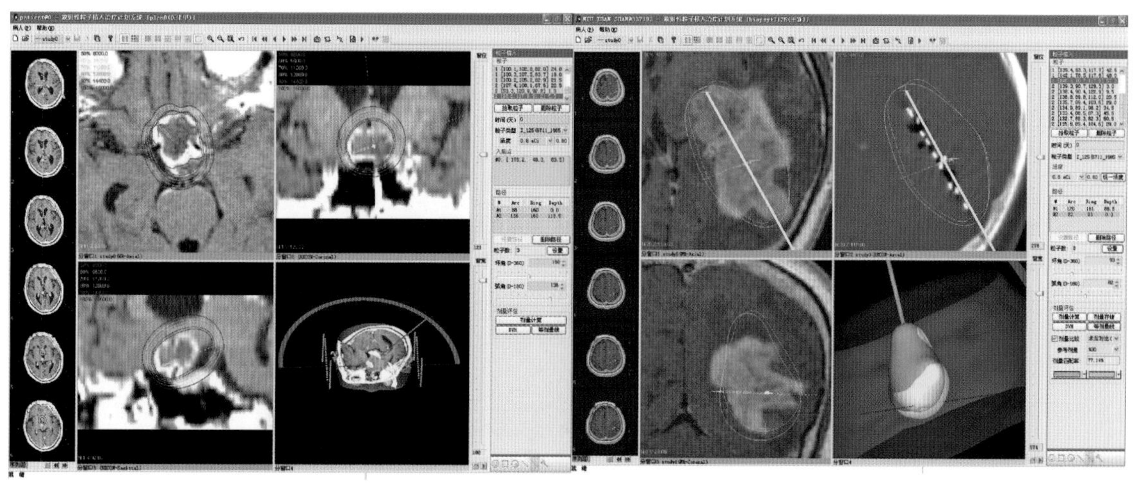

图 5-14　立体定向粒子植入 3D-TPS 界面

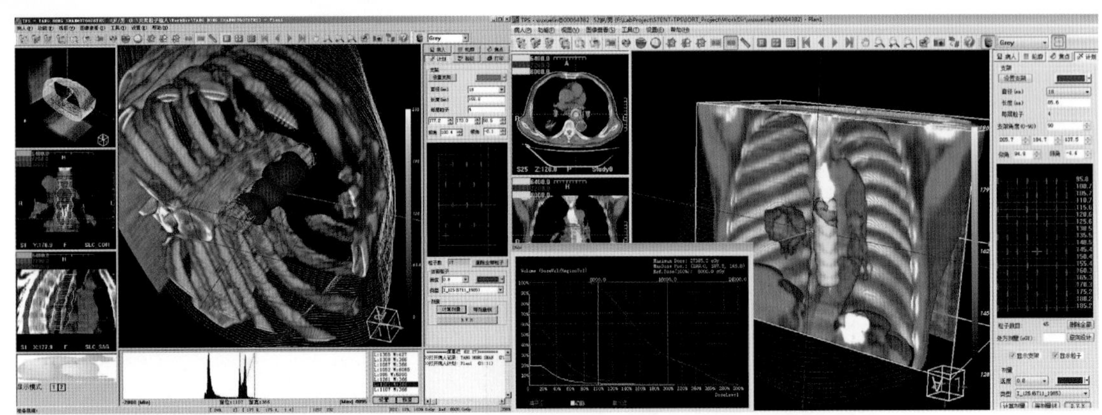

图 5-15　可携带粒子支架 3D-TPS 界面

三、3D 打印非共面模板设计

近年来，3D 打印技术在生物医药领域得到广泛应用。北京大学口腔医院和北京大学第三医院等在国际上率先将 3D 打印技术应用于粒子植入引导，取得了良好的临床效果。利用 3D 打印个体化模板引导粒子植入手术，能够有效缩短粒子植入治疗的时间，有效简化粒子植入治疗的技术难度，有效提高粒子植入治疗的安全性，大大提高粒子植入技术普及推广的可行性。图 5-16 及图 5-17 所示为两个基于 3D 打印个体化模板设计的计划，利用 3D 打印个体化模板可以灵活设计非共面针道，避开骨骼和其他重要器官，设计出理想的计划。此外，利用 3D 打印个体化模板设计可以更准确地控制针道的方向和位置，确保肿瘤周边的重要危及器官的安全。

3D 打印个体化模板的设计流程如下（以北京天航科霖科技发展有限公司的 3D-TPS 为例）。

1. 采用单针布源、平行针布源或两者结合的方式设计出剂量分布理想的治疗计划。

2. 设置 3D 打印个体化模板的相关参数，包括模板覆盖的体表范围、模板的厚度和开孔

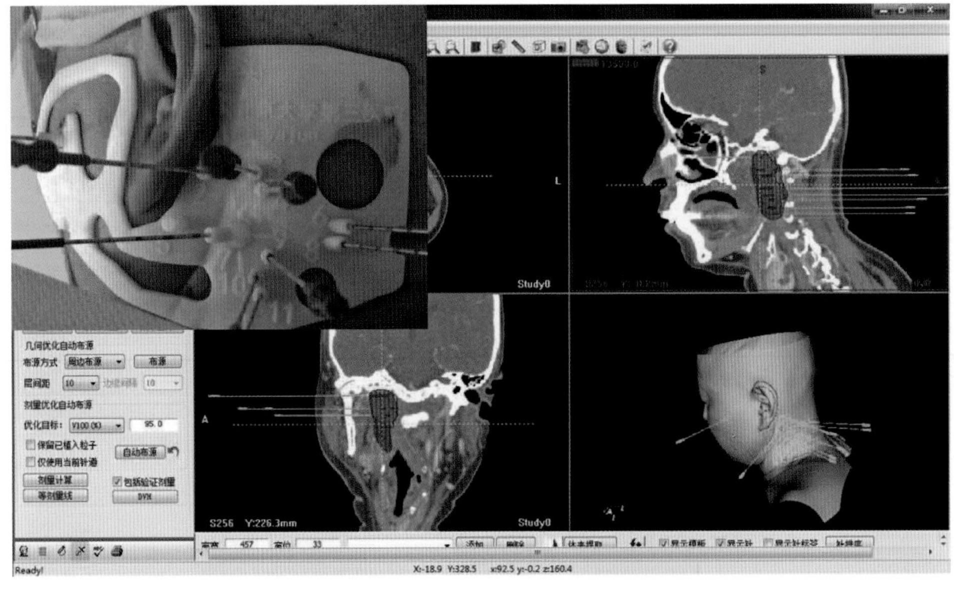

图 5-16　3D 打印模板计划示例 1

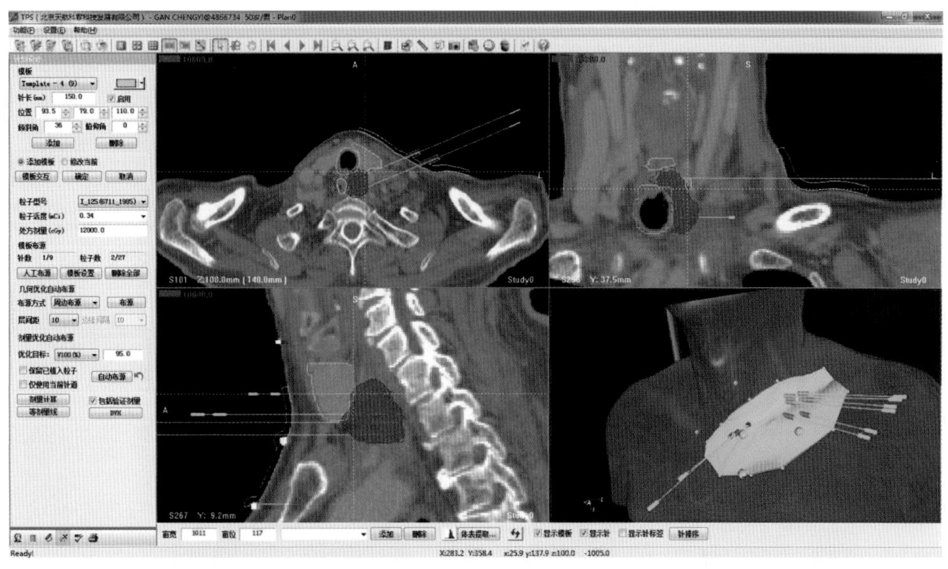

图 5-17　3D 打印模板计划示例 2

直径、导向圆柱体的高度和预留孔的直径等（图 5-18A）。系统提供了一组比较合适的默认参数，通常情况下不需要修改。

3. 点击适形模板对话框上的生成按钮，生成三维适形模板（图 5-18B）。然后将患者病例发送给 3D 打印个体化模板服务商进行适形模板后处理，添加针孔编号、模板标志等（图 5-18C），最后打印出三维适形模板。

4. 将 3D 打印个体化模板服务商制作好的适形模板文件导入 3D-TPS，显示针道编号

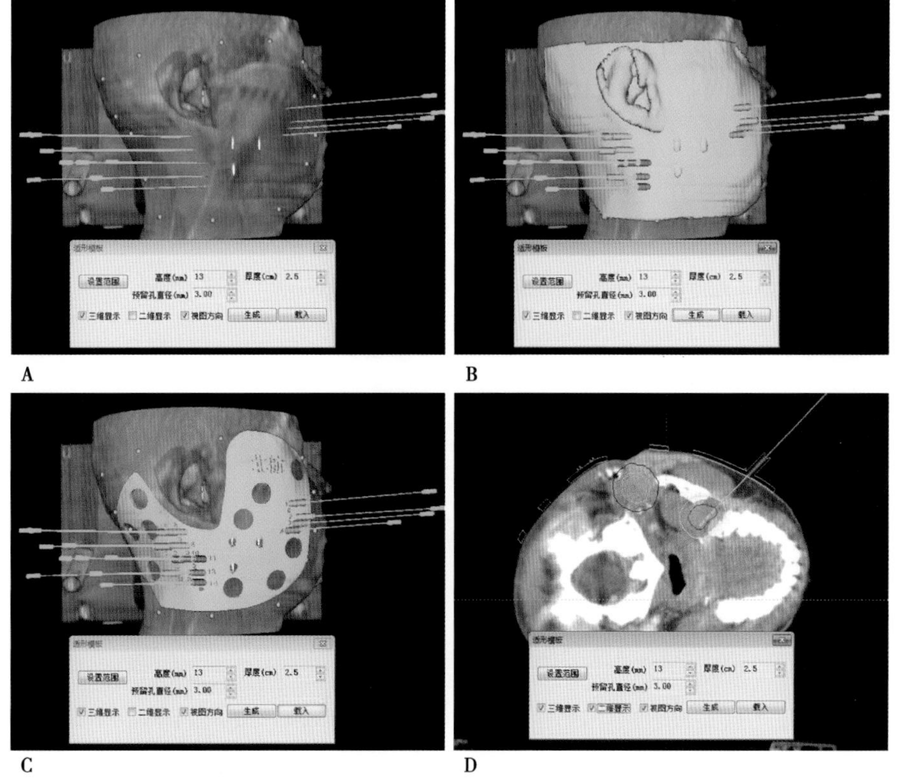

图 5-18　3D 打印个体化模板的设计流程

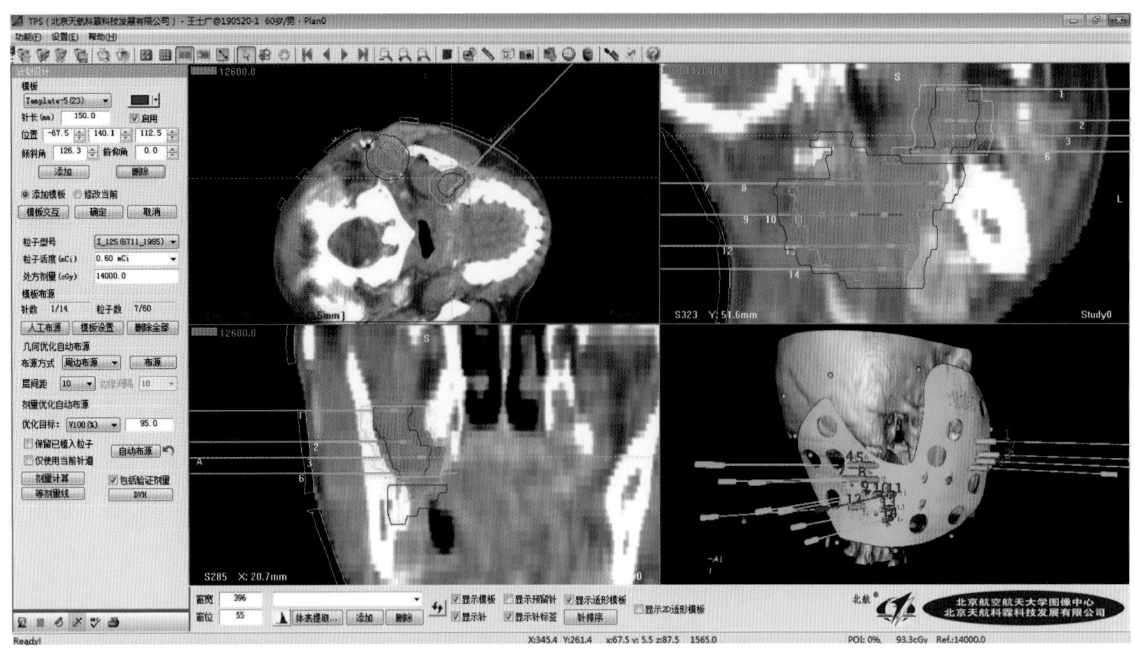

图 5-19　3D 打印个体化模板的显示及评估

并确认适形模板是否正确，最后打印出治疗报告。图 5-19 所示为病例的整体显示效果。根据系统的用户配置，打印报告中可以显示入针深度或者针的回撤量（针长度减去入针深度）。入针深度为导向圆柱体顶端中心到针尖的距离（图 5-18D）。

（刘　博　周付根）

参考文献

[1] 中国医师协会放射性粒子治疗技术专家委员会，中国抗癌协会肿瘤微创治疗专业委员会粒子治疗分会．放射性粒子植入治疗技术管理规范（2017 年版）．中华医学杂志，2017，97：1450-1451.

[2] Liang B，Zhou F，Liu B，et al. A novel greedy heuristic-based approach to intraoperative planning for permanent prostate brachytherapy. J Appl Clin Med Phys，2015，16：229-245.

[3] Nath R，Anderson LL，Luxton G，et al. Dosimetry of interstitial brachytherapy sources：recommendations of the AAPM Radiation Therapy Committee Task Group No. 43. American Association of Physicists in Medicine. Med Phys，1995，22：209-234.

[4] Rivard MJ，Coursey BM，DeWerd LA，et al. Update of AAPM Task Group No. 43 Report：A revised AAPM protocol for brachytherapy dose calculations. Med Phys，2004，31：633-674.

[5] 冯建，周付根，赵良东，等．放射性粒子植入治疗计划系统剂量计算要求和试验方法 YY/T 0887-2013. 中华人民共和国医药行业标准．北京：中国标准出版社，2014：1-14.

[6] 刘博，于新，周付根．立体定向粒子植入治疗计划系统的开发及其关键技术研究．生物医学工程与临床，2012，16：87-90.

[7] 柴树德，郑广钧．胸部肿瘤放射性粒子治疗学．2 版．北京：人民卫生出版社，2018.

[8] 王俊杰，柴树德，郑广钧，等．3D 打印模板辅助 CT 引导放射性 ^{125}I 粒子植入治疗肿瘤专家共识．中华放射医学与防护杂志，2017，37：161-170.

第六章 放射性粒子治疗技术流程

放射性粒子组织间永久植入治疗（简称粒子植入）前列腺癌已经成为早期前列腺癌的标准治疗手段之一。美国癌症学会、美国泌尿外科学会、美国临床肿瘤学会、美国放射肿瘤学会、美国近距离学会和NCCN指南均将放射性粒子植入作为早期前列腺癌的标准治疗方式进行普及和推广[1-4]。前列腺癌粒子植入治疗采用经直肠超声引导，结合会阴部模板技术，实现了前列腺粒子植入空间精准三维分布，剂量高度适形，达到了根治肿瘤目的。而头颈部、胸部、腹部和盆腔部位肿瘤由于受到骨结构、气体和器官运动等因素的影响，很难通过超声技术实现术中图像采集、三维重建和指导粒子植入治疗。2002年中国学者在国际上首次创造性地将CT引导技术全面引入粒子植入治疗领域，结合4D-CT扫描技术、骨打孔技术和固定针技术克服气体、骨结构和器官运动影响，大大提高了粒子植入治疗精度，拓宽了粒子治疗应用范畴，丰富和发展了粒子植入近距离治疗[5-7]。2015年3D打印技术全面应用到全身各系统肿瘤的粒子治疗，确保粒子治疗进入精准与精确治疗时代。

第一节 CT引导放射性粒子治疗技术流程

一、CT引导放射性粒子植入治疗概述

CT引导放射性粒子植入是通过CT引导技术将放射性粒子根据术前计划系统设计，精确地植入到肿瘤体内，对肿瘤实施精确毁损。CT引导技术具有扫描精度高、成像速度快等优点，确保粒子植入时穿刺针位置精准且方向和排列准确，实现术前计划要求，提高了穿刺效率和安全性，降低了治疗风险。

粒子植入治疗属于放射治疗范畴，其原理遵循近距离治疗原则，包括靶区确定、危及器官定义、处方剂量设定和危及器官剂量限制等[8-9]。

临床常用放射性粒子为^{125}I，半衰期60天，光子能量27 keV。单个粒子在组织中容易发生移位，因此，粒子链被认为是解决这一问题的可能手段[10]。

二、CT引导粒子植入治疗适应证和禁忌证

CT引导放射性粒子植入治疗肿瘤需要多

学科合作进行，包括适应证选择、技术操作、术后护理和随访等，分工协作，各负其责。放疗科医生和物理师辅助勾画靶区和危及器官、定义处方剂量，设计针道路径和术中优化、术后剂量评估等。外科、介入科和放疗科医生可根据术前计划、通过CT引导将放射性粒子植入肿瘤靶区内[11-12]。

1. 放射性粒子植入治疗适应证

（1）手术或外放疗后复发的患者，或拒绝手术、外放疗的患者，肿瘤直径≤5 cm。

（2）病理学诊断明确。

（3）术前评估有合适的穿刺路径。

（4）无出血倾向或高凝状态。

（5）身体一般情况尚可（KPS>70分）。

（6）可耐受放射性粒子植入术。

（7）预计生存期大于3个月。

2. 放射性粒子植入治疗禁忌证

（1）患者有严重出血倾向，血小板≤50×10^9/L，凝血功能严重紊乱者（凝血酶原时间>18 s，凝血酶原活动度<40%）。抗凝治疗和（或）抗血小板药物在粒子植入治疗前停用未满1周。

（2）肿瘤破溃。

（3）患者有严重糖尿病。

（4）没有合适穿刺路径。

（5）预计划靶区剂量达不到处方剂量设计要求。

3. 放射性粒子植入治疗相对禁忌证

（1）广泛转移，预计生存期≤3个月。

（2）患者有严重并发症，或处于感染期，免疫功能低下，肾功能不全。

（3）对碘对比剂过敏者，无法通过增强扫描评价疗效。

三、CT引导粒子治疗不同部位肿瘤适应证、剂量和粒子活度

1. 头颈部癌

（1）适应证：①手术后、放疗后复发的病灶，直径≤5 cm；②不可切除或不适合放疗的病灶，直径≤5 cm；③转移性淋巴结放疗后复发，直径≤5 cm。

（2）^{125}I粒子剂量与活度：处方剂量110~140 Gy，活度0.4~0.6 mCi。

（3）注意事项：溃疡患者禁忌，皮肤浸润者应慎重。

2. 肺癌

（1）适应证：①病理学诊断明确；②不能耐受或拒绝手术、外放疗的患者；③术后、外放疗后复发的患者；④其他抗肿瘤治疗无效或残留的患者；⑤肿瘤直径≤7 cm；⑥转移瘤：每侧肺≤3个，最大直径≤5 cm，全身无转移或有转移经积极治疗后稳定。

（2）剂量与活度：^{125}I粒子活度0.4~0.6 mCi，ABS建议处方剂量80~120 Gy[13]，国内常用110~160 Gy，低分化腺癌和中低分化鳞状细胞癌110~130 Gy，中高分化腺癌和高分化鳞状细胞癌150~160 Gy，肺转移灶140~160 Gy[14]。

（3）注意事项：中心型肺癌粒子植入应慎重，术前需进行强化CT扫描[15]。

3. 胰腺癌

（1）适应证：①早期无法手术或放疗者；②局部晚期，无淋巴结转移者；或术后、放疗后复发者，肿瘤直径≤5 cm。

（2）^{125}I粒子剂量与活度：处方剂量110~130 Gy，活度0.4~0.5 mCi。

（3）注意事项：肠道准备充分，尽量避开肠管、胰管和血管。

4. 复发直肠癌

（1）适应证：①手术后、放疗后复发直肠癌，直径≤ 5 cm；②盆腔外周型复发。

（2）^{125}I 粒子剂量与活度：处方剂量 130~150 Gy，活度 0.4~0.6 mCi。

（3）注意事项：肠道准备充分，硬膜外麻醉联合腰麻。口服造影剂增加肠道对比度。若改道后断端复发，可行粒子植入。若没有改道，应慎重。注意危及器官剂量控制。

5. 复发子宫颈癌

（1）适应证：①手术后、放疗后复发者，直径≤ 5 cm；②复发类型属外周型复发。

（2）^{125}I 粒子剂量与活度：处方剂量 110~140 Gy，活度 0.4~0.6 mCi。

（3）注意事项：肠道准备。膀胱充盈造影剂和阴道放置 OB 栓。断端复发时粒子治疗慎重。合并肾盂积水者先处理积水。

6. 脊柱复发肿瘤

（1）适应证：①手术后、放疗后复发，直径≤ 5 cm；②脊柱转移癌，数量≤ 3 个，经过全身积极治疗病情稳定，预计生存期 3 个月以上。

（2）^{125}I 粒子剂量与活度：处方剂量 130~150 Gy，活度 0.4~0.6 mCi。

（3）注意事项：骨钙化或骨穿刺困难时，可联合打孔技术。粒子距离脊髓 1 cm，术后即刻剂量评估，若达不到要求，补充外照射或补充种植。

7. 复发软组织肿瘤

（1）适应证：①手术后、放疗后复发，直径≤ 7 cm；②皮肤无浸润、无破溃。

（2）^{125}I 粒子剂量与活度：处方剂量 140~160 Gy，活度 0.5~0.7 mCi。

（3）注意事项：皮肤红肿、浸润、破溃时粒子治疗时慎重。腹膜后病变邻近或侵及大血管时粒子与血管保持 1 cm 距离。

四、CT 引导放射性粒子植入治疗技术流程

CT 引导放射性粒子植入治疗是全新的微创内照射治疗模式，治疗过程中各个环节的严格质量控制是决定手术成功的关键[16-17]。CT 引导粒子植入治疗流程包括适应证选择、术前准备、术前 CT 模拟定位和体位固定、术前计划、术中插植粒子针、粒子植入、术后剂量学评估和随访 8 个环节[16-18]。CT 引导粒子植入的具体实施需要一支多学科合作团队，包括放射治疗科、外科、介入科、内科、核医学科医师和物理师，治疗师、麻醉师和护士等[19]。技术流程见表 6-1 与图 6-1。

表 6-1　CT 引导放射性粒子植入治疗技术流程

阶段	执行者
术前病情评估 （1）采集病史、体格检查、明确诊断。 （2）完善术前常规化验和影像学检查。 （3）评估身体一般情况，肿瘤情况和重要脏器功能。 （4）明确适应证，评估手术安全和风险	医师
术前定位准备 （1）患者体位训练：仰卧、俯卧和侧卧。 （2）术前定位准备：头颈部、腋下、腹股沟、会阴部需备皮。腹部、盆腔肿瘤需进行肠道准备、造影。盆腔肿瘤术前建议排空膀胱，留置导尿管。女性盆腔肿瘤术前放置阴道 OB 栓。	医师、物理师 治疗师

续表

阶段	执行者
体位固定与定位 （1）体位固定：选择便于操作的患者体位，兼顾舒适性和耐受性。根据不同部位利用面网、颈肩网和真空垫固定技术。 （2）CT 平扫：利用激光定位灯标记出体表进床、升床、左右激光线位置。 （3）确定肿瘤范围：皮肤标记肿瘤上下、左右范围。 （4）定位针标记点：选择肿瘤中心的皮肤标记点，建立 X、Y 轴坐标系。	**治疗师、护士** **医师、治疗师**
术前计划设计 （1）强化扫描，将 CT 扫描图像和相关影像信息传输到治疗计划系统。 （2）勾画靶区、危及器官，设计针道，定义靶区处方剂量和危及器官剂量。各层面粒子针尽可能保持平行，如果无法实现，每一个层面针尽可能平行。 （3）医师和物理师共同计划设计，上级医师审核。	**医师、物理师**
粒子植入技术流程 （1）消毒铺巾。 （2）麻醉：局部浸润麻醉。舌癌治疗时建议舌根麻醉，儿童建议全麻。胸部肿瘤建议联合肋间神经阻滞麻醉，腹部肿瘤建议全麻，盆腔肿瘤建议硬膜外麻醉联合腰麻。 （3）插植固定针：根据皮肤标记点进针，CT 扫描确认固定针位置是否与术前计划吻合。如果吻合，其他针全部进入体内 2~3 cm，间距 1 cm，与固定针保持平行或每排针尽量平行。 （4）插植粒子针：CT 扫描，根据针伪影延长线判断穿刺路径上是否有危及器官，若没有，可直接插入全部粒子针。 （5）粒子针位置校验：重新扫描 CT，调整针位置与术前计划是否吻合。根据术前计划植入粒子。如发现靶区移动或针道偏移（允许误差≤ 2 mm），术中计划优化。 （6）粒子植入：根据术前计划或术中优化指导粒子植入。 （7）术后扫描 CT：了解靶区内粒子分布情况。胸部肿瘤粒子植入后扫描观察是否有气胸、血胸或肺不张。	**医师、物理师、治疗师、护士**
术后剂量评估 （1）剂量评估：将术后 CT 扫描图像传至计划系统，勾画靶区、危及器官，行剂量学评估。建议将术前靶区直接拷贝至术后 CT，减少靶区勾画误差。 （2）出具报告。	**医师、物理师**
随访	**医师、护士**

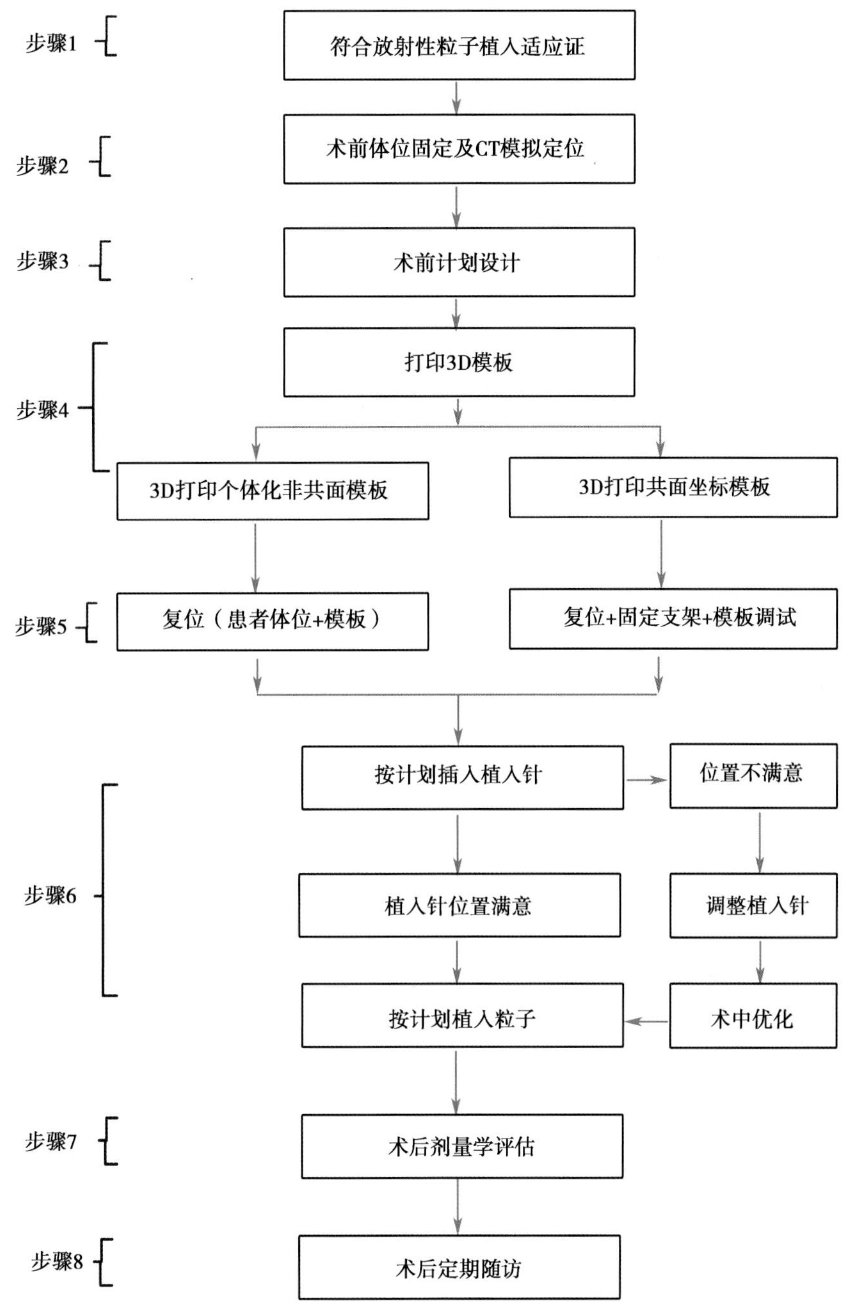

图 6-1　CT 引导放射性 ^{125}I 粒子植入流程图

第二节　3D-PNCT 辅助 CT 引导放射性粒子治疗技术流程

通过影像数字化信息和计算机计划系统设计，3D 打印机打印出数字化、坐标系模板，简称 3D 打印模板（3D-printing template，3D-PT）。通过 3D-PT 引导粒子植入治疗，大大提高了粒子植入治疗精度和效率。3D-PT 包括 3D 打印共面模板（3D-printing co-planar template，3D-PCT）和 3D 打印非共面模板（3D-printing non co-planar template，3D-PNCT）。其中 3D-PCT 适用于针道全部平行插植时的粒子植入治疗，3D-PNCT 适用于非共面插植时的粒子植入治疗。通过初步临床研究，3D-PT指导粒子植入治疗可完全实现术前靶区、危及器官剂量学控制要求，达到预计划目的。

一、多学科合作

CT 引导 3D-PNCT 辅助放射性粒子植入的具体实施需要一支多学科合作团队，其中包括外科医师或介入医师或放射肿瘤医师，放射物理师，治疗师，护士、麻醉师。特定情况下还需要外科医师协作，如喉部肿瘤粒子植入时需要进行气管切开。

粒子治疗最好通过多学科治疗医师联合研究决定粒子治疗适应证，共同制订治疗方案。外科医师、介入医师、放射肿瘤医师均可以参与近距离治疗，如插植导管，插植粒子针和粒子植入等。肿瘤放疗科医师和医学物理师共同商讨确定处方剂量、针道设计、危险器官剂量限制等。之后物理师、剂量师精确靶区，进行危及器官剂量计算，优化和出具计划报告。放射治疗技师和护士接受过专业培训，可辅助实施粒子治疗。

二、3D-PNCT 辅助 CT 引导放射性粒子植入技术流程

3D-PNCT 辅助 CT 引导放射性粒子植入技术流程见表 6-2 和图 6-2、图 6-3。

表 6-2　3D-PNCT 辅助 CT 引导放射性粒子植入技术流程

阶段	执行者
术前病情评估	
1. 采集病史，体格检查，复习病理资料，明确诊断。	医师
2. 完善影像学检查，评估肿瘤情况。	
3. 术前常规化验检查，评价身体一般情况和重要脏器功能。	
患者放射性粒子植入适应证评估	
1. 手术或外放疗后复发；或不接受手术、外放疗患者。	医师
2. 有合适的穿刺路径。	
3. 无出血倾向或高凝状态。	
4. 身体一般情况可（KPS>70 分）。	
5. 可耐受放射性粒子植入术。	
6. 预计生存期大于 3 个月。	
术前 CT 模拟定位	
1. 术前讨论，再次明确适应证，评估手术安全和风险，初步计划穿刺体位、穿刺路径。	医师、物理师
2. 定位前准备	治疗师、护士
（1）患者手术体位训练：仰卧位、俯卧位、侧卧位。	
（2）根据具体部位进行术前准备工作：包括备皮、禁食、肠道准备、造影、放置阴道 OB 栓、确定膀胱充盈与否等。必要时给予止咳、止痛治疗等。盆腔治疗时建议排空膀胱，尤其采用仰卧位者，留置导尿管。	
（3）体位固定器的预选择：头部固定器、真空垫。必要时联合定位膜等其他固定器。	
3. 模拟 CT 扫描	医师、治疗师
（1）体位固定：原则上选择便于操作的体位，兼顾患者舒适性和耐受性。	
（2）强化 CT 平扫：尝试增加标记 0 度线。	
（3）确定肿瘤范围：原则上选择最大层面上肿瘤中心垂直对应的皮肤点为定位针标记点。必要时头尾向可增加定位针。	
（4）利用激光线：利用激光坐标、体表标记画出进床、升床、左右激光线位置。手术需要局麻的患者体表勾画出肿瘤体表轮廓。体位固定器（真空垫）上标记激光标记点。	
（5）标记体表金属标记点。	

续表

<table>
<tr><th>阶段</th><th>执行者</th></tr>
<tr><td>术前计划设计
1. 将定位 CT 扫描的图像及相关影像学信息传输至治疗计划系统。
2. 勾画靶区和危及器官，设计针道，确定处方剂量，危险器官剂量。
3. 医师和物理师共同进行计划设计。
4. 两名医师审核计划。</td><td>医师、物理师</td></tr>
<tr><td>3D 模板打印
1. 根据术前计划打印模板，标记激光线，针道标号。
2. 验证预留引导柱的植入孔通畅。</td><td>物理师</td></tr>
<tr><td>放射性粒子植入手术过程
1. 盆腔病变
（1）物品准备：模板浸泡消毒；消毒合格的手术包、植入器、常用穿刺针；如需破骨需要破骨针。
（2）硬膜外麻醉联合椎管内麻醉（提前一天提交麻醉申请单，并电话通知麻醉科），术前当日禁食，插尿管。
（3）复位：参照体表与体位固定器表面激光标记点摆位、复位。
（4）消毒。
（5）3D 模板复位：插入固定针（建议 3 根），CT 扫描，确定模板位置重复较好。
（6）铺巾。将植入针置入引导柱。增强扫描，根据针的伪影判断穿刺路径是否会伤及大血管、肠管和神经（若周围无大血管等危险器官，可省略增强扫描，直接插入植入针）。
（7）插入植入针（适度进针，保留预定深度 1~2 cm）。
（8）复扫 CT，调整并确定植入针的位置。
（9）按照术前计划进行粒子植入（术中优化）。
（10）复扫 CT，了解粒子分布情况。
2. 头颈、胸、椎旁病变
（1）物品准备同前。
（2）复位：参照体表标记与体位固定器表面激光标记摆位。
（3）局部消毒（15 cm）、浸润（胸部肿瘤治疗时，需要结合肋间神经阻滞）麻醉。
（4）3D 打印模板位置复位：插入固定针（建议 3 根），CT 扫描，确定模板位置重复性好。
（5）铺巾。将植入针全部置入引导柱。增强扫描，根据针伪影的延长线判断穿刺路径是否会伤及大血管、肠管、神经、脊髓等危及器官（若周围无大血管等危险器官，可省略增强扫描，直接插入植入针）。
（6）插入植入针（适度进针，保留预定深度 1~2 cm）。
（7）复扫 CT，调整并确定植入针位置。
（8）按照术前计划进行粒子植入或者根据术中需要进行计划优化。
（9）复扫 CT，确定粒子分布情况（胸部病变了解有无气胸、血胸）。</td><td>医师、物理师、治疗师、护士
医师、物理师、治疗师、护士</td></tr>
<tr><td>术后剂量验证并出具报告
1. 术后将 CT 图像传至计划系统，流程同术前计划，术后剂量评估。
2. 勾画靶区及危及器官，GTV 建议术前靶区拷贝至术后 CT，以减少勾画靶区误差。
3. 各级医师、物理师签字确认。</td><td>医师、物理师</td></tr>
<tr><td>随访</td><td>医师、护士</td></tr>
</table>

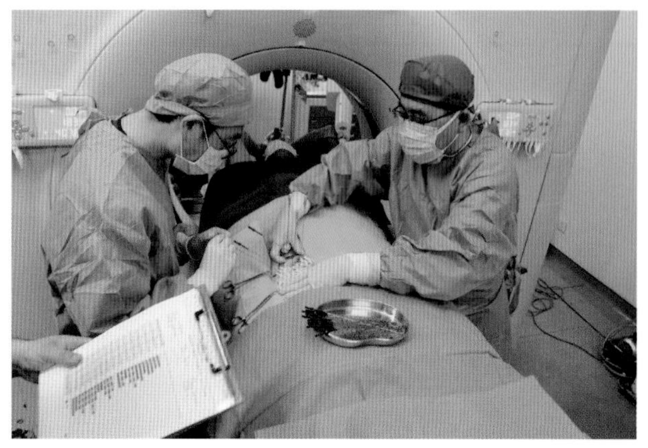

图 6-2　3D-PNCT 辅助 CT 引导放射性粒子治疗肿瘤

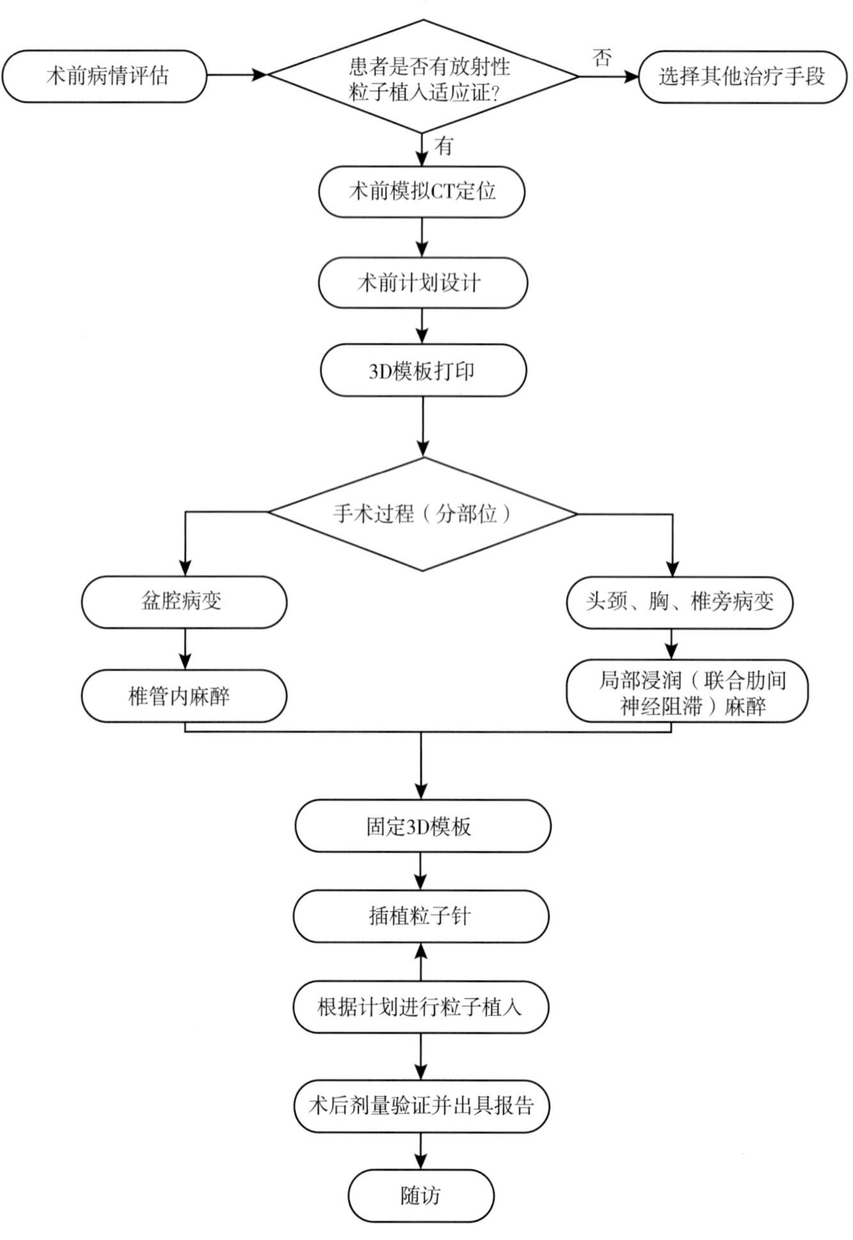

图 6-3　3D-PNCT 辅助放射性粒子植入技术流程

第三节　3D-PCT 辅助 CT 引导粒子治疗技术流程

一、3D-PCT 辅助 CT 引导粒子植入治疗适应证和禁忌证

1. 放射性粒子治疗适应证

（1）手术或外放疗后复发的患者；或拒绝手术、外放疗的患者，肿瘤直径≤ 7 cm；

（2）病理学诊断明确；

（3）有合适的穿刺路径；

（4）无出血倾向或高凝状态；

（5）身体一般情况可（KPS>70 分）；

（6）可耐受放射性粒子植入术；

（7）预计生存期大于 3 个月；

2. 放射性粒子治疗绝对禁忌证

（1）患者有严重出血倾向，血小板≤ 50×10^9/L，凝血功能严重紊乱（凝血酶原时间 >18 s，凝血酶原活动度 <40%）。抗凝治疗和（或）抗血小板凝聚药物应在粒子植入治疗前至少停用 1 周；

（2）肿瘤破溃；

（3）严重糖尿病；

（4）没有合适穿刺路径；

（5）预计划靶区剂量达不到处方剂量设计要求。

3. 放射性粒子治疗相对禁忌证

（1）广泛转移，预计生存期≤ 3 个月。

（2）患者有严重并发症，或处于感染期，免疫功能低下者，肾功能不全；

（3）对碘对比剂过敏患者。

二、3D-PCT 辅助 CT 引导粒子治疗技术流程

3D-PCT 辅助 CT 引导粒子治疗是全新的肿瘤微创内照射治疗模式，适用于人体各部位复发、转移的实体肿瘤治疗（图 6-4）。3D-PCT 辅助 CT 引导粒子治疗规范流程包括患者体位固定，CT 模拟定位，术前计划设计，3D-PCT 制作，固定架安装和 3D-PCT 复位，插植粒子针，植入粒子，术后剂量学评估 8 个环节组成，各个环节的严格质量控制是决定手术成功的关键[16-17]（图 6-5，表 6-3）

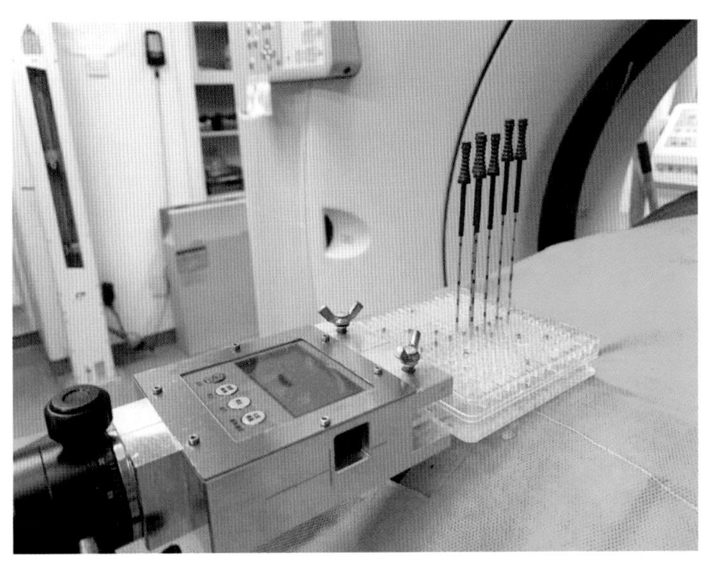

图 6-4　3D-PCT 辅助 CT 引导放射性粒子治疗肿瘤

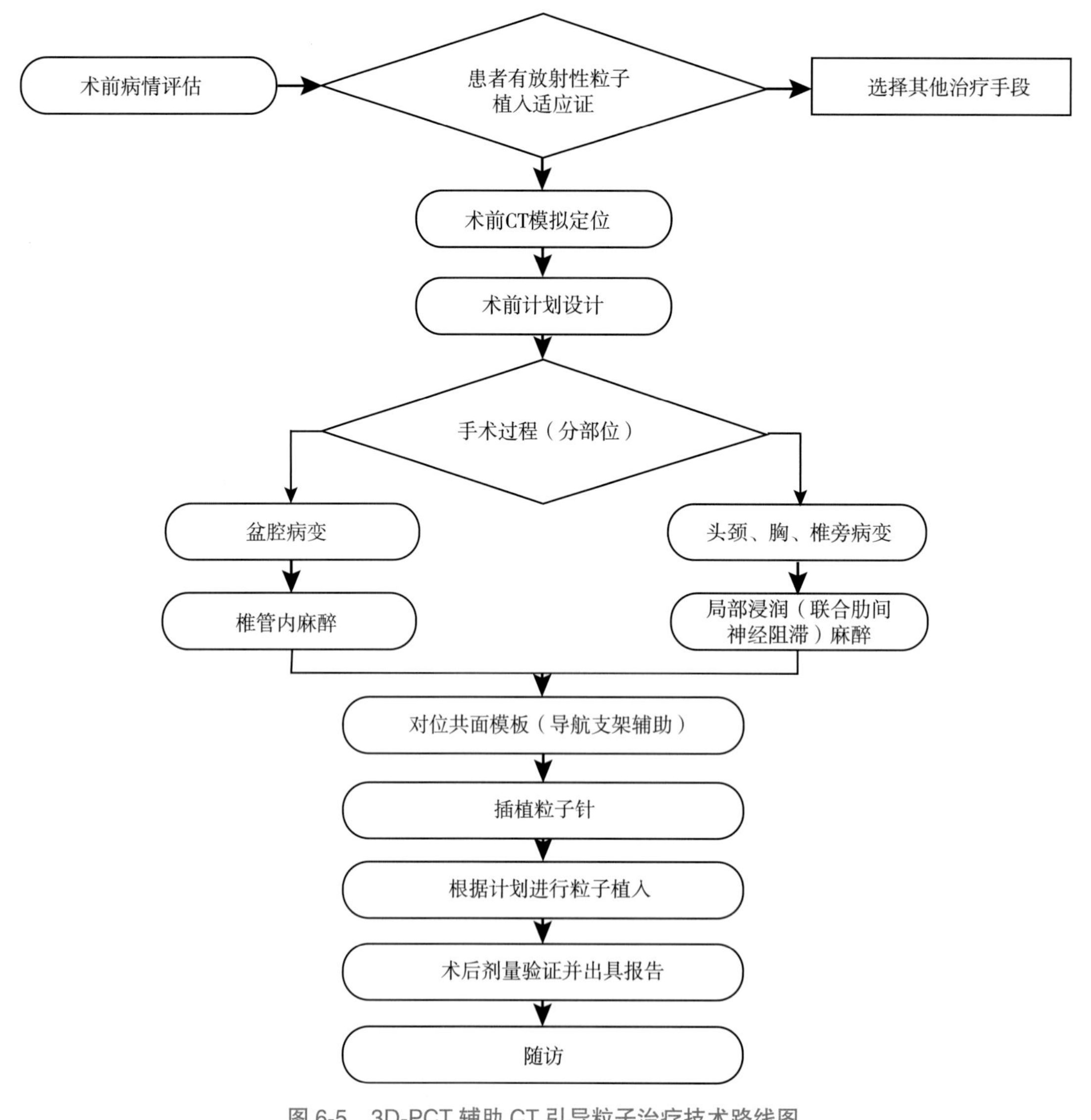

图 6-5　3D-PCT 辅助 CT 引导粒子治疗技术路线图

表 6-3　3D-PCT 辅助 CT 引导粒子治疗技术流程

操作步骤	执行者
术前病情评估	
1. 采集病史，体格检查，明确诊断。	医师
2. 完善影像学检查，评估肿瘤情况。	
3. 术前常规化验检查，评价身体一般情况和重要脏器功能。	
术前 CT 模拟定位	
1. 术前讨论：明确适应证，评估手术风险。	医师、物理师、治疗师
2. 定位准备	治疗师、护士
（1）患者体位训练：仰卧位、俯卧位、侧卧位。	
（2）术前准备：头颈部、腋下、腹股沟、会阴部手术需要备皮。腹部、盆腔手术需进行肠道准备，造影。盆腔术前建议排空膀胱，留置导尿管。妇科肿瘤术前阴道放置 OB 栓。	
（3）患者体位固定：头颈部采用面网、负压真空垫联合固定技术。胸部、腹部、盆腔、脊柱可采用负压真空垫。	

续表

操作步骤	执行者
（4）定位时 CT 床旁预留固定引导架安装位置。 3. CT 模拟定位 （1）体位固定：选择便于操作的体位，兼顾患者舒适性和耐受性。 （2）强化 CT 平扫：利用激光定位灯标出肿瘤体表投影位置，标出上下界、左右界和中心点，标记出体表进床、升床线和左右激光线位置。 （3）运动器官结合 4D-CT 扫描技术。 （4）固定针标记点：选择中心点为皮肤标记点，画出 X、Y 轴坐标系。	
术前计划设计 1. 将定位 CT 扫描图像和相关影像信息传输到治疗计划系统，图像融合，三维重建。 2. 治疗胸部、腹部肿瘤时，由于器官运动，建议 4D-CT 扫描确定肿瘤运动范围，之后选择不同大小的模板，确保模板涵盖整个肿瘤。 3. 勾画靶区、危及器官：设计针道，确定靶区处方剂量和危及器官剂量限制。 4. 医师和物理师共同完成计划设计，上级医师审核。 5. 如果根据术前影像学资料可以判断出全部针道平行可行，可定位与治疗同时进行。	医师、物理师
粒子植入流程 1. 术前准备。患者 CT 模拟机上重新复位，消毒铺巾。 2. 麻醉方式：大多采用局部浸润麻醉。舌癌治疗时舌根麻醉，儿童需要全麻。胸部治疗时局部浸润麻醉联合肋间神经阻滞麻醉，腹部全身麻醉，盆腔治疗时硬膜外麻醉联合腰麻。 3. 固定架安装和模板复位：安装固定架和模板。体表 X 轴、Y 轴激光线与模板坐标系吻合，利用角度仪调整模板 Z 轴角度。 4. 固定针插植：沿 X 或者 Y 轴插植固定针，包括上下界或左右界，针进入人体 2~3 cm 或者触及患者皮肤上，CT 扫描观察固定针伪影延长线与术前计划设计是否吻合，路径是否安全。若有偏差应进行调整，建议误差≤ 2 mm，最好≤ 1 mm。 5. 粒子针插植：全部粒子针插植到术前计划深度。 6. 针位置校验：重新扫描 CT，逐针检查针尖位置与术前计划是否吻合，直至达到术前计划要求为止。若误差≥ 2 mm，建议再次进针，直到满意为止。如果误差 1 mm 以内，不需要优化，若误差≥ 2 mm，建议术中优化。 7. 粒子植入：根据术前计划或术中优化指导粒子植入。 8. 剂量评估：术后重新扫描 CT，明确靶区内粒子分布情况，粒子与危及器官关系。胸部肿瘤粒子植入治疗后，扫描 CT 观察是否有气胸、血胸。	医师、物理师、治疗师、护士
术后剂量评估 1. 术后 CT 扫描：将术后扫描 CT 图像传至计划系统。 2. 勾画靶区和危及器官：建议将术前靶区直接拷贝至术后 CT，减少靶区勾画误差，术后剂量学评估。 3. 打印报告。	医师、物理师

三、不同器官 3D-PCT 应用比较

人体器官包括运动器官和固定器官两类。粒子治疗时选择模板需要考虑器官运动规律，结合固定针技术，将器官运动误差减少到最低程度，见表 6-4。

表 6-4 不同器官 3D-PCT 辅助 CT 引导粒子治疗技术特点

	固定器官	运动器官
术前定位	需要	需要
术前计划	需要	需要
4D-CT	不需要	需要
术中复位	需要	需要
激光灯	需要	需要
固定架	需要	需要
固定针	需要	需要
打孔器	需要	需要
术中优化	不需要	需要
术后评估	需要	需要

第四节　放射性粒子治疗并发症

放射性粒子治疗并发症分两类：①穿刺相关并发症，如疼痛、出血、气胸、血胸、咯血、空气栓塞、心律失常、肠道穿孔、腹膜炎和粒子迁移等；②放疗相关并发症如皮肤、黏膜、肺、胃肠、脊髓损伤等。

根据发生时间分为即刻并发症（粒子植入后≤24 h）、围术期并发症（粒子植入后 24 h 至 30 d）和迟发并发症（粒子植入后≥30 d）[20]。放疗相关并发症分级参照肿瘤放射治疗组（Radiation Therapy Oncology Group，RTOG）和欧洲癌症治疗研究组（European Organization for Research and Treatment of Cancer，EORTC）副反应分级标准和 CTCAE4.0[21]。

一、即刻并发症

1. 疼痛：头颈部一般采用局部浸润麻醉，胸部需要神经阻滞麻醉。腹腔需行全身麻醉，盆腔采用腰麻加硬膜外麻醉，甚至全麻。如果麻醉不彻底，可导致疼痛。

2. 出血：出血量不大且速度不快，一般不需特殊处理。出血量 500 ml 以下，患者一般状况稳定，不需处理。出血量达 800 ml，患者脉搏加快，血压稳定时，加快输液速度。出血量达 1000 ml，增加胶体液，加升压药（如多巴胺）。出血量超过 1000 ml，出血速度快，请外科和介入科干预[19]。

3. 咯血：肺内少量咯血，不需特殊处理。咯血 50~100 ml 时，可暂停手术，将患者头偏向一侧，鼓励患者用力、快速吸气，确保有效氧交换。开始咯血较频繁，慢慢间隔拉长，咯血量减少，直至停止[19]。如咯血不止，咯血量并不减少，则果断停止手术，镇静，进行止血处理。

大咯血是一罕见致命并发症[19]。常在瞬间发生，若抢救不及时，可造成死亡。预防方法：强化 CT 显示胸壁、心包、皮下组织有多处、散在点状血管强化影时，行血管三维重建[22]，证实有广泛侧支循环形成时，放弃粒子植入。

4. 血胸：处理同出血。

5. 心脏压塞：粒子植入时针误伤心脏、出血，导致心脏压塞。出血量达 150 ml 时即可造成急性心脏压塞。可行 CT 引导下穿刺引流，做好开胸、心包切开引流准备[23]。

6. 气胸：胸部粒子植入气胸发生率约 30%。其中少量气胸，肺压缩 10% 以下，不需处理。肺压缩 20% 以下，用负压吸引器连续抽气，肺可复张。肺压缩 30% 以上，快速抽气的同时，行闭式引流术[23]。

7. 空气栓塞：空气栓塞是一种严重可致

命的并发症，无理想的临床处理办法。怀疑有空气栓塞时应立刻全肺 CT 扫描，发现心腔内有气液平面即可证实诊断[24-25]。

8. 心律失常：老年患者行粒子植入术时心律失常时有发生。常见心律失常是室上性心动过速，治疗药物主要是利多卡因。心动过缓可予阿托品。高血压给予硝酸甘油[26-27]。

二、围术期并发症

1. 消化道穿孔：粒子植入时消化道穿孔有食管、胃、肠道穿孔等[28]。并发症有局限性腹膜炎，合并感染时膈下、肠间隙有脓肿形成。患者有长时间低热、胸痛、腹疼等。处理方法：CT 或超声引导下穿刺引流，必要时手术治疗[23]。

2. 粒子移位和游走：粒子植入术后可发生移位和游走，常见为肺、心脏和肝，一般不引起严重并发症[29-30]。建议粒子植入时采用影像引导技术，减少粒子植入血管的机会。

三、放射治疗相关并发症（迟发并发症）

1. 皮肤和黏膜溃疡：如粒子靠近皮肤，可致局部损伤。急性放射反应指放疗开始之日起 3 个月内发生的放射反应。轻度损伤表现为红斑、水泡、湿性脱屑。常规处理，对症治疗，可试用促进皮肤修复的外用药物，如湿润烧伤膏，必要时用抗生素。严重皮肤溃疡无法愈合者，可考虑皮瓣移植。皮肤反应的分级参照 RTOG/EORTC 毒副反应分级标准[31]。

2. 放射性肺损伤：放射性肺损伤表现为局灶性肺炎性反应、水肿、渗出。反复粒子植入可发展为放射性肺炎、肺纤维化、呼吸功能衰竭[32]。

放射性肺炎治疗原则：1 级：观察。2 级：无发热，密切观察 ± 对症治疗 ± 抗生素；伴发热，CT 片上有急性渗出性改变或有中性粒细胞比例升高者，对症治疗 + 抗生素 ± 糖皮质激素。3 级：糖皮质激素 + 抗生素 + 对症治疗，必要时吸氧。4 级：糖皮质激素 + 抗生素 + 对症治疗 + 机械通气支持。

3. 放射性肠炎：放射性粒子植入治疗前列腺癌晚期并发症主要包括直肠溃疡和尿道瘘，临床表现为顽固性腹泻、脓血便等。文献报道直肠、尿道瘘发生率 0.2%~1.0%[34-35]。Nelson 报道[33]粒子治疗 4690 例低危前列腺癌，中位随访 53 个月，直肠溃疡和瘘 21 例，直肠溃疡发生率 0.19%，直肠尿道瘘发生率 0.26%。溃疡发生中位时间 14 个月（3~30 个月），53% 直肠溃疡可以通过保守治疗治愈。直肠尿道瘘发生中位时间 35 个月（8~90 个月），需要外科手术干预。

患者既往有炎性肠病史，粒子术后因便血而行直肠活检，或使用烧灼凝血，因尿道狭窄而采用经尿道前列腺电切等均与直肠尿道瘘的发生有关。根据直肠剂量 - 体积直方图，ABS 指南要求 $VR_{100} \leqslant 1\ cm^3$，但也有研究发现 VR_{100} 中位值 $0.5\ cm^3$（$0 \sim 3.6\ cm^3$）时也会发生直肠 - 尿道瘘[33]。建议前列腺癌粒子植入患者 2 年内不做肠镜等有创检查[4]。

除前列腺癌外，其他肿瘤粒子植入引起的放射性肠炎的研究及数据较少，诊治方面可参考《中国放射性直肠炎诊治专家共识》[34]。

4. 放射性脊髓损伤：放射性脊髓炎是严重不可逆的并发症，目前尚无有效的治疗方法，以预防为主。①急性期：大剂量激素冲击治疗；20% 甘露醇 250 ml/ 次，加压静脉滴注，4~6 h 重复；应用改善微循环的药物及血管活化剂。②慢性期和恢复期治疗：高压氧治疗。循环药物及血管活化剂，如低分子右旋糖酐、复方丹参；促神经细胞恢复药物等[35]。

5. 针道种植：针道种植发生率很低，为千分之二左右[36-38]。

第五节 随访和疗效评估

一、随访与检查

粒子植入后2年内每3个月复查1次，3~5年每半年复查1次，5年后每1年复查1次。

血液学检查包括外周血、肝肾功能和肿瘤标志物等。影像学检查包括超声、CT、MRI，有条件者进行PET-CT检查。

二、近期疗效评估

推荐使用改良的实体瘤疗效评价标准（Response Evaluation Criteria in Solid Tumors，RECIST 1.1），粒子植入术后3个月开始评估[39]。

三、远期疗效评估

远期疗效评估指标：总生存率（overall survival，OS）、无疾病进展生存期（disease-free survival，DFS）、中位生存期（median survival）、局部控制率（local control）。

四、生活质量评估

生活质量（quality of life，QOL）评估有助于了解患者的生理、心理、社会状态及个人的感受和需求，其测量结果随着时间和疾病的不同会有所变化，可为制订和调整临床治疗、护理方案等提供线索和依据。目前在国际上影响较大、较常用的癌症患者QOL评估量表为欧洲癌症研究与治疗组织（European Organization for Research and Treatment of Cancer，EORTC）制订的EORTC QLQ—C30系列量表和美国成果、研究与教育中心（Center on Outcomes，Research and Education，CORE）制订的癌症治疗功能评价（Functional Assessment of Cancer Therapy，FACT）系列量表[40-41]。无论如何采用何种方法进行评估，建议参考以下公认的几条原则：① QOL是一个多维的概念，包括躯体、心理、社会功能等多方面；② QOL是主观评价指标。反映患者的主观感受，应该由患者自我评价；③生活质量是有文化依赖的，必须建立在一定的文化价值体系下[42]。

五、综合治疗

粒子植入治疗是局部治疗手段，应根据美国NCCN指南或中国抗癌学会颁布的各种基于循证医学的指南进行综合治疗。

第六节 粒子植入治疗的辐射防护

^{125}I粒子半价层为0.025 mmPb，半衰期为60天左右，60天后能量降到初始时的一半，6个月降低到初始能量10%，1年后基本可忽略不计。粒子植入后2个月内患者应避免与儿童和孕妇接触[43-44]。如果需要长时间接触（几个小时以上），应保持1.5~2 cm距离，或嘱患者穿戴铅围脖、铅背心和铅围裙等[43-45]。

（吉　喆　王　喆　王俊杰）

参考文献

[1] The American Cancer Society medical and editorial content team.[2019-08-01]. Radiation Therapy for Prostate Cancer. http：//www.cancer.org/cancer/prostate-cancer/treating/radiation-therapy.html.

[2] Mohler，JL. NCCN clinical practice guidelines in oncology：prostate cancer. J Natl Compr Canc Netw，2010，8（2）：162-200.

[3] Nag S, Beyer D, Friedland J, et al. American Brachytherapy Society (ABS) recommendations for transperineal permanent brachytherapy of prostate cancer. Int J Radiat Oncol Biol Phys, 1999. 44 (4): 789-99.

[4] Davis BJ, Horwitz EM, Lee WR, et al. American Brachytherapy Society consensus guidelines for transrectal ultrasound-guided permanent prostate brachytherapy. Brachytherapy, 2012, 11 (1): 6-19.

[5] 王俊杰，影像引导组织间介入近距离治疗肿瘤概念的提出与实践 . 中华放射医学与防护杂志，2014，34 (11): 801-802.

[6] 李家开，于森，肖越勇，等 . CT 引导下 125I 粒子植入治疗恶性肿瘤的初步应用 . 中国介入影像与治疗学，2008，5 (5): 367-370.

[7] 魏宁，徐浩，祖茂衡，等，CT 引导下 125 I粒子植入治疗恶性肿瘤疗效观察 . 中华实用诊断与治疗杂志，2012，26 (5): 461-462.

[8] Devlin PM, Cormack RA, Holloway CL, et al. Brachytherapy applicantions and techniques. 2nd ed. New York: Medical Physics, 2017: 417-430.

[9] Hodapp N. The ICRU Report No. 83: Prescribing, recording and reporting photon-beam intensity-modulated radiation therapy (IMRT) . Strahlentherapie Und Onkologie, 2012, 188 (1): 97-99.

[10] Lee WR, Deguzman AF, Tomlinson SK, et al.Radioactive sources embedded in suture are associated with improved postimplant dosimetry in men treated with prostate brachytherapy. Radiother Oncol, 2002, 65 (2): 123-127.

[11] 段劲峰，王鸿智，王东，等 . 125I 核素粒子植入治疗脑胶质瘤的临床初步研究 . 四川大学学报 (医学版)，2007，38 (1): 176-177.

[12] 李卫，但刚，姜建青，等 . 125I 粒子植入治疗复发、转移性纵隔恶性肿瘤 51 例 . 中国胸心血管外科临床杂志，2010，17 (1): 78-80.

[13] Stewart A, Parashar B, Patel M, et al. American Brachytherapy Society consensus guidelines for thoracic brachytherapy for lung cancer. Brachytherapy, 2015, 15 (1): 1-11.

[14] 王俊杰 . 放射性粒子治疗肿瘤临床应用规范 . 北京：北京大学医学出版社，2011：10-170.

[15] 柴树德 . 胸部肿瘤放射性粒子治疗学 . 北京：人民卫生出版社，2012：13-370.

[16] 吉喆，姜玉良，郭福新，等 . 3D 打印个体化非共面模板辅助放射性粒子植入治疗恶性肿瘤的剂量学验证 . 中华放射医学与防护杂志，2016，36 (9): 662-666.

[17] 姜玉良，王皓，吉喆，等，CT 引导辅助 3D 打印个体化非共面模板指导 125I 粒子治疗盆腔复发肿瘤剂量学研究 . 中华放射肿瘤学杂志，2016，25 (9): 959-964.

[18] 王皓，王俊杰，袁慧书，等，CT 引导 125I 粒子植入治疗局部复发直肠癌疗效和剂量学分析 . 中华放射肿瘤学杂志，2016，25 (10): 1096-1099.

[19] 王俊杰 . 3D 打印技术与精准粒子植入治疗学 . 北京：北京大学医学出版社，2016：10-110.

[20] Campbell D, Boyle L, Soakell-Ho M, et al. National risk prediction model for perioperative mortality in non-cardiac surgery. Br J Surg, 2019, 106 (11): 1549-1557.

[21] NIH, NCI. Common Terminology Criteria for Adverse Events (CTCAE).Version 4.0. 2010. https: //ctep.cancer.gov/protocolDevelopment/electronic_applications/ctc.htm#ctc_40.

[22] Larici AR, Franchi P, Occhipinti M, et al. Diagnosis and management of hemoptysis. Diagn Interv Radiol, 2014, 20 (4): 299-309.

[23] 陈孝平，汪建平 . 外科学 . 8 版 . 北京：人民卫生出版社，2013：180-185.

[24] Mirski MA, Lele AV, Fitzsimmons L, et al. Diagnosis and treatment of vascular air embolism. Anesthesiology, 2007, 106 (1): 164-177.

[25] Durant TM, Long J, Oppenheimer MJ. Pulmonary (venous) air embolism. Am Heart J, 1947, 33 (3): 269-281.

[26] 复旦大学上海医学院 .《实用内科学》第 13 版 . 中国医刊，2009，44 (12): 43-44.

[27] Dua N. Management of perioperative arrhythmias. J Cardiothorac Vasc Anesth, 2007, 51 (4): 310-323.

[28] 王娟，公维宏，张宏涛，等 . 放射性 125I 粒子植入治疗消化道恶性肿瘤的临床分析 . 北京：中国肿瘤微创治疗学术大会，2013.

[29] Kunos CA, Resnick MI, Kinsella TJ, et al. Migration of implanted free radioactive seeds for adenocarcinoma of the prostate using a Mick applicator. Brachytherapy, 2004, 3 (2): 71-77.

[30] Ankem MK, DeCarvalho VS, Harangozo AM, et al. Implications of radioactive seed migration to the

lungs after prostate brachytherapy. Urology, 2002, 59 (4): 555-559.

[31] Listed N. Late effects consensus conference: RTOG/EORTC. Radiother Oncol, 1995, 35 (1): 5-7.

[32] 刘秀兰，宝莹娜，林宇．同步放化疗联合放射性粒子组织间近距离放射治疗局部晚期非小细胞肺癌的临床研究．中国肿瘤临床，2013，40(16): 992-996.

[33] Leong N, Pai H, Morris WJ, et al. Rectal ulcers and recto-prostatic fistulas following I-125 low dose rate prostate brachytherapy. J Urol, 2016. 195 (6): 1811-1816.

[34] 中国医师协会外科医师分会和中华医学会外科学分会结直肠外科学组．中国放射性直肠炎诊治专家共识（2018版）．中华炎性肠病杂志，2019. 3 (1): 5-20.

[35] 王新德．实用临床神经病学．北京：科学技术文献出版社，2007：18-210.

[36] Juan W, Weihong G, Huige F. Primary research on neoplasm needle track implantation metastasis after radioactive seeds implantation and preventive measures. 中德临床肿瘤学杂志，2007，6 (4): 405-407.

[37] Hiroshi I, Shuichi O, Takuji O, et al. Needle tract implantation of hepatocellular carcinoma after percutaneous ethanol injection. Cancer, 1998. 82 (9): 1638-1642.

[38] Nagasaka T, Nakashima N, Nunome H. Needle tract implantation of thymoma after transthoracic needle biopsy. London: Chatto & Windus, 2011: 278-279.

[39] Watanabe H, Okada M, Kaji Y, et al. New response evaluation criteria in solid tumours-revised RECIST guideline (version 1.1). Gan to Kagaku Ryoho Cancer & Chemother, 2009, 45 (2): 228-247.

[40] Zhao H, Kanda K. Translation and validation of the standard Chinese version of the EORTC QLQ-C30. Qual Life Res, 2000, 9 (2): 129-137.

[41] Kopp M, Schweigkofler H, Holzner B, et al. EORTC QLQ-C30 and FACT-BMT for the measurement of quality of life in bone marrow transplant recipients: a comparison. Eur J Haematol, 2000, 65 (2): 97-103.

[42] 郑连雪，王清馨，癌症患者生活质量的研究现状与进展．肿瘤研究与临床，2007，19 (Z1): 144-145.

[43] 隋爱霞，李健敏，唐富龙，等．放射性 ^{125}I粒子植入术后密切接触者的辐射安全及防护．中华放射医学与防护杂志，2012，32 (6): 626-628.

[44] 陆军．^{125}I粒子植入近距离治疗的放射防护．肿瘤学杂志，2004. 10 (5): 363-364.

[45] 卓水清，陈林，张福君，等．^{125}I放射性粒子植入术后患者周围辐射剂量的监测．癌症，2007，26 (6): 666-668.

第七章　放射性粒子治疗仪器设备

放射性粒子近距离消融植入的仪器与设备主要包括放射源、计算机三维治疗计划系统、粒子植入辅助设备[1-3]，如植入器、植入针、模板、影像引导系统、体位固定装置、辅助穿刺定位装置、粒子装载设备、放射防护设备及射线检测设备等。其中放射源和计划系统在其他章节中描述，本章节主要介绍辅助设备。

第一节　粒子植入治疗的辅助设备

一、粒子植入器及相关设备

（一）植入器

美国生产的笔式粒子植入器，俗称MICK枪[4]（图7-1），主要适于超声引导下截石位经会阴前列腺癌的粒子植入。此技术在本世纪初引入国内后，迅速扩展到全身多个器官的肿瘤治疗中，如头颈部、肺、肝、胰腺、盆腔等部位的实体肿瘤。我国逐步研发出更适用于常规体位下使用的国产精准植入设备。早期研制的转盘式植入器（图7-2）操作烦琐，易卡粒子，现已淘汰。当前临床应用较广的为枪式植入器[5]。分为两种：① TRH-Ⅰ长型植入器：借鉴了进口植入器，是带有模板底座、轮状旋钮和手柄的长枪式植入器（图7-3）。② TRH-Ⅱ短型植入器：为手枪式短型植入器，将模板底座、进退尺条、旋钮均省略，手工提拔退针尺度，内设血液防回流装置，防止术中操作时血涌入弹夹膛内。植入器体形小巧，对于常规体部肿瘤粒子植入操作较为方便（图7-4）。

（二）植入针

粒子植入针直径一般为18G，内有针芯，外有套管，针座与植入器衔接，用推杆将粒子推送入瘤体。美国MICK针（图7-5）需配

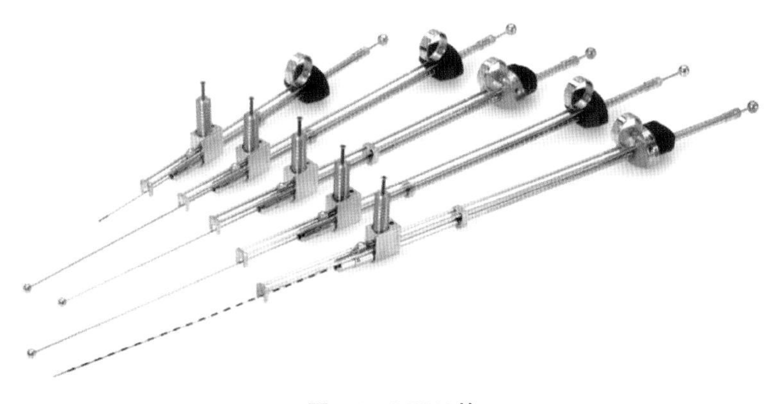

图7-1　MICK枪

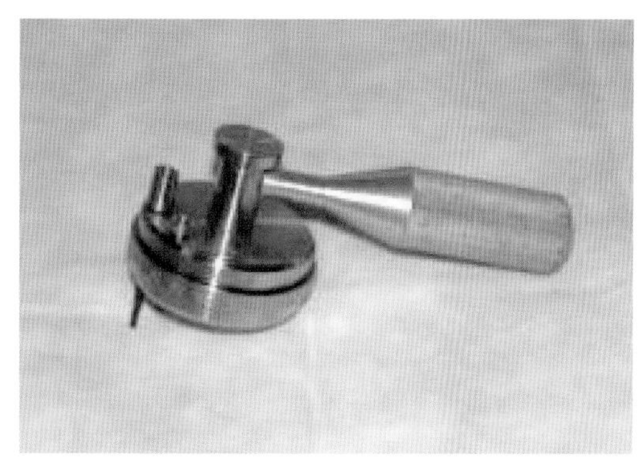

图 7-2　转盘式植入器

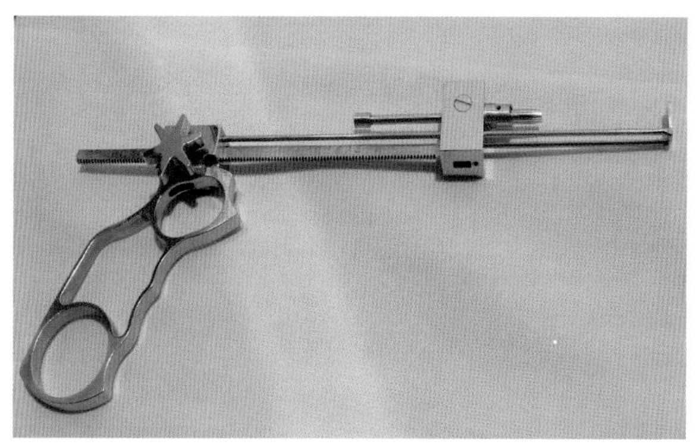

图 7-3　TRH-Ⅰ长型植入器

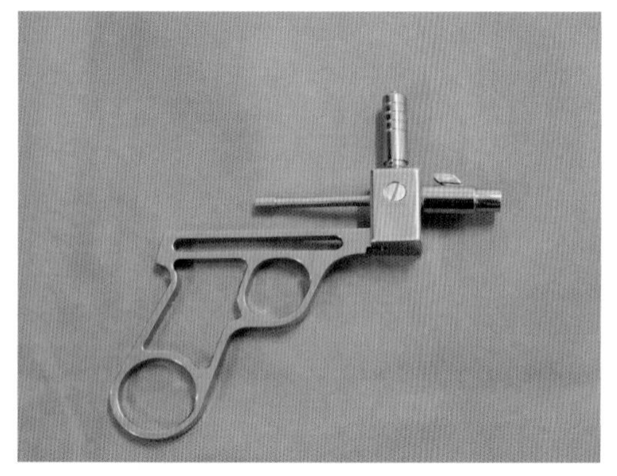

图 7-4　TRH-Ⅱ短型植入器

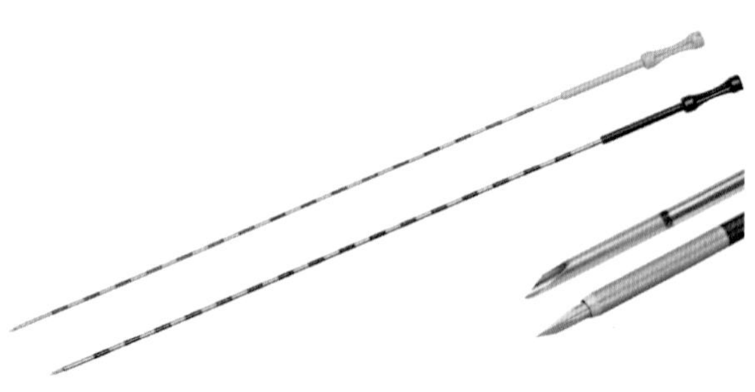

图 7-5　MICK 针

套 MICK 枪使用，针尖为棱锥型，穿刺精度高。缺点是针体无明确数字刻度标志，针座与国产常规植入器无法匹配。国内使用较广的日本八光针（图 7-6）并非专用于粒子植入的穿刺针，但可与国产植入器配套使用，针套管有 5、10、15 刻度标志，且有一可活动的圆柱形限位游标，用来标记穿刺针预计进针深度。缺点是针尖为斜面型，行程越长越易发生偏移，导致穿刺精度不够。目前国内正在研发专门用于近距离治疗的粒子植入针（图 7-7）。

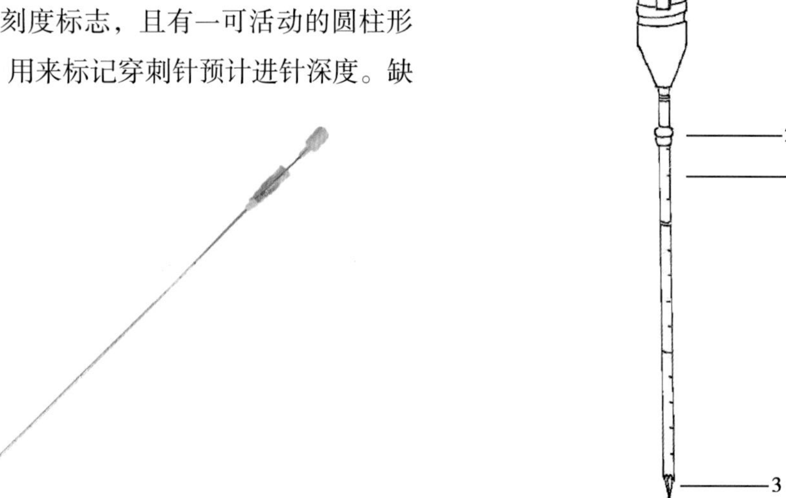

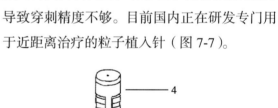

图 7-6　八光针

图 7-7　粒子植入针

二、模板辅助系统

模板主要分为传统模板和 3D 打印模板。传统模板可分为前列腺粒子植入模板[6]（图 7-8）及胸部粒子植入模板（图 7-9）。3D 打印模板又分为 3D 打印非共面模板[7-9]（图 7-10）及 3D 打印共面模板[10-12]（图 7-11）。3D 打印

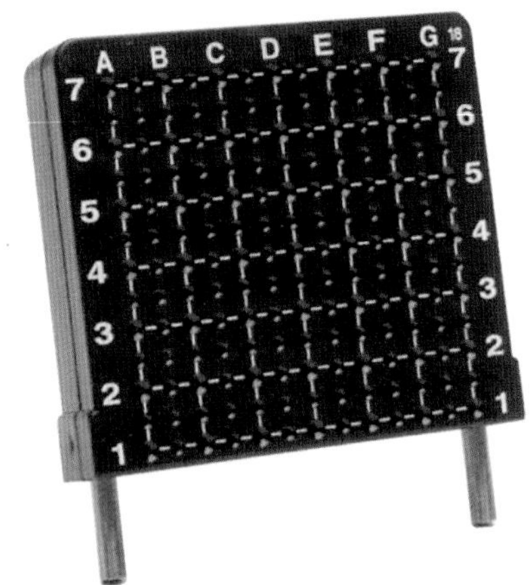

图 7-8　前列腺粒子植入模板

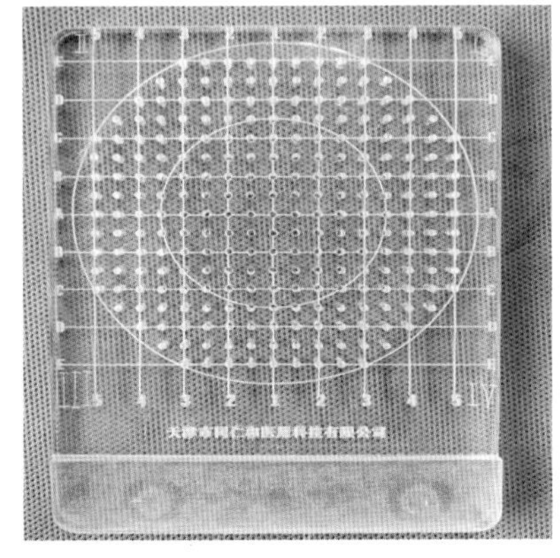

图 7-9　胸部粒子植入模板

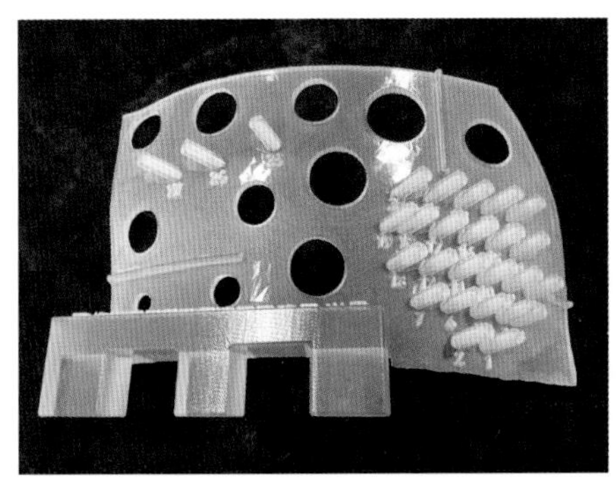

图 7-10　3D 打印非共面模板

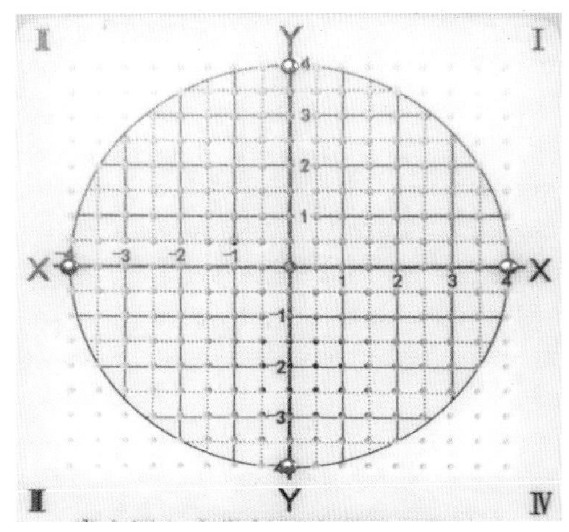

图 7-11　3D 打印共面模板

模板技术的应用和普及是放射性粒子植入技术具有里程碑意义的进展。它解决了多年来平面模板技术只能用于前列腺癌治疗，而非共面模板无法应用的技术难题，实现了术前计划与术中实施的吻合，使粒子植入剂量学质量控制得到保障。3D 打印共面模板是在保证平行进针的前提下，将 3D 技术引入传统模板，利用患者的医学影像学数据量身定制出与其解剖结构相匹配的模板，模板孔径、厚度可按要求定制，适当增加厚度，可使穿刺针在模板中行程加长，减少组织内偏移，从而增加穿刺精度。3D 打印模板为一次性使用，消除了劳动密集型清洗、浸泡和重复消毒的需要，同时减少了生物及化学污物残留以及不同患者反复使用、交叉感染的风险。2018 年，国内粒子团队又研发出可透光、可耐受低温等离子消毒的数字信息虚拟注塑共面模板[13]（图 7-12），模板内安装了有数字信息、几何排序的金属中空管。在 CT 扫描图像上有可辨识的几何排序金属标记，中空金属管同时可容穿刺针顺利通过。新型数字信息行标模板不仅引入模板中心点和坐标系概念，同时引入了一次正比例函数原理，起到了术中准确分辨 CT 扫描层面的作用，为一次性进针提供准确的影像学依据，减少术

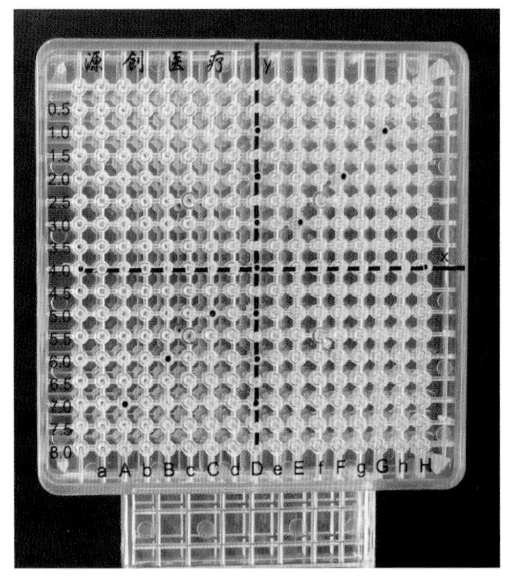

图 7-12　数字信息虚拟注塑共面模板

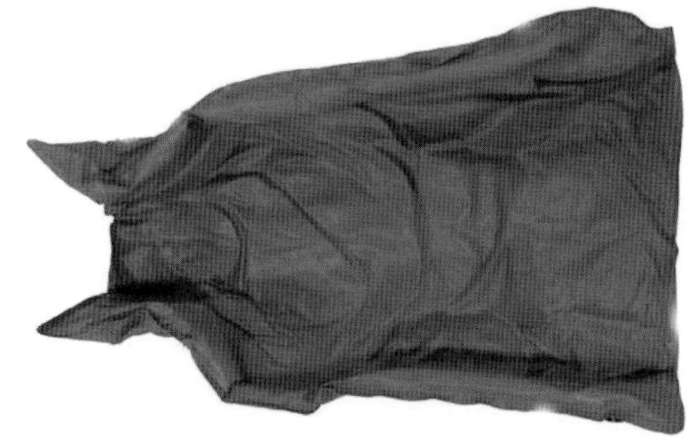

图 7-13　负压真空垫

穿刺辅助定位装置即穿刺固定架，主要分为前列腺超声引导穿刺固定架（图 7-14）及 CT 连床式体部穿刺定位支架（图 7-15）。CT 连床式体部穿刺定位支架又称为粒子植入校准

中 CT 扫描次数，缩短了手术时间及患者辐射剂量。

三、影像引导系统

粒子植入的影像引导系统大多采用 CT 或超声。CT 主要应用于头颈部、胸部、肝、盆腔和椎体肿瘤等[14]。超声引导主要用于前列腺癌、胰腺癌和全身浅表淋巴结转移癌等[15]。CT 引导具有定位精度高、空间分辨率高的优势，超声引导操作便捷快速，为实时成像。国内学者采用 MRI、PET-CT 或支气管镜引导，亦有独到优势[16-19]。

四、体位固定系统

放射性粒子精准植入的体位固定通常采用负压真空垫[20]。粒子植入术中患者需根据不同进针路径要求摆放手术体位，并全程保持姿势固定。连接电动真空泵抽气后，负压真空垫可按患者术中体位进行个体化塑形并固定患者，确保人与 CT 床之间相对位移为零，最大限度降低患者的移动发生率和移动幅度，是确保粒子植入术精准实施的重要环节。（图 7-13）

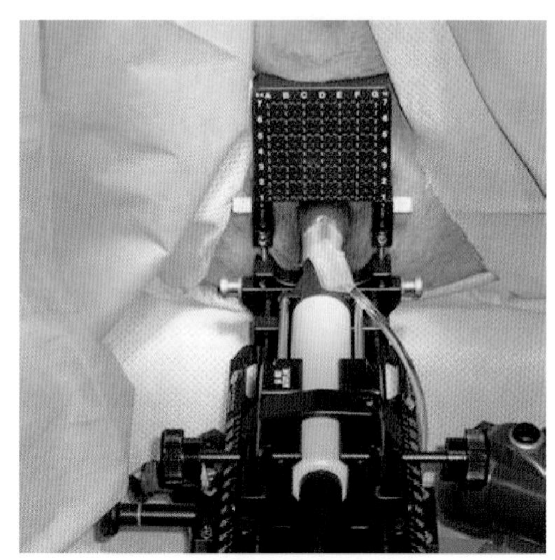

图 7-14　前列腺超声引导穿刺固定架

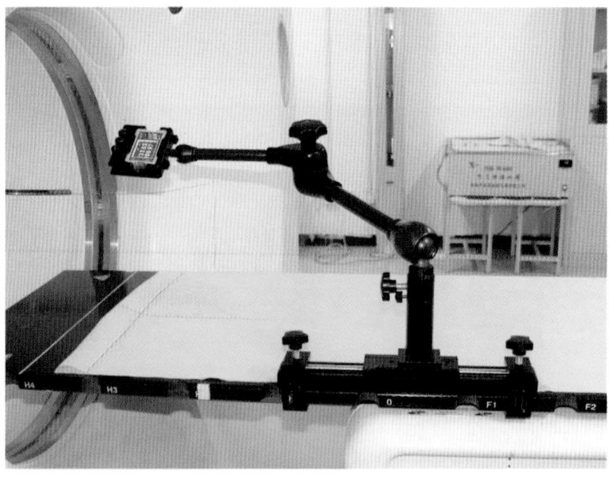

图 7-15　CT 连床式体部穿刺定位支架

系统，主要用于术中穿刺和粒子植入的精确定位。它可与 CT 机床无缝连接，CT 扫描确定层面和倾角后，通过调节万向杆及模板，可使其与 CT 机三轴直角坐标完全融合，满足临床治疗上不同方向和角度的需求，真正做到三维立体精确定向，极大提高了手术穿刺和粒子植入的精准度。国外文献还报道了其他自动辅助系统，如 MRI 引导前列腺放射性粒子治疗机器人、B 超引导前列腺粒子治疗机器人辅助系统以及肺部肿瘤粒子植入治疗辅助机器人系统，这些研究成果已经初步实现图像引导介入治疗系统的功能，但都还未进入临床应用阶段[21-23]。国内相关院所也正在加大精准粒子植入辅助机器人方面的研究力度[24-25]。

五、穿刺辅助系统

头颈部、胸部、腹部及盆腔肿瘤粒子植入时遇肋骨、椎体等骨质结构，穿刺针无法通过时需要进行精准打孔。粒子植入专用骨钻可使穿刺针钻透肋骨，使粒子的空间分布更合理，进而使剂量分布更加合理。骨钻宜选用基础转速 1400~3600 转 / 分的无级变速直流电机，配以减速比为 1∶10 至 1∶13 的减速机，以提高骨钻的低速扭矩。携带穿刺针进行肋骨打孔时，首次应当先使用低压力、低转速的方式钻透两层骨皮质，以避免穿刺针尖的向心形变；再使用高转速反复扩孔，以利用离心力扩大钻孔直径，这样可有效减低穿刺针与肋骨之间的摩擦力，有效改善进针发涩的情况。

粒子植入专用骨钻可与目前市场上现有穿刺针无缝衔接，将钻孔与穿刺同步完成，钻孔速度和深度可控，可快速精准到达既定施术部位，确保粒子植入术前 TPS 计划与术中实施的一致性（图 7-16）。

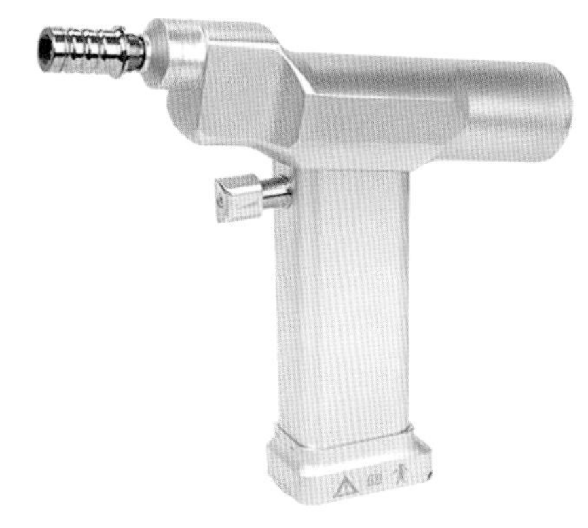

图 7-16　粒子植入专用骨钻

六、粒子装载、运输及消毒系统

粒子装载、运输及消毒系统包括粒子仓和粒子装载台。该系统集装载、运输、消毒为一体，粒子仓（图 7-17）设有消毒蒸汽与冷凝水分流与排气装置，外加一带提梁旋转螺栓，可旋紧，方便运输及消毒。粒子装载台（图 7-18）为凹型，方便装填粒子。

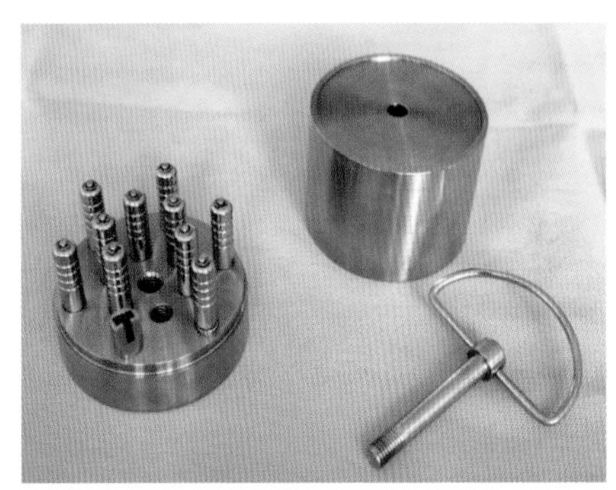

图 7-17　粒子仓

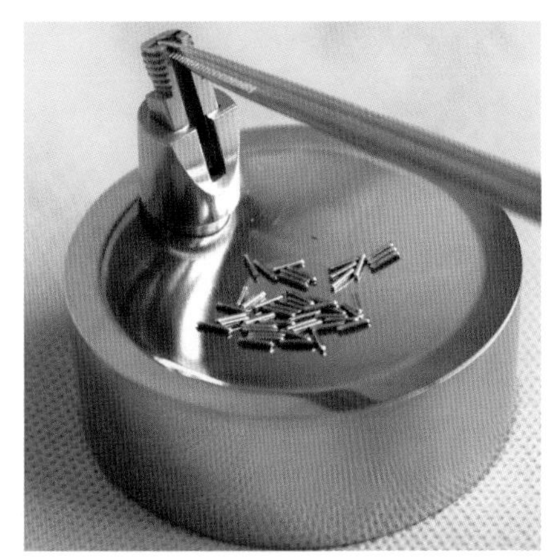

图 7-18　粒子装载台

第二节　粒子治疗放射防护及检测设备

放射性粒子植入治疗的放射防护设备包括铅衣、铅围脖、铅眼镜及铅手套等。

一、放射防护设备

医生、物理师、医技人员及护士在粒子植入治疗操作过程中需要进行放射防护。防护设备包括铅衣、铅围脖、铅眼镜及铅手套（图 7-19）。

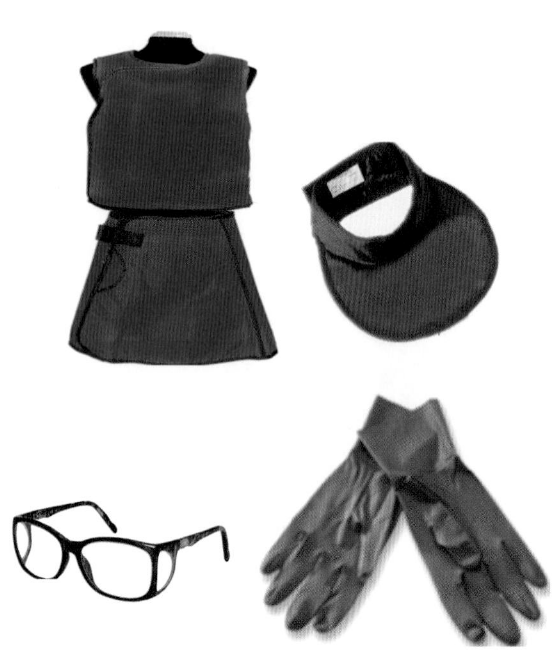

图 7-19　铅衣、铅围脖、铅眼镜及铅手套

二、粒子活度测量仪

粒子植入前需要根据国家要求进行一定数量的粒子活度测量，明确粒子活度是否满足临床需求（图 7-20）。

三、粒子探测器

粒子植入后需要探测手术间的周围环境，明确是否有粒子遗落（图 7-21）。

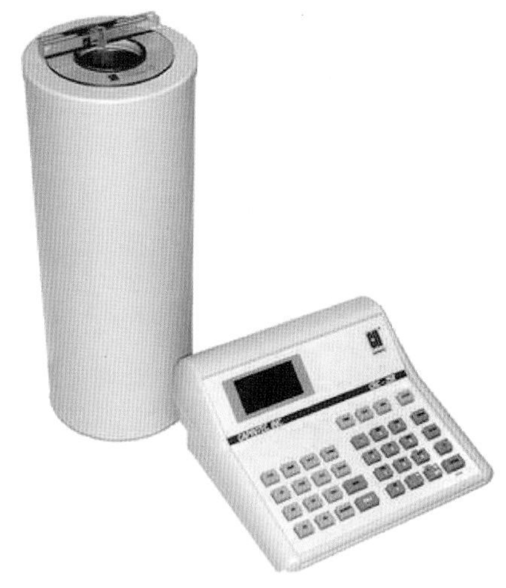

图 7-20　粒子活度测量仪

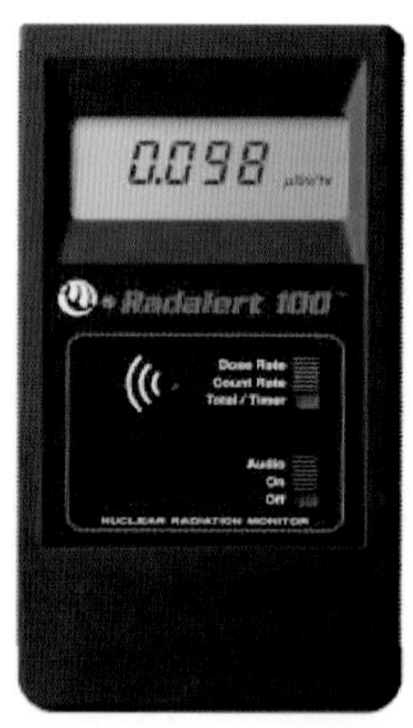

图 7-21　粒子探测器

（柴树德　霍　彬）

参考文献

[1] Rivard MJ, Melhus CS, Sioshansi S, et al. The impact of prescription depth, dose rate, plaque size, and source loading on the central axis using ^{103}Pd, ^{125}I, and ^{131}Cs. Brachytherapy, 2008, 7: 327-335.

[2] Nag S, Bice WS, Degaert K, et al. The American Brachytherapy Society recommendations for permanent prostate brachytherapy postimplant dosimetric analysis. Int J Radiat Oncol Biol Phys, 2000, 46: 221-230.

[3] 霍彬，王磊，王海涛，等. 模板联合肋骨钻孔技术辅助放射性粒子植入治疗肺癌的可行性. 山东大学学报（医学版），2017，55（2）：26-31.

[4] Badwan H, Shanahan A, Adams M, et al. AnchorSeed for the reduction of source movement in prostate brachytherapy with the Mick applicator implant technique. Brachytherapy, 2010, 9(1): 23-26.

[5] 柴树德，郑广钧. 胸部肿瘤放射性粒子治疗学. 北京：人民卫生出版社，2018，76-79.

[6] Gupta VK. Brachytherapy-past, present and future. J Med Phys, 1995, 20: 31-38.

[7] 崔佳宁，姜玉良，吉喆，等. 3D 打印非共面模板联合 CT 引导 ^{125}I 粒子植入治疗脊柱转移瘤剂量学分析. 中华放射肿瘤学杂志，2020，29(2): 122-125.

[8] 孙海涛，姜玉良，吉喆，等. 3D 打印非共面模板引导 ^{125}I 粒子治疗胸部运动器官个体化模板设计. 中华医学杂志，2019，99(47): 3699-3702.

[9] 江萍，王俊杰，郭福新，等. 3D 打印非共面模板辅助 CT 引导 ^{125}I 粒子植入治疗盆腔复发子宫颈癌的剂量学研究. 中华放射医学与防护杂志，2017，37(007): 490-494.

[10] 曹强，霍彬，霍小东，等. 3D 打印共面模板辅助 CT 引导 ^{125}I 粒子植入治疗非小细胞肺癌的剂量学研究. 中华放射医学与防护杂志，2017，37(7): 528-532.

[11] 石树远，郑广钧，张圣杰，等. CT 引导共面模板辅助 ^{125}I 粒子植入治疗转移或复发胸壁恶性肿瘤. 中华放射医学与防护杂志，2017，37(7): 539-542.

[12] 霍小东，霍彬，曹强，等. 共面模板辅助 ^{125}I 粒子植入治疗肺癌术后局部复发的剂量学研究. 中华放射医学与防护杂志，2021，41(01): 26-30.

[13] 霍小东，霍彬，曹强，等. 数字信息行标共面模板在粒子植入治疗肺癌中的临床价值. 中华放射医学与防护杂志，2021，41(1): 19-25.

[14] 王俊杰，袁慧书，王皓，等. CT 引导下放射性 ^{125}I粒子组织间植入治疗肺癌. 中国微创外科杂志，2008，8(2): 119-121

[15] 王俊杰，冉维强，姜玉良，等. 超声引导放射性 ^{125}I 粒子植入治疗头颈部复发或转移癌. 中国微创外科杂志，2007.

[16] 邢刚，柴树德，郭德安，等. MRI 靶区定位在不张型肺癌 ^{125}I 粒子植入治疗中的应用. 实用放射学杂志，2011，27(7): 1021-1024.

[17] 周毅，蒋忠仆，王海亭，等. PET-CT 引导在放射性粒子植入治疗肺癌中的价值. 介入放射学杂志，2010，019(005): 389-391.

[18] 林辉，苏香花，肖建宏. 支气管镜引导下 ^{125}I 粒子植入联合全身化疗治疗晚期中心型肺癌的疗效观察. 中国呼吸与危重监护杂志，2017(06): 567-570.

[19] 霍彬，霍小东，王磊，等. ^{125}I 粒子植入治疗中心型肺癌合并肺不张的可行性研究. 中华放射医学与防护杂志，2021，41(1): 37-41

[20] 韩明勇，霍彬，张颖，等. CT 联合模板引导放射性粒子植入治疗肺癌技术流程. 山东大学学报：医学版，2017(55): 14-20.

[21] Fichtinger G, Fiene JP, Kennedy CW, et al. Robotic assistance for ultrasound guided Prostate brachytherapy. Med Image Anal, 2008, 12(5): 535-545.

[22] Ma GW, Pytel M, Trejos AL, et al. Robot-assisted thoracoscopic brachytherapy for lung cancer: Comparison of the ZEUS robot, VATS, and manual seed implantation. Computer Aided Surg, 2007, 12(5): 270-277.

[23] Lin AW, Trejos AL, Mohan S, et al. Electromagnetic navigation improves minimally invasive robot-assisted lung brachytherapy. Computer Aided Surg, 2008, 13(2): 114-123.

[24] Dou H, Shan J, Yang Z, et al. Design and validation of a CT - guided robotic system for lung cancer brachytherapy. Med Phys, 2017, 44(9).

[25] Xiaodong Ma, Yang Z, Shan J, et al. Effectiveness and safety of a robot-assisted 3D personalized template in 125I seed brachytherapy of thoracoabdominal tumors. J Contemp Brachytherapy, 2018, 10(4): 368-379.

第八章　放射性粒子治疗围术期护理

放射性粒子治疗是近距离治疗的一种方式，通过影像引导将具有放射性的粒子源植入肿瘤体内，通过放射性核素持续释放射线对肿瘤细胞进行杀灭或毁损，达到治疗肿瘤的目的。放射性粒子治疗自2001年引入我国，历经20年的发展，无论是理论、技术、质量控制都有了突飞猛进的发展，已逐渐成为肿瘤治疗的有效手段之一[1-4]。中国抗癌协会微创治疗专业委员会粒子护理学组2013年在广州成立，历经三届委员会的工作，目前我国粒子治疗护理已在系统化、规范化、专业化等方面取得了长足的进步。

第一节　放射性粒子治疗术前护理

一、术前患者评估

（一）一般资料

了解患者一般情况，包括姓名、性别、年龄、既往史、家族史、过敏史、手术史和目前用药情况，关注患者二甲双胍的应用情况。评估患者既往健康状况，包括有无高血压、糖尿病、心脏病、肾病及甲状腺功能亢进。

患者心理状况评估，包括文化程度，对疾病的理解能力，对压力的承受能力，介绍相关制度、医院环境等。

（二）手术耐受性

评估患者手术耐受性，并根据患者的文化程度及接受能力向患者及家属讲解放射性粒子植入术的相关知识，讲解手术方法、流程，消除患者的疑虑。

二、术前准备

（一）常规检查

血、尿、便常规检查，出血、凝血功能检查，血液生化检查，术前免疫八项检查，心电图，胸部X线片，肿瘤病理检查。

（二）体位训练

根据粒子植入手术部位，协助患者进行体位训练，增加耐受能力，需每天2次，每次1~2小时，密切观察患者的耐受能力及舒适程度，及时调整。对于颜面部、颈肩部、胸部、腹股沟等部位病变，指导患者仰卧位练习。对于肩胛、椎体、会阴、直肠等部位病变，指导患者俯卧位练习。练习应循序渐进，确保手术顺利进行。

（三）饮食、休息与活动

应给予肿瘤患者高蛋白、富含维生素、脂肪含量低的饮食，忌食辛辣食物。主动与患者沟通，介绍粒子植入治疗的相关知识，告知治疗过程、优越性、术中注意事项，介绍成功案例，向患者及家属介绍相关防护知识，做好防护工作。帮助患者消除疑虑、紧张、恐惧心理，积极配合手术。为患者创造安静舒适的休息环境，保持其身心舒畅。手术前一日晚遵医嘱可给予安眠药物，有助于睡眠。

（四）一般术前准备

1. 术前饮食　根据患者手术麻醉的方式，决定术前禁食的时间。如果为椎管内麻醉、全身麻醉、静脉麻醉，为了防止因麻醉或手术过程中呕吐引起窒息，术前禁食、禁水 6 小时。

2. 手术区皮肤备皮　在术前 1 天准备术野皮肤，局部皮肤如果有毛发，要剪去毛发后洗澡、清洁局部皮肤，更换清洁病员服。

3. 留置套管针　在手术中应保持静脉通路通畅，留置静脉选择粗、弹性好的血管，避开关节部位，避开静脉瓣和静脉窦，并且固定好，用肝素盐水或者盐水测试，保持套管针通畅，患者如果应用造影剂，需术前留置耐高压的较大型号套管针（通常为 20G）。必要时遵医嘱保留静脉输液到手术室或操作室。

4. 过敏试验　进行抗生素过敏试验。非离子型对比剂可不行过敏试验。

5. 膀胱准备　术前应排空膀胱，手术时间较长者术前应留置尿管。

6. 衣物准备　术前去除内衣裤，仅着手术服，女患者去除首饰等物品，交家属妥善保管。手术当日更换新床单。

7. 防护衣准备　患者术前应备好防护用品。

（五）特殊准备

1. 鼻咽癌、舌癌患者术前配制漱口水清洁口腔，4 次 / 日。

2. 对于肺部肿瘤咳嗽患者应先给予止咳治疗，还要帮助其进行屏气训练。

3. 腹腔肿瘤患者局部手术区皮肤备皮，术日禁食 6 小时。

4. 盆腔肿瘤患者留置尿管，局部备皮，手术当日禁食 6 小时。

5. 妇科肿瘤患者进行肠道准备，阴道塞 OB 栓，肛塞。

6. 应用二甲双胍的患者，定位前和术前 2 天停用二甲双胍。

7. 晚期胰腺癌患者粒子植入术前 1 天禁食，还需遵医嘱给予生长抑素 24 小时持续静滴，抑制和降低术后继发胰腺炎的发生率。

第二节　放射性粒子治疗术中护理

一、一般护理

（一）手术用物准备

1. 药品准备　聚维酮碘（碘附）、0.9% 生理盐水、1% 利多卡因、丁哌卡因、5% 葡萄糖溶液、吸收性明胶海绵、止血药品、抢救药品和物品，包括气管插管的物品，备好地塞米松、肾上腺素、异丙嗪等药物，以防患者有造影剂过敏等情况发生，必要时备好开口器。（图 8-1）

2. 仪器准备　心电血压监测仪、氧气吸入装置、负压吸引装置、麻醉机（根据需要）（图 8-2）。

3. 手术器械准备　粒子植入器械包、粒子植入器、一次性植入针、粒子（需双人确认清点，并进行出库登记）和穿刺活检针、体部固定架和模板等。（图 8-3，图 8-4）

4. 防护用品　根据参与手术的人数准备相应数量的铅眼镜、铅围脖、铅手套、铅衣等物品、准备粒子巡检仪。（图 8-5）

5. 3D 模板处理　3D 模板打印后需要消毒后备用。

（二）麻醉护理

根据患者疾病特点、手术部位及身体状

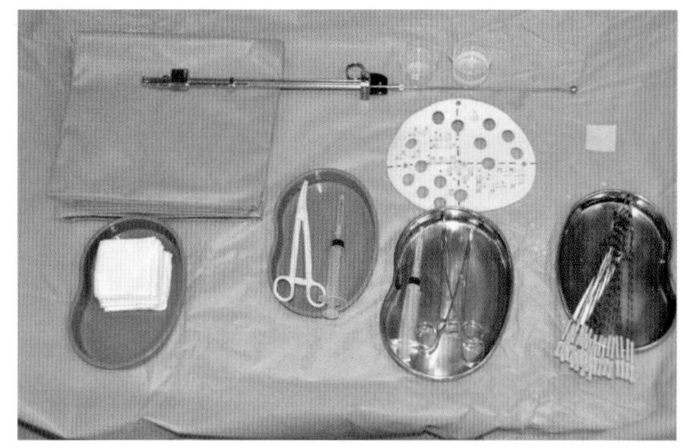

图 8-1　粒子植入手术用物

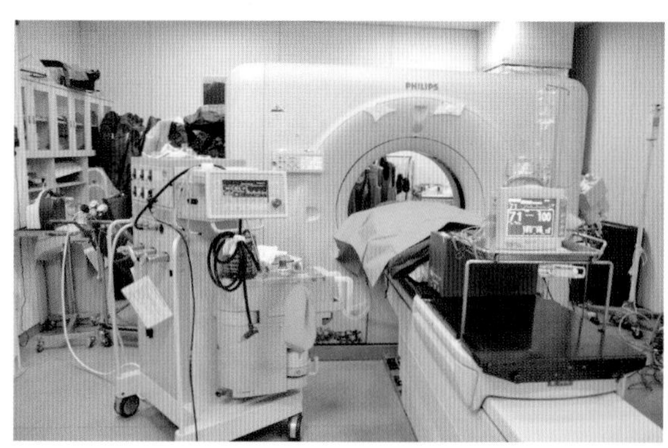

图 8-2　患者全身麻醉，进行心电血压监护

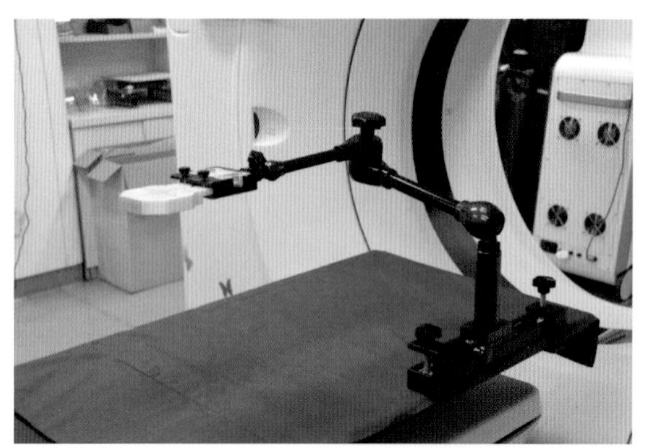

图 8-3　粒子植入体部固定架

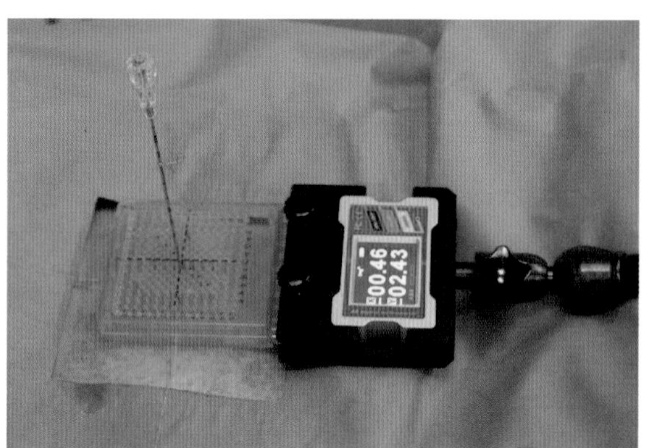

图 8-4　粒子植入术前行穿刺活检

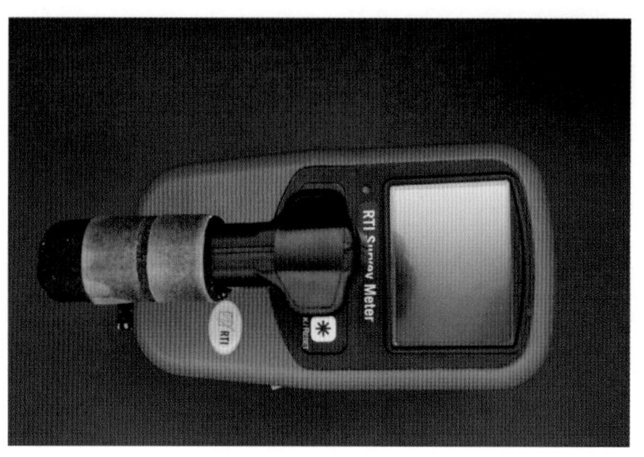

图 8-5　粒子植入治疗后检查设备

况选择麻醉方式，包括局部麻醉、静脉麻醉、椎管内麻醉、全身麻醉等，必要时可以进行口腔专科麻醉。

（三）手术体位准备

为使手术部位充分暴露，需要将患者摆置不同的手术体位，如仰卧位、俯卧位、侧卧位及截石位等，安置体位时既要充分满足手术操作的需要，又要将手术体位对患者产生的影响及危险减少到最低程度[5-6]。使用负压真空垫固定体位，科学、正确地安置体位可获得良好的术野显露，方便手术操作，缩短手术时间，提高手术成功率[7-10]。

1. 体位舒适：负压真空垫固定患者可以使患者身体的各个部位与真空垫完全贴合，并对患者身体形成支撑，获得舒适的手术体位。

2. 体位安全：术中负压真空垫安置患者身体时要适当，应考虑与 CT 床的位置关系，手臂不可过度外展，对患者身体不可过度挤压，固定后应以能容纳一指为宜。

3. 暴露充分：手术中要充分暴露手术野，使视野清晰，操作方便。

4. 个体化：负压真空垫要充分考虑到患者的体型及手术部位、手术要求进行个体化塑形，便于手术操作。（图 8-6）

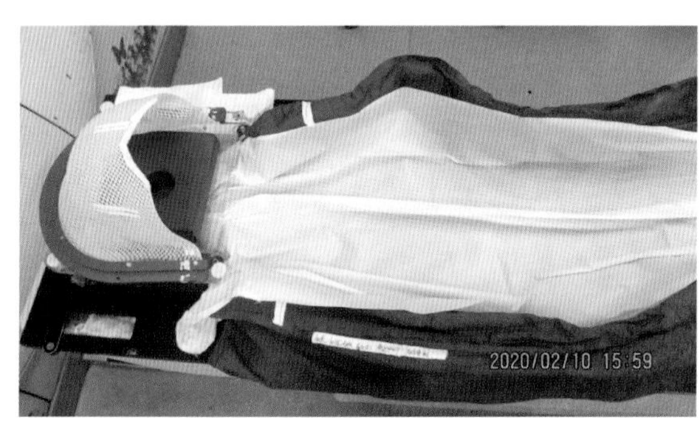

图 8-6　粒子植入体部负压真空垫

术中护理人员要为患者充分讲解手术体位的重要性，取得患者的积极配合，并告知患者如有任何不适，可告知医护人员，予以对症处理。有不适者应予以解决，肢体酸胀麻木者，应适当予以按摩。

（四）密切观察生命体征及病情变化[11-12]

1. 协助患者按手术要求摆好体位，CT 引导下植入需对患者进行心电血压及血氧饱和度监测，观察患者生命体征，每隔 5 分钟测量血压一次，必要时遵医嘱给予氧气吸入。

患者因情绪紧张、手术伤口疼痛，常会出现血压升高、心率增快，应给予患者心理疏导，减轻患者紧张情绪，必要时遵医嘱给予降压及减慢心率的药物，并注意患者心理感受，与患者多沟通交流，理解并安慰患者，减轻因疼痛或紧张带来的心理压力及生命体征的改变。

B 超引导下植入患者，术中应询问患者感受，监测脉搏、心率、呼吸等生命体征。

2. 增强 CT 血管造影后，要及时询问患者有无不良反应，观察注药时血管情况以及患者反应，如患者诉穿刺侧肢体肿胀等，要立即停止造影剂的输入，拔除套管针，重新留置。发现问题及时通知医师并积极配合抢救。

3. 对手术中的废弃物做好终末的消毒处理。

二、术中并发症的护理

1. 造影剂不良反应　观察患者皮肤反应，出现瘙痒、红疹、恶心、呕吐、寒战等，应立即停药，平卧，保持呼吸道通畅，遵医嘱给予地塞米松静脉推注，开放静脉，补液扩容，准备好抢救用品，如出现更严重反应，进行进一步抢救。

2. 出血　术中穿刺误伤或无法避开血管均可导致出血，包括伤口处小血管出血以及深部较大血管出血，前者可行局部压迫止血，后者情况较为严重，应密切观察患者生命体征变化，监测血压、脉搏情况，观察患者的面色及伤口，观察其是否四肢发冷，是否出现出冷汗、休克症状，正确记录出血量并及时通知医师，开放静脉，遵医嘱给予止血药物。执行术中口头医嘱前应先复述一遍，两人核对，用药后保留空瓶，待手术结束，再次核对后方可弃去。

3. 疼痛　护士应根据患者情况给予不同

的护理措施，如手术疼痛可适当增加麻醉用药，针对心理因素，应给予心理疏导，告知患者烦躁的情绪会加重疼痛，采用多种方式缓解患者的疼痛。

4. 窒息　观察患者是否因为麻醉或者舌后坠、出血等原因导致窒息。术前需要进行充分评估，必要时可根据病变位置和病情需要，术前进行气管切开。备好开口器，如果患者术中有呼吸困难或者生命体征改变，血氧饱和度下降，要立即通知医生，停止手术，采取开放气道、加强给氧等相关抢救措施。

三、无菌物品消毒处理

手术设备的严格管理关系到设备的使用寿命、损耗程度，因此，需建立健全严格的管理制度。应根据手术设备的不同性质，采取不同的处理方法，以确保设备的正常运转，满足手术需要。

1. 建立档案、专人管理　为确保手术顺利进行，手术设备采进后应建立档案，由专人进行登记、管理及维修，每班进行清点，并进行定期检查。

2. 仪器消毒　严格按照仪器设备的不同类型进行消毒处理：粒子植入枪、步进器等精密仪器应采取低温环氧乙烷灭菌方法灭菌；粒子植入包可采取高温高压灭菌方法。

3. 消毒方法　放射性粒子植入设备要按照洗、刷、消三部曲处理，清洗，将快速多酶稀释成1∶200（水温10~65℃），浸泡15~30分钟，流动清水冲净器械表面的清洗液；洗刷，高压水枪冲洗后（植入枪、模板）用毛刷将管腔、缝隙刷洗干净，检查弹夹仓顶销弹簧，检查是否有粒子残留；消毒，清洗后的器械包好后分类消毒。

4. 废弃物处理　手术中产生的废弃物品要严格按照消毒隔离垃圾分类条例处理，医用垃圾需严格与生活垃圾分类放置。

第三节　放射性粒子治疗术后护理

一、一般护理

术后应协助患者转移到转运床上，为患者手术部位屏蔽遮挡，注意保暖。医辅人员将患者护送回病房，回病房后给予心电血压监护、持续低流量吸氧；24小时内减少活动，以防粒子移位；密切观察患者生命体征变化，做好详细的护理记录。有针对性地对患者实施护理，减轻不适，预防并发症，促进康复。

晚期胰腺癌患者粒子植入术后继续禁食，遵医嘱生长抑素24小时持续静滴，予以静脉营养支持及止血治疗1~3天；并且持续观察患者血压、腹痛、淀粉酶等变化。

二、并发症的观察与护理

1. 造影剂护理　造影剂一般以肾小球滤过的形式经肾排泄，因此有一定的肾毒性，术后应鼓励患者多饮水，应保证每天2000 ml，观察患者尿量，发现问题及时通知医师。术后应观察患者有无瘙痒、红疹、恶心、呕吐、寒战等过敏反应的征兆，一旦出现，应立即通知医师，予以处理。

2. 感染　观察患者体温的变化，因手术的损伤或因肿瘤组织坏死吸收会有不同程度的发热，一般体温波动于37.5~38.5℃无须处理，若体温超过38.5℃，予以物理降温，如果患者高热、寒战，体温超过40℃应警惕感染的发生，立刻通知医生，给予相应的处置，及时更换汗湿衣物，保持患者清洁、舒适。

3. 疼痛的护理　帮助患者采取舒适体位，尽量减少不必要的搬动，对患者进行疼痛评估，如果大于 3 分，要及时通知医生，给予处理，并持续关注患者的疼痛控制情况，所有疼痛的评估、护理、用药等内容，均需记录到护理评估单或者护理记录单。

4. 出血　术后注意观察穿刺点敷料有无渗血，24 小时内应密切观察患者血压的变化，发现有出血倾向及时通知医生，遵医嘱给予止血、补液等处置。

5. 肺栓塞　种植的粒子有可能会丢失或移位，可随血流迁移而引起肺栓塞，术后如发现患者出现呼吸、胸痛、发绀等症状，应立即给予吸氧同时报告医生，给予相应处置。

6. 气胸　^{125}I 粒子组织间植入治疗具有损伤小、并发症发生率低、粒子不易移位等优点，在国内外已得到了广泛应用。然而 ^{125}I 粒子组织间植入毕竟是一种有创性操作，在 ^{125}I 粒子植入过程中有一定的气胸发生率，根据文献报道，气胸发生率在 6%~40%[13-15]。

医生在放射性 ^{125}I 粒子植入完成后，会即刻行 CT 扫描，将图像传送到计算机三维治疗计划系统（TPS），行质量验证；同时观察有无气胸。如发生气胸，少量的气胸（肺压缩程度 <30%），可继续观察，直到吸收。肺压缩程度 >30% 或者少量气胸但有明显憋喘、胸闷等症状时，行抽气治疗，操作后嘱患者压迫穿刺点，卧床休息 1~2 小时。当胸膜损伤较严重造成张力性气胸时可行胸腔闭式引流[16-18]。

术后患者安返病房后，严密监测心率、呼吸的频率和节律，注意患者有无呼吸困难、咯血及缺氧征兆。如出现呼吸困难、咯血及缺氧症状立即通知医生进行处理。给予吸氧，常规使用抗生素预防感染[19-21]。

7. 皮肤反应的护理　注意皮肤保护，穿棉质、柔软衣物。

皮肤反应分级及处理

0 级：表浅肿瘤植入术后保护性给予三乙醇胺类药物外涂。Ⅰ级：表现为滤泡样暗色红斑、色素沉着、干性脱皮、出汗减少等。给予三乙醇胺类药物或表皮生长因子外涂。Ⅱ级：表现为明显红斑、伴有触痛、斑状湿性皮炎，中度水肿。给予三乙醇胺类药物或表皮生长因子外涂。Ⅲ级：主要表现为融合性皮炎、凹陷性水肿。给予湿润烧伤膏外涂。Ⅳ级：主要表现为坏死、溃疡和出血。需手术处理[22]。

第四节　出院后康复指导

一、出院后防护

患者出院后仍需做好防护工作，应在体表盖含铅当量橡胶布或者铅屏风进行屏蔽。粒子植入后 6 个月内，不与家属同住一张床，且床间距最好在 1 米以上，孕妇和未成年人不得与患者同住一室[23-24]。

二、周围人群防护

粒子植入术后 6 个月内如不穿防护衣应尽量不到人群密集的场所，或保持 1 米以上的距离；避免与儿童、哺乳妇女、孕妇及育龄妇女近距离接触，不要怀抱婴儿[23-24]。患者术后 6 个月后无须防护。

三、心理护理

患者家属应注意观察患者的病情变化，

多给予患者积极且利于治疗的信息，使其增强战胜疾病的信心，促进康复。

四、饮食调整

注意休息，劳逸结合，避免剧烈运动。进食营养丰富、清淡、易消化的高蛋白、高热量、低脂肪、低糖、少渣的温和性饮食。

五、术后复查

术后定期复查，1 个月复查血常规，做 CT、超声等检查。以后每隔 3 个月复查一次，出现不明原因的食欲下降及消瘦应及时就诊。

六、粒子脱落

如粒子从体内掉出，用镊子捡起，放入带盖金属瓶中。应立即送回交给医护人员，不可随意丢弃放置。

（王攀峰　戴锦朝）

参考文献

[1]] 王俊杰，冉维强，袁惠书，等 . 放射性 125I 粒子植入治疗头颈部肿瘤 . 中华放射医学与防护杂志，2006，26：23-26.

[2] 王俊杰 . 放射性粒子治疗头颈部癌进展 . 现代肿瘤医学，2010，18（6）：1236.

[3] 王俊杰，黄毅，冉维强，等 .125I 粒子植入治疗前列腺癌临床应用 . 中华放射医学与防护杂志，2004，2（1）：148-149.

[4] 朱丽红，王俊杰，袁惠书，等 . 转移及复发性骨肿瘤的放射性 125I 粒子植入治疗初探 . 中华放射肿瘤杂志，2006，15（5）：407-410.

[5] 李金娜，王俊杰，冉维强，等 . 超声引导放射性 125I 粒子植入治疗舌癌方法建立与近期疗效 . 中华肿瘤防治杂志，2007，14（13）：1016-1018.

[6] 王俊杰，修典荣，冉维强，等 . 放射性组织间近距离治疗肿瘤 . 北京：北京大学医学出版社，2004：49-63.

[7] 刘晓光，袁惠书，刘忠军，等 . 放射性粒子植入近距离照射治疗脊柱肿瘤 . 中国脊柱脊髓杂志，2007，17（5）：346-349.

[8] 曾自力 . 体位固定器对吸收剂量影响的探讨 . 中国辐射卫生，2005，2：112.

[9] 王巍，刘冉生，庄洪卿，等 . 肺癌放疗中胸部热塑体模与负压真空气垫固定摆位误差比较 . 中华放射肿瘤学杂志，2012，21（3）：235-236.

[10] 毛梅桂，陆静，朱莉，等 . 食管癌调强适形放疗使用真空垫体位固定及护理体会 . 中国民康医学，2011，23（21）；2726-2727.

[11] Colonias A，Betler J，Trombetta M. Mature follow-up for high-risk stage non-small-cell lung carcinoma treated with sublobar resection and intraoperative iodine-125 brachytherapy. Int J Radiat Oncol Biol Phys，2011，79：105-109

[12] 中华医学会 . 临床技术操作规范—放射肿瘤学分册，北京：人民军医出版社，2006：117-118.

[13] 郝忠臣 . I-125 放射性粒子植入治疗原发性肝癌 . 吉林医学，2011，32（36）：7805.

[14] 谢保琴，朱玲 . CT 引导下放射性碘 -125 粒子植入治疗肺癌的护理 . 中国医疗前沿，2009，4（9）：116-117.

[15] 焦德超，张福君，陆郦工，等 .125I 粒子组织间植入治疗肺恶性肿瘤 . 介入放射学杂志，2008，1（3）：190-193.

[16] Xiaojuan Yu，Jin Li，Xiaoming zhong，et al. Combination of Iodine-125 brachytherapy and chemotherapy for locally recurrent stage Ⅲ non-small cell lung cancer after concurrent chemoradiotherapy. BMC Cancer，2015，15：656.

[17] 张福君，李传行，吴沛宏，等 . 125I 粒子组织间植入治疗局部晚期肺癌的对比研究 . 中华医学杂志，2007，87（46）：3272-3275.

[18] 霍小东，郑广钧，柴树德，等 . CT 引导下 125I 放射性粒子植入治疗Ⅲ期非小细胞肺癌疗效分析 . 中华放射医学与防护杂志，2012，32（2）：199-203.

[19] 张福君，吴沛宏，顾仰葵，等 . CT 导向下 125I 粒子植入治疗肺转移瘤 . 中华放射学杂志，2004，38（9）：906-909.

[20] 王锡明，李振家，武乐斌，等 . CT 引导下组织间置入 125I 粒子治疗肺癌的临床应用 . 中华放射学杂志，2005，39（5）：490-492.

[21] 柴树德，郑广钧，毛玉权，等.CT引导下经皮穿刺种植放射性 ^{125}I粒子治疗晚期肺癌.中华放射肿瘤学杂志，2004，13（4）：291-293.
[22] 齐莉恩，王红，孟箭，等.个体化导板辅助 ^{125}I放射性粒子植入治疗头颈部恶性肿瘤的手术护理.中华介入放射学电子杂志，2017，5（2）：102-105.
[23] 陈育贞，马育璇，王东方，等.舌癌放射性 ^{125}I粒子组织间植入的护理体会.中华口腔医学研究杂志（电子版），2017，11（3）：189-191.
[24] 中国癌症研究基金会介入医学委员会.晚期胰腺癌介入治疗临床操作指南（试行）（第二版）.临床放射学杂志，2018，37（1）：6-16.

第九章 放射性粒子治疗防护

第一节 概 述

放射性粒子源植入治疗属于永久性植入近距离治疗，是近距离治疗中应用广泛且较灵活的一种治疗方式。操作者将一定规格的多个封装放射性粒子源通过植入器经植入针直接植入到肿瘤组织中进行高剂量照射[1-6]。^{125}I 放射性粒子是一种低能量核素，半衰期为 59.43 天，主要发射的光子能量为 35.5 keV 的 γ 射线，组织穿透半价层距离为 1.7 cm，对于铅的半价层厚度为 0.025 mm。其优势在于能量低，穿透距离短，易于防护，半衰期长，适用生长缓慢的肿瘤永久性植入治疗。在 ^{125}I 放射性粒子治疗过程中，医护人员、患者及其家属等周围人群均有可能受到一定程度的电离辐射。因此，对 ^{125}I 放射性粒子对周围辐射剂量进行监测并采取有效的防护措施是非常必要的，^{125}I 放射性粒子对患者及周围人群的辐射损害及其防护也越来越受到重视[1-9]。粒子植入的防护过程分为术前健康教育、术中防护、术后防护，以及出院前对患者和家属的健康教育等几部分。

第二节 术前健康教育

一、入院须知

入院当日，介绍相关制度，医院环境等。告知患者粒子植入的相关注意事项，并根据患者的文化程度及接受能力简单向患者及家属讲解放射性粒子植入术的相关知识，帮助患者了解手术方法，消除恐惧。

二、术前训练

根据患者的手术部位不同，指导患者进行体位练习。对于颜面部、颈肩部、胸部、腹股沟等部位的病变，指导患者进行仰卧位练习。肩胛、椎体、会阴、直肠等部位病变，指导患者进行俯卧位练习。练习应循序渐进，时间为一次 1~2 小时，确保手术顺利进行。

三、知情同意

放射性粒子植入术前，主管护士按照手术部位免费发放放射性防护服，做好与患者及家属的签名工作（图 9-1）。

（一）粒子的运输和保管

^{125}I 放射性粒子属于 I 类低比活度放射性物质，运输时，粒子应装入铅罐，用 A 型包

肿瘤放疗科铅防护衣使用登记　　第__页

日期	床号	姓名	铅衣类型	证件类型	证件姓名	护士签字	归还日期

图 9-1　铅衣使用登记表

装后，包装表面剂量率小于国家允许的辐射水平（<5 μSv/h），包装表面标有 A 型标志，可与非放射性物质一起运输、携带。保管时需双人登记核对，装入铅罐内，锁入保险箱，保险箱由专人管理。

（二）术前准备

术前准备包括：①根据治疗正当化、最优化的原则，制订合理的治疗计划，包括粒子选择、植入方式、粒子数量、总活度、模拟剂量及其分布；②辐射防护用品：铅衣、铅帽、铅围脖、铅手套及防护眼镜、长颈镊子等；③放射性废物桶；④个人剂量计；⑤ γ 射线监测仪（图 9-2）；⑥熟练的粒子装载操作，缩短接触放射源的时间。

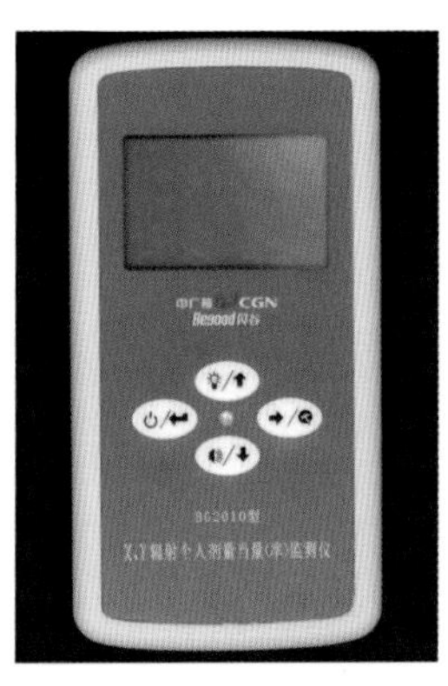

图 9-2　γ 射线监测仪

第三节　术中防护

一、正确使用防护物品和个人剂量仪

进行粒子植入时，使用长柄镊子取放粒子，粒子仓口朝地，尽量远离人体，植入粒子尽量迅速，应准确记录植入粒子数目和活度。有研究显示，距离放射源越近，辐射剂量越强，手术医生为最强辐射位。粒子植入操作者接受的辐射剂量虽低于国家标准规定的放射工作人员辐射剂量限值 25 μSv/h，但遵照防护最优化原则，工作人员仍应注意防护，尤其是手术医生应特别注意防护。如应穿戴 0.18~0.25 mm 铅当量的围脖和防护衣，手术医生应戴防护铅眼镜，戴含铅手套等（图 9-3，图 9-4）。有研

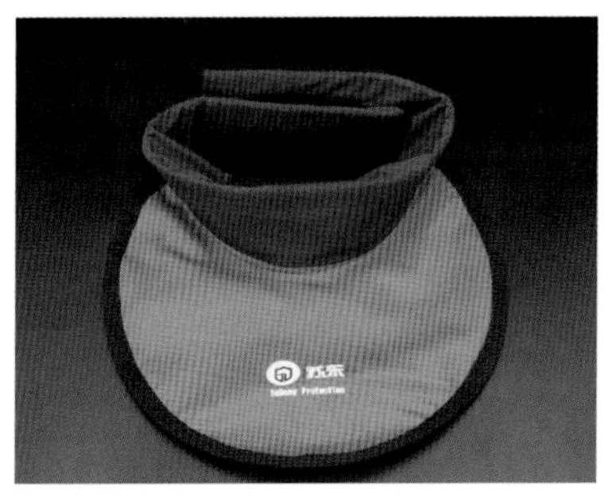

图 9-3　粒子手术所用防护围脖

究显示，0.18~0.25 mm 铅当量含铅防护衣可屏蔽 90%~99% 的 ^{125}I 粒子放射源辐射剂量[7-8]。

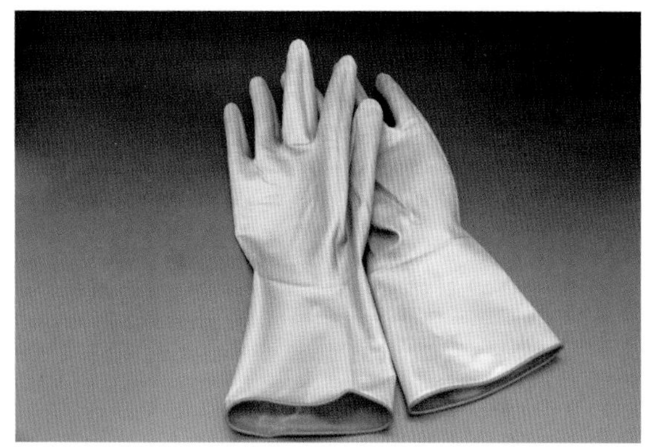

图 9-4 粒子手术所用防护手套

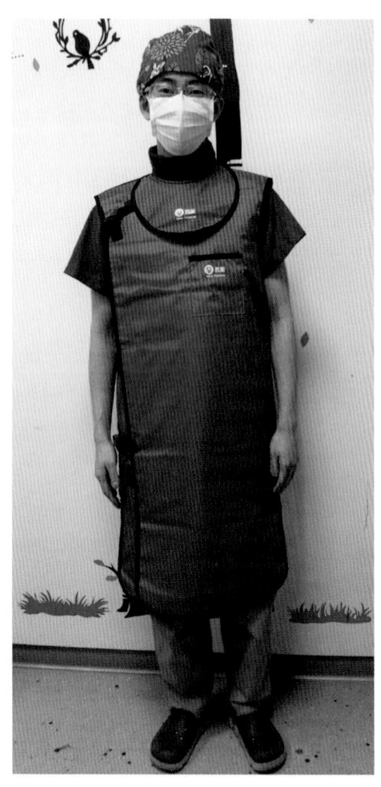

图 9-5 粒子手术所用防护铅衣

二、术后监测

注意检查遗失的粒子，术后须用 γ 射线监测仪仔细检查工作台面及地面有无遗撒的粒子，发现后即时处理，用长柄镊子捡拾后放入放射性废物桶，避免放射性污染（图 9-6）。

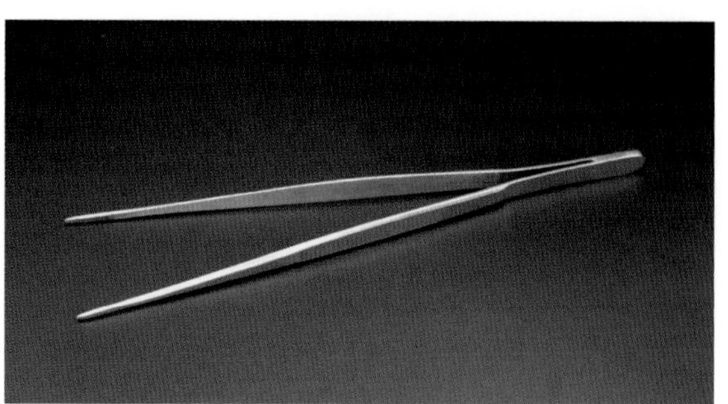

图 9-6 粒子手术所用长柄镊子

第四节 术后防护

一、术后防护

患者术后在手术室即可给予防护，穿 / 盖 0.18~0.25 mm 铅当量防护衣，在转运过程中，保护患者家属和转运工作人员的安全（图 9-7），患者术后防护流程见图 9-8。

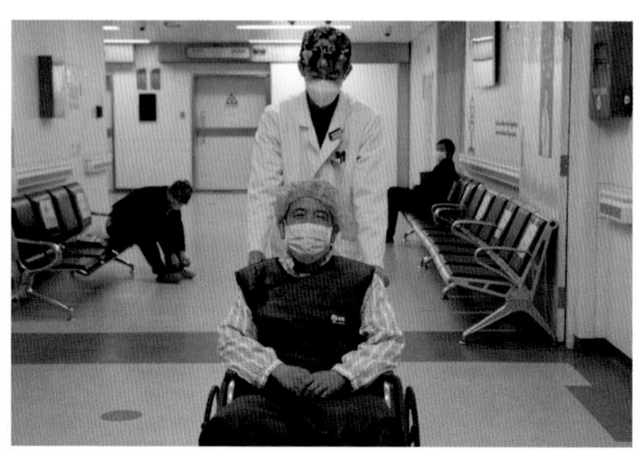

图 9-7 患者在转运过程中开始防护

二、粒子术后防护原则

术后防护遵循：屏蔽、时间和距离三原则[1-9]。对于接受粒子植入术后的患者，责任护士在床头加标志，提醒所有的工作人员，该患者需进行放射防护（图 9-9）。

屏蔽防护：屏蔽防护的原理是射线穿透物质能减弱射线的强度，达到防护的目的。临

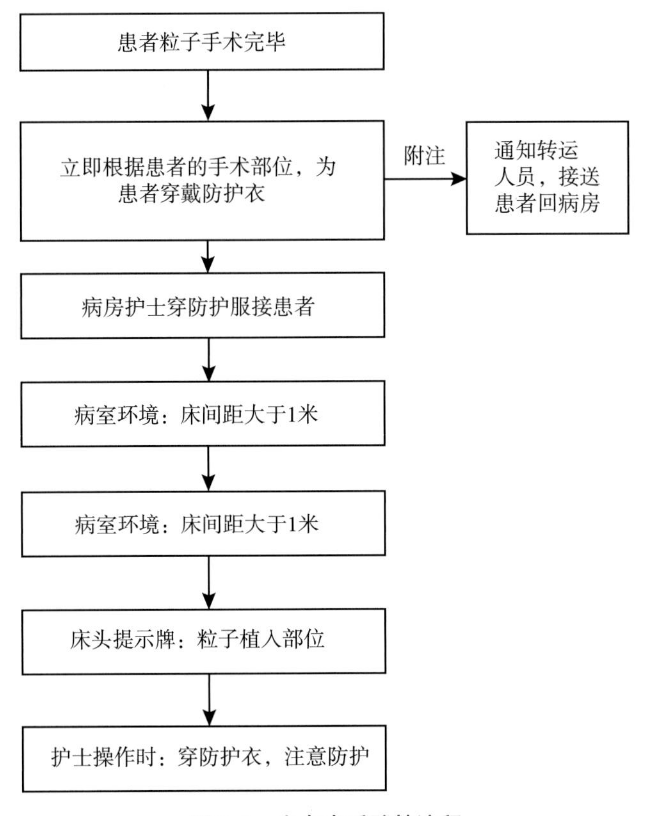
患者粒子手术完毕
立即根据患者的手术部位，为患者穿戴防护衣
附注
通知转运人员，接送患者回病房
病房护士穿防护服接患者
病室环境：床间距大于1米
病室环境：床间距大于1米
床头提示牌：粒子植入部位
护士操作时：穿防护衣，注意防护

图 9-8　患者术后防护流程

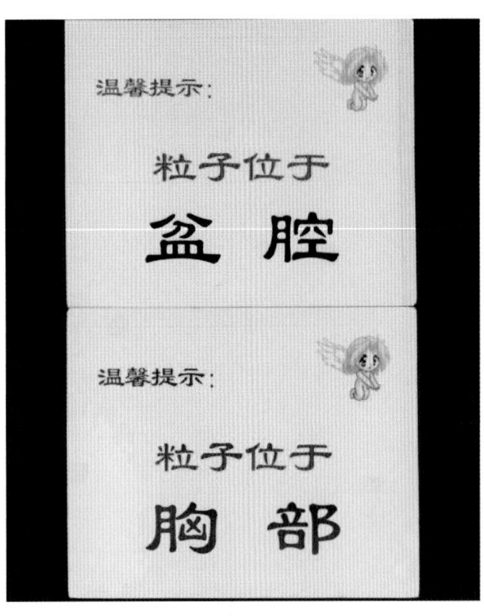
温馨提示：
粒子位于
盆 腔
温馨提示：
粒子位于
胸 部

图 9-9　放射防护床头标志

床护理中，术后即可根据手术部位，给予患者防护铅衣进行防护。研究显示，0.18~0.25 mm 铅当量的含铅防护衣可屏蔽 90%~99% 的 ^{125}I 粒子放射源辐射剂量。

时间防护：研究显示同一距离点，密切接触者接受的剂量率随时间延长而减小，密切接触者与粒子植入患者的接触时间越长，其受照射的辐射剂量越大，反之越小，提示粒子植入术后密切接触者可采取时间防护，应适当减少与患者的接触时间。根据研究结果，6 个月后无须防护。

距离防护：距离防护是外照射防护的一种有效方法，照射剂量与距离的平方成反比。研究显示，同一时间点，密切接触者接受的剂量率随其到患者的距离增加而减小，提示在不影响正常工作、交际、生活的情况下，密切接触者可采取距离防护，应远离粒子植入患者，以降低机体受照剂量。在住院期间，我们根据研究的结果，认为距离大于 1 米为安全距离。

三、患者出院或死亡后的处理

患者出院后，按照出院患者床单位要求进行整理，处理流程见图 9-10，并且用“电离巡测仪”对患者的床单位、床头小桌、卫生间等位置，进行巡检，查看是否有粒子脱落。

根据“中华人民共和国临床核医学放射卫生防护标准”（GB16360-16）规定，植入的 ^{125}I 粒子放射性在 3.7×10^9 Bq（相当于植入 100 颗 ^{125}I 粒子）以下时，早期死亡火化的尸体无须特殊防护。

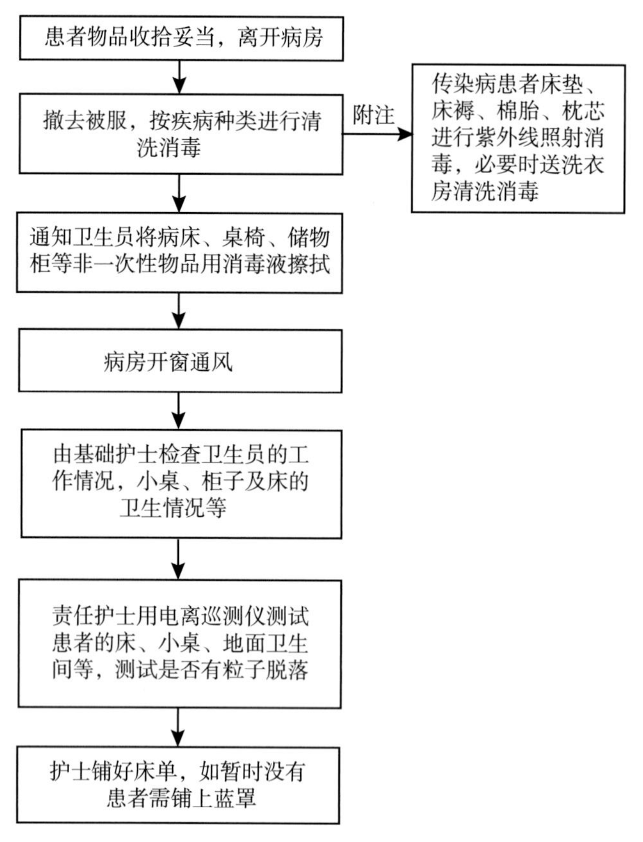

图 9-10 出院患者床单位处理流程

第五节 出院前患者和家属的健康教育

患者在出院前，护士需向患者和家属进行出院后的防护宣教。

一、患者出院后防护

患者出院后仍需做好防护工作，植入粒子活度大，距体表较近的患者，应在体表盖含铅当量橡胶布屏蔽。粒子植入后 6 个月内，不与家属同住一张床，且床间距最好在 1 米以上，孕妇和未成年人不得与患者同住一室。

二、孕妇或儿童防护

粒子植入术后 6 个月内如不穿防护衣应尽量不到人群密集的场所，或保持 1 米以上的距离；避免与儿童、哺乳妇女、孕妇及育龄妇女近距离接触，不要怀抱婴儿。患者术后 6 个月后无须防护。

三、健康教育

患者家属应注意观察患者的病情变化，多给予患者积极且利于治疗的信息，使其增加战胜疾病的信心，促进康复。患者应注意休息，劳逸结合，避免剧烈运动。进食营养丰富、清淡、易消化的高蛋白、高热量、低脂肪、低糖少渣的温和性饮食。

四、术后随访

术后定期复查，1 个月复查血常规，做 CT、超声等检查。以后每隔 3 个月复查一次，出现不明原因的食欲下降及消瘦应及时就诊。如粒子从体内掉出，用镊子捡起，放入带盖瓶中，立即送回医院交给医护人员，不可随意丢弃放置。

（范京红　徐骏马　王俊杰）

参考文献

[1] 王俊杰，冉维强，袁惠书，等. 放射性 ^{125}I 粒子植入治疗头颈部肿瘤. 中华放射医学与防护杂志，2006，26：23-26.

[2] 王俊杰，放射性粒子治疗头颈部癌进展. 现代肿瘤医学，2010，18（6）：1236.

[3] 王俊杰，黄毅，冉维强，等. ^{125}I 粒子植入治疗前列腺癌临床应用. 中华放射医学与防护杂志，2004，2（1）：148-149.

[4] 朱丽红，王俊杰，袁惠书，等. 转移及复发性骨肿瘤的放射性 ^{125}I 粒子植入治疗初探. 中华放射肿瘤杂志，2006，15（5）：407-410.

[5] 刘晓光，袁惠书，刘忠军，等. 放射性粒子植入近距离照射治疗脊柱肿瘤. 中国脊柱脊髓杂志，2007，17（5）：346-349.

[6] 王俊杰，放射性粒子组织间近距离治疗肿瘤. 2 版. 北京：北京大学医学出版社，2004.

[7] 李健敏. ^{125}I 粒子植入术后密切接触者辐射剂量监测及防护 // 河北医科大学. 河北医科大学硕士学位论文，2010.

[8] 卓水清，陈林，张福君，等. ^{125}I 放射性粒子植入术后患者周围辐射剂量的监测. 癌症，2007，26（6）：666-668.

[9] 毛仙芝，黄中柯，狄小云，等. ^{125}I 碘粒子组织间放疗时医护人员辐射安全的研究. 中国医学物理学杂志，2008，25（2）：657-658，603.

第二篇

临床篇

第十章　放射性粒子治疗唾液腺癌

唾液腺恶性肿瘤占头颈部恶性肿瘤的3%左右。唾液腺恶性肿瘤的组织病理类型繁多，且其生物学行为差异很大。根据目前最新的WHO唾液腺肿瘤病理分类（2017），唾液腺癌有25种，其中腺样囊性癌和黏液表皮样癌为最常见的两种，其他比较常见的还有非特异性腺癌、多形性腺瘤恶变、肌上皮癌、导管癌、淋巴上皮癌等。

唾液腺癌的治疗以手术治疗为主。既往认为唾液腺癌对放射线治疗敏感度低，但是随着大量的循证医学证据的发表，目前认为放射治疗是治疗唾液腺癌的一种有效方式，主要作为手术后的补充治疗，以提高肿瘤的局部控制率。对于无法手术的唾液腺癌患者，采用适宜的放疗方案也可以达到一定的局部控制率。近年来，快中子治疗、质子治疗等在唾液腺癌的治疗中也取得了较好的疗效。化疗在唾液腺癌治疗中的作用是微弱的，迄今尚未发现对唾液腺癌特别有效的化疗药物。

对于永久性^{125}I放射性粒子植入，Lazrescu GR等认为有效治疗时间（从治疗开始到杀伤肿瘤细胞速率与肿瘤细胞增殖速率相等时为止）主要与肿瘤倍增时间有关，肿瘤倍增时间较短，无效剂量（有效治疗时间以后的剂量）将增大，引起治疗比下降，降低疗效[1]。因此，有学者提出，^{125}I粒子适合生长速度比较慢的肿瘤，尤其是倍增时间大于10天的肿瘤。唾液腺癌一般生长较慢，倍增时间较长。在这一点上，^{125}I粒子治疗唾液腺癌具有生物学上的优势。自2001年开始，北京大学口腔医院张建国教授率先在国内利用^{125}I粒子治疗头颈部唾液腺癌，已完成数千例病例，积累了丰富的临床经验。

第一节　唾液腺癌临床治疗原则

美国NCCN指南（2019年第1版）推荐采用以手术为主的综合治疗方式来治疗唾液腺癌[2]。手术治疗一般采用扩大切除的方式。对于腮腺癌应尽量保留面神经，以保存神经功能，改善患者术后的生活质量。除对于低级别的T1~T2期唾液腺癌可采用单纯手术扩大切除达到治疗目的外，很多情况下都需要辅以术后放射治疗，以提高疗效和改善预后。

作为手术治疗后的有益补充，术后辅以放射治疗的适应证包括：术中肿瘤破裂（脱落）；肿瘤侵犯神经 / 神经周围；中级别或高级别癌（表10-1）；切缘距离肿瘤太近（小于3 mm）或切缘阳性；淋巴结转移；淋巴管 / 脉管浸润；T3~T4期癌；中级别或高级别的腺样囊癌。

表 10-1　常见唾液腺癌的病理分级

低级别	高级别
低级别黏液表皮样癌	高级别黏液表皮样癌
腺泡细胞癌	高级别非特异性腺癌
低度恶性多形性腺癌	腺样囊性癌
上皮 - 肌上皮癌	嗜酸细胞腺癌
基底细胞腺癌	癌在多形性腺瘤中
低级别非特异性腺癌	淋巴上皮癌
	高级别肌上皮癌
	恶性混合瘤
	导管癌

以往唾液腺癌放射治疗一般采用外照射方式，美国 NCCN 指南（2019 年第 1 版）推荐的唾液腺癌放疗原则如下。

一、根治性放疗

行单纯放疗或同步系统治疗 / 放疗。

1. 光子或光子 / 电子治疗或高度适形放疗技术。

2. PTV

（1）高危：原发灶和受侵犯淋巴结（包括原发部位和高危组淋巴结中可能存在局部亚临床浸润的部位）。剂量分割：66 Gy（2.2 Gy/f）至 70~70.2 Gy（1.8~2.0 Gy/f）；周一至周五每日 1 次，共 6~7 周。

（2）低 - 中危：可疑亚临床扩散部位。44~50 Gy（2.0 Gy/f）至 54~63 Gy（1.6~1.8 Gy/f）。

二、术后放疗

行单纯放疗或同步系统治疗 / 放疗。

1. 手术切除与术后放疗的间隔时间首选≤6 周。

2. 光子或光子 / 电子治疗。

3. PTV

（1）高危：不良特征，如切缘阳性。剂量分割 60~66 Gy（2.0 Gy/f），周一至周五每日 1 次，共 6~7 周。

（2）低 - 中危：可疑亚临床扩散处。44~50 Gy（2.0 Gy/f）至 54~63 Gy（1.6~1.8 Gy/f）。

NCCN 指南中 IMRT 或三维适形放疗均为推荐。当基于光子的治疗不能满足正常组织受量限制的要求时，可以考虑行质子治疗。

第二节　疗效评价与推荐剂量学参数

在张建国教授的引领下，经过近 20 年的发展，利用 ^{125}I 粒子治疗唾液腺癌已经确立了系统规范的治疗方法和流程 [3-6]。多名研究者报道了放射性粒子治疗唾液腺癌的临床研究结果 [7-11]。Zhang 等联合手术和 ^{125}I 放射性粒子治疗腮腺癌，随访 66 个月，局部控制率达 100%，同时该治疗模式保存了患者面神经，提高了患者生活质量。Wu 等联合手术和 ^{125}I 放射性粒子治疗唇颊黏膜小唾液腺癌，3 年、5 年和 10 年的局部控制率分别为 94.7%、82.9% 和 82.9%，3 年、5 年和 10 年的总生存率分别为 93.3%、93.3% 和 77.8%。Huang 等利用放射性 ^{125}I 粒子植入联合手术和外放疗综合治疗晚期腮腺癌，2 年和 5 年局部控制率分别为 91.7% 和 58.2%，2 年和 5 年的总生存率为分别为 100% 和 61%。刘政文等单纯利用放射性 ^{125}I 粒子植入治疗不能手术的唾液腺癌患者，1 年及 3 年总生存率分别为 100% 和 67%，患者的生存质量也处于较高水平。Zheng 等利用放射性 ^{125}I 粒子治疗复发性腮腺恶性肿瘤，3 年和 5 年的局部控制率分别为 67% 和 53.6%，总生存率分别为 76.2% 和 66.7%。

目前，^{125}I 粒子主要用于治疗原发灶区域，以提高局部控制率，不用于颈部淋巴结转移的预防性照射。利用 ^{125}I 粒子治疗唾液腺癌主要有以下三种治疗方式：手术后的辅助治疗；无法手术患者的根治性放疗；外照射治疗后的推量 [12-17]。

一、手术后的辅助治疗

患者手术后放疗适应证：术中肿瘤破裂（脱落）；手术残留部分肿瘤；术后切缘阳性或肿瘤近切缘（肿瘤距切缘距离小于 3 mm）；肿瘤侵犯神经；中级别或高级别的唾液腺癌；

剂量学参数：

PD：100~120 Gy

粒子活度：0.4~0.6 mCi

二、无法手术患者的根治性治疗

对于无法手术切除或不推荐进行手术的患者，可采取根治性放疗或其他系统治疗手段，包括丧失手术机会的局部晚期肿瘤，因全身疾病无法接受手术者。

剂量学参数

既往接受过放疗的患者：PD：120 Gy，粒子活度：0.4~0.5 mCi。

既往未接受过放疗的患者：PD：140~160 Gy，粒子活度：0.4~0.6 mCi。

三、外照射治疗后的推量

与外照射联合应用，提高局部靶区剂量的同时主要针对无法手术的唾液腺癌患者；手术后有大块肿瘤残留的患者，外照射治疗剂量：60 Gy，粒子治疗剂量：50~60 Gy，粒子活度：0.4~0.5 mCi。

第三节 粒子治疗技术流程

根据粒子植入时间不同可分为术中即刻植入与术后植入：术中植入是在肿瘤切除后、创口关闭前在靶区即刻插植粒子；术后植入一般在术后伤口愈合且面部水肿基本消退后进行，通常在术后 1~2 周内进行。放射性粒子经典植入方式为模板联合影像引导下的放射性粒子植入，以期达到精确、微创的目的。

一、模板引导

模板引导一直是放射性粒子植入的一种有效引导方式，其可以限定粒子针的位置和方向。但是由于头颈部解剖结构复杂、定位难度大等原因，北京大学口腔医院张建国教授团队于 2012 年在国内外首先发明了 3D 打印的个体化模板，并利用其引导粒子针插植和放射性粒子植入 [18]。3D 打印个体化模板的应用，提高了粒子植入的精确性，降低了粒子植入的难度和风险，扩大了粒子植入可应用的部位，使放射性粒子植入进入了一个全新的时代。

二、影像引导

根据头颈部的解剖结构特点，目前常用的影像引导方式有 CT 和红外线导航等。

三、推荐技术流程

联合 3D 打印个体化模板及 CT 或红外线导航引导的植入模式是目前推荐的精确植入模式，其流程包括评估患者、术前 CT 模拟定位和图像采集、术前设计治疗计划及个体化模板、3D 打印个体化模板、引导下插植粒子针、粒子植入、术后图像采集和质量验证、随访等环节（图 10-1）。

（一）个体化模板的设计制作

个体化模板的设计制作是头颈部放射性粒子植入过程中的关键步骤，主要包括以下环节。

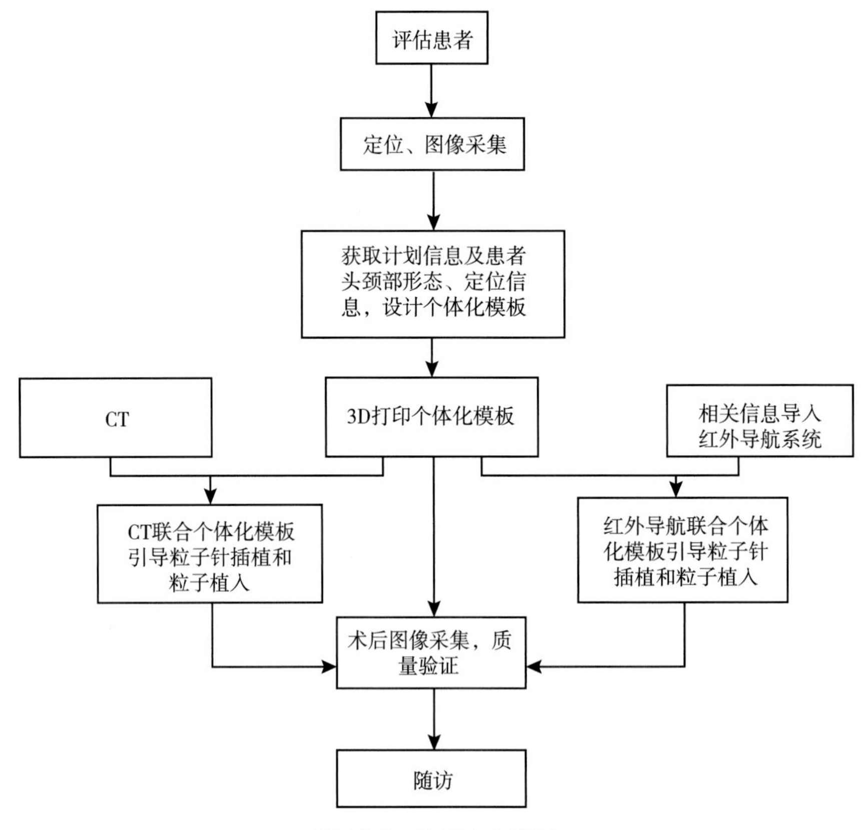

图 10-1 推荐技术流程

术前进行 CT 扫描，获取 CT 影像数据后，以 Dicom 格式存储。利用放射性粒子治疗计划系统读取 CT 影像资料，制订放射性粒子组织间植入计划，含针道的个数、方向、粒子分布等信息。将含有计划信息的 CT 图像资料导出，并以 Dicom 格式存储。

利用 Mimics 软件（Materialise，Belgium）读取含治疗计划信息的 Dicom 数据，重建患者头部皮肤和粒子插植针的三维图像（图 10-2）。将得到的三维影像数据以 STL 格式导出至 Geomagic 软件（Geomagic 公司，美国），并根据皮肤三维图像设计数字化模板，要求其覆盖面部植入区域，并适当延伸，覆盖解剖标志点（图 10-3），以利于术中根据患者面部解剖标志定位模板。将模板加厚至 5~6 mm，针道直径定为 1.3 mm（根据放射性粒子植入针外径得到）；并用布尔相减运算进一步整理图像，得到带针道信息的模板数字化模型（图 10-4）。根据模板的数字化模型，利用 3D 打印机使用医用光敏树脂材料加工得到放射性粒子植入个体化模板（图 10-5）。

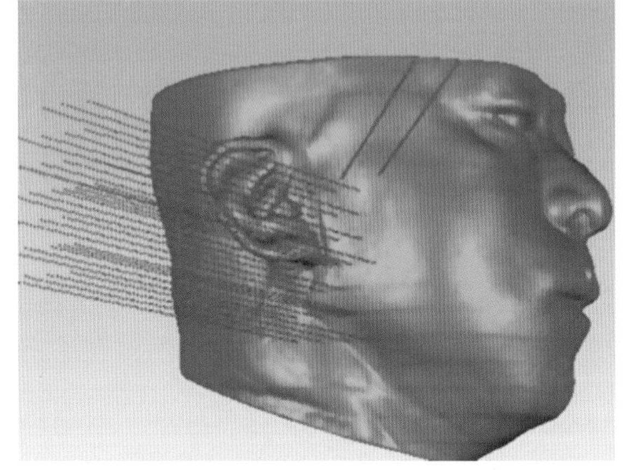

图 10-2 重建头颈部外形及术前计划中的粒子插植针信息图像

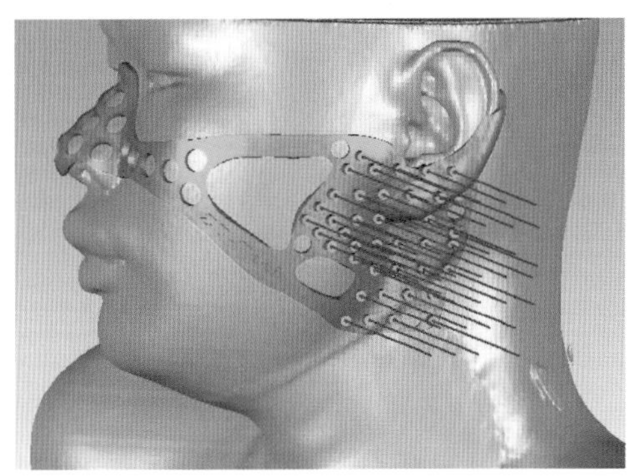

图 10-3　设计模板，根据患者面部解剖标志定位模板

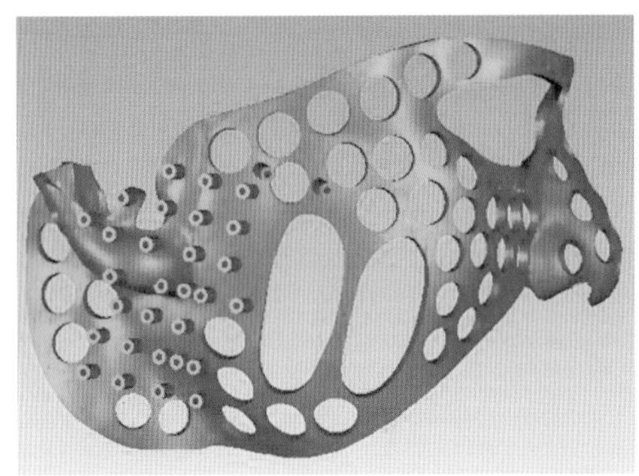

图 10-4　获得具有针道信息的个体化模板数字化模型

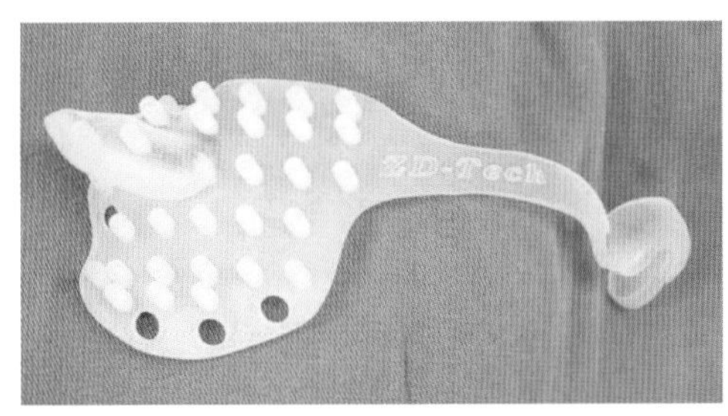

图 10-5　3D 打印完成的个体化模板

（二）CT 联合个体化模板引导

CT 引导有两种操作模式，一种是全过程实时引导，另一种是阶段性验证引导。

1. 全过程实时引导：指在放射性粒子植入的过程中，全程实时在 CT 的引导下进行操作，实时观察调整粒子针的插植和粒子的植入，以期提高穿刺精度，减少穿刺并发症，并达到合理的粒子分布。但应用此种引导方法时，医护人员辐射暴露时间长，可能受到较多的辐射，不利于医护人员的职业防护，因此应慎重采用。目前此种引导方法采用很少。

2. 阶段性验证引导：指在放射性粒子植入的过程中，一些关键步骤结束后对治疗区域进行 CT 扫描，对粒子针或粒子的位置进行验证评估，并与术前计划进行比较，指导对粒子针的位置进行调整，以达到合理的粒子分布。放射性粒子治疗头颈部肿瘤建议采用个体化模板联合 CT 阶段性引导的模式。

CT 联合个体化模板引导粒子植入技术流程

1. 术前疾病评估。

2. 体位定位及图像获取。体位应选择手术中的体位，以避免体位误差，影响粒子植入的精确度。

3. 设计术前治疗计划，并设计个体化模板。

4. 个体化模板制作。

5. 粒子植入：包括以下流程。

（1）麻醉：除了表浅部位可采用局麻外，一般推荐全麻手术。全麻插管方式（口插或鼻插）应根据术前体位定位情况，选择对模板安放影响小的方式。

（2）安放个体化模板：复位患者体位后，安放个体化模板（图 10-6）。

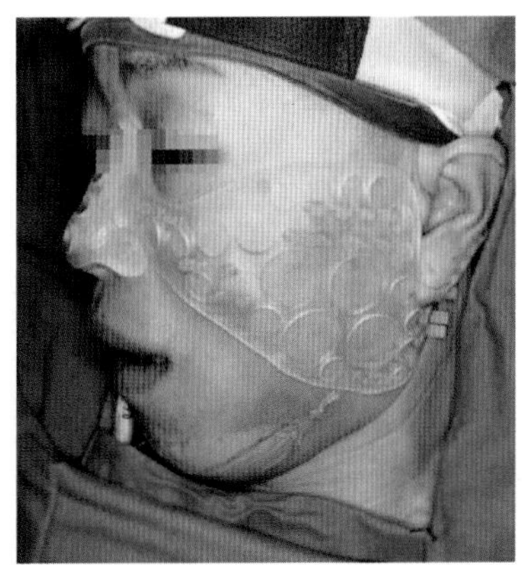

图 10-6　个体化模板就位

（3）插植固定针：建议 3~4 根，位于植入区域边缘位置（图 10-7）。

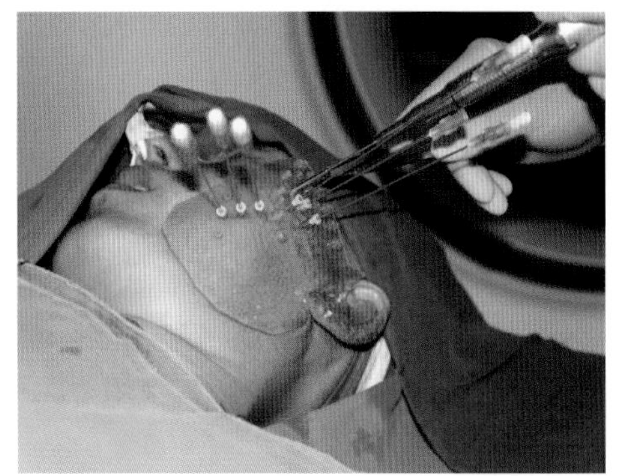

图 10-7　模板引导下插植固定针

（4）CT 扫描评估固定针的位置。如有偏差，应进行调整。建议固定针的位置偏差应≤ 2 mm，最好≤ 1 mm（图 10-8）。

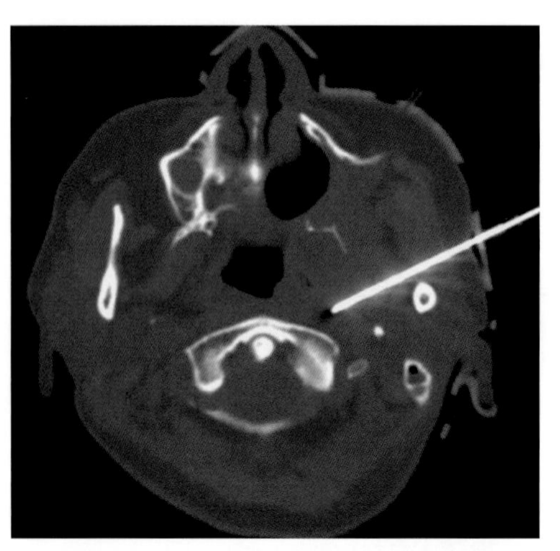

图 10-8　CT 扫描评估固定针的位置

（5）确认固定针达到定位要求后，剩余粒子针在个体化模板引导下，全部进入体内 1~3 cm。

（6）CT 扫描，评估所有粒子针的位置。如有偏差，应进行调整。建议植入针的位置偏差应≤ 2 mm，最好≤ 1 mm。

（7）粒子针位置达到精度要求后，将全部粒子针按治疗计划插植到计划的深度（图 10-9）。

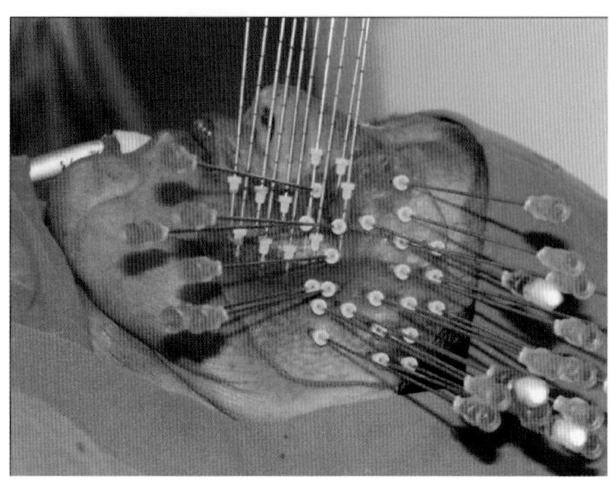

图 10-9　插植全部粒子针至计划位置

（8）CT 扫描，验证粒子针尖位置是否达到计划要求，针尖位置偏差应≤ 3 mm（图 10-10）。如有偏差，应进行调整。

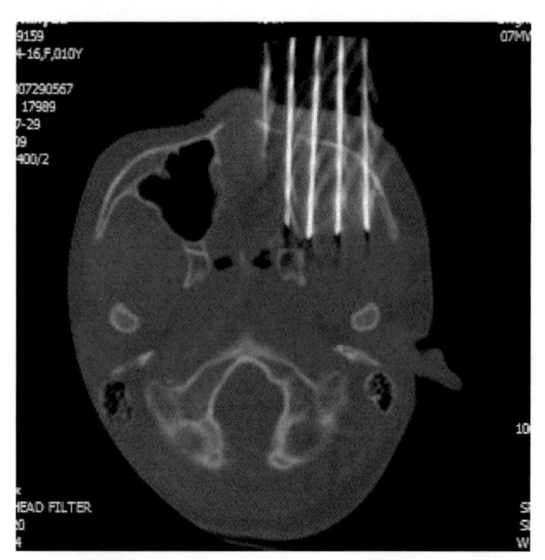

图 10-10　CT 扫描验证插植针针尖位置

（9）粒子植入：根据术前计划植入放射性粒子。

（10）CT 扫描，明确粒子分布情况，粒子与危及器官关系（图 10-11）。

6. 术后计划：验证剂量分布（图 10-12）。要求相关剂量学指标达到治疗要求。若有偏差，应再次植入粒子。

7. 随访：粒子植入后患者的随访应根据肿瘤的病理类型和治疗情况综合决定。一般在粒子植入后半年应评估疾病的控制情况。

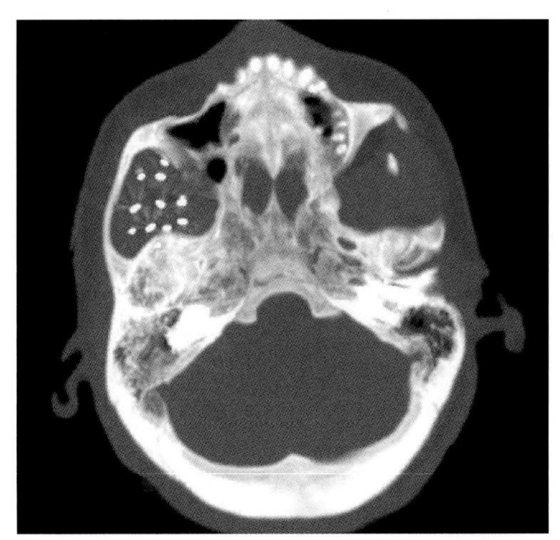

图 10-11　CT 扫描明确粒子分布情况

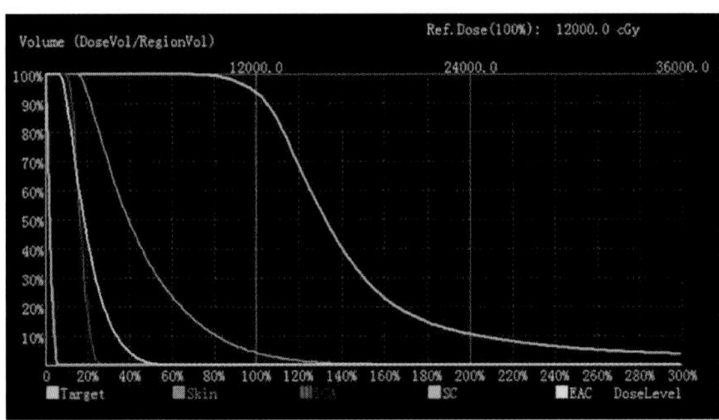

图 10-12　术后验证剂量分布——剂量 - 体积直方图（DVH）

应注意，在粒子植入的过程中，如果固定针位置评估达到理想要求（≤1 mm），即按照计划要求在个体化模板引导下，直接插植所有粒子针至计划深度，再行 CT 验证评估所有粒子针的位置及深度。这样可以减少一次 CT 扫描，减少临床操作时间，同时对治疗的精度无明显影响。

（三）红外线导航联合个体化模板引导

相对于 CT 引导，红外线导航引导放射性粒子植入具有实时、无创的优点。缺点是可能出现图像漂移，影响精度。

红外线导航联合个体化模板引导放射性粒子植入流程

1. 术前疾病评估。

2. 体位定位及图像获取。体位应选择术中体位，以避免体位误差，影响粒子植入的精确度。

3. 设计术前治疗计划，并设计个体化模板。

4. 个体化模板制作；将治疗计划信息、个体化模板形态及位置信息导入红外线导航系统。

5. 粒子植入：流程如下。

（1）麻醉：除了表浅部位可采用局麻外，一般推荐全麻手术。全麻插管方式（口插或鼻插）应根据术前体位定位情况，选择对模板安放影响小的方式。

（2）安装导航架设备，并注册验证患者影像信息（图 10-13）。

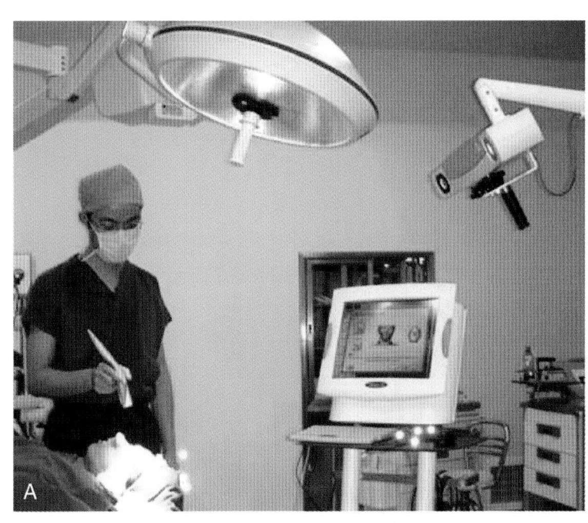

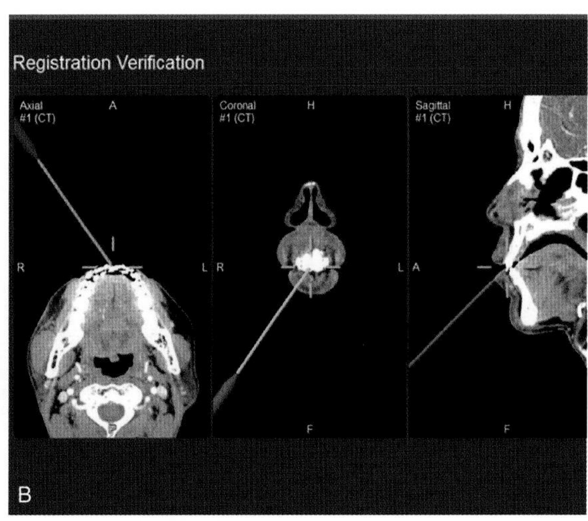

图 10-13　安装导航架，注册验证影像信息

（3）复位患者体位后，安放个体化模板。利用红外导航验证模板位置信息；确保模板精确就位，建议模板的位置偏差应≤1 mm（图 10-14）。

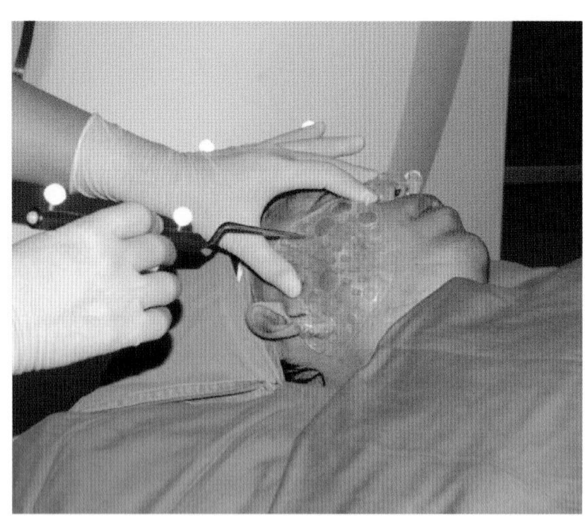

图 10-14　利用红外导航验证模板位置，减小摆位误差

（4）注册粒子针（图 10-15）。

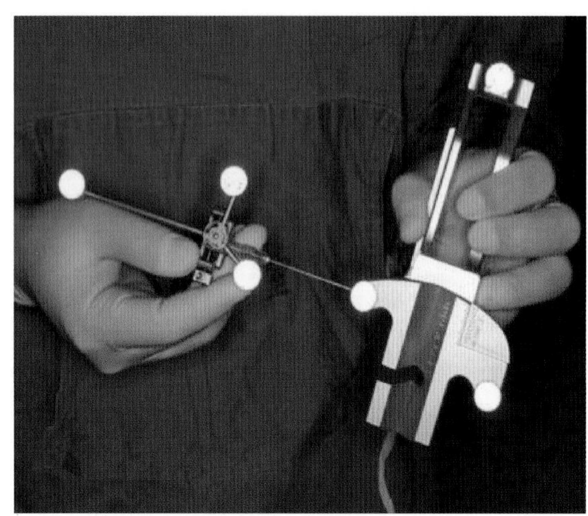

图 10-15　注册粒子针

（5）插植固定针 3~4 针，利用个体化模板及红外线导航引导粒子针插植至计划深度，进一步利用术前计划信息验证模板的定位（必要时适当调整），使粒子针的进针位置偏差≤1 mm，针尖部偏差≤2 mm，最好≤1 mm；按计划完成粒子植入；接下来在模板及导航引导下按计划完成剩余粒子针的插植（精度要求同前）及粒子植入（图 10-16~图 10-18）。

（6）治疗结束，拔除粒子针并止血。

6. 植入后第一天，行 CT 扫描，明确粒

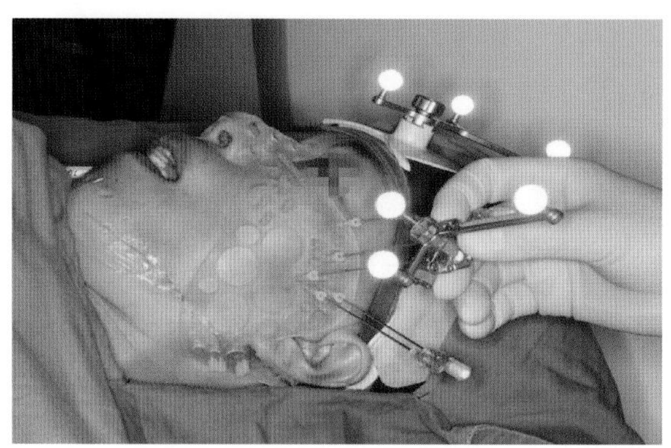

图 10-16　红外线导航下插植固定针

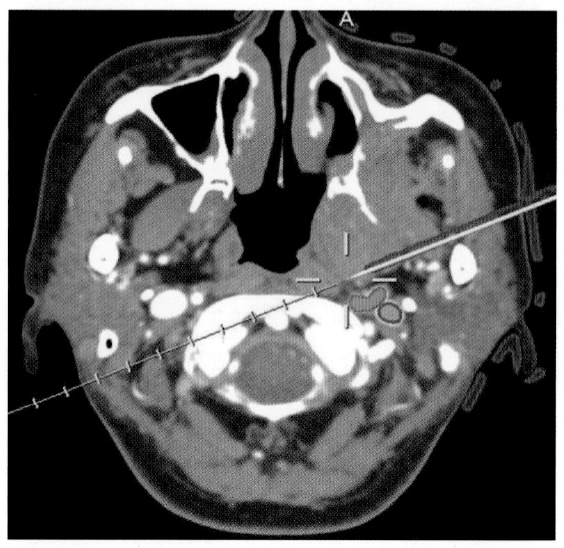

图 10-17　红外线导航下观察粒子针插入的位置、方向和深度

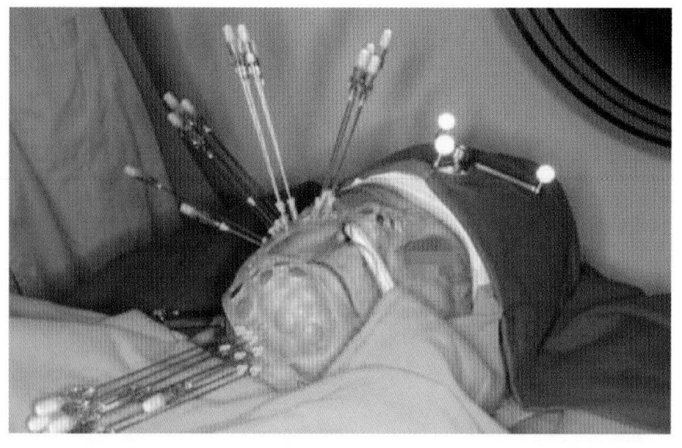

图 10-18　插植全部粒子针并植入粒子

子分布情况，粒子与危及器官关系。行术后计划，验证剂量分布。要求相关剂量学指标达到治疗要求。

患者返回病房后，粒子植入区域佩戴防护铅垫，以减少对周围健康人群的辐射（图 10-19）。

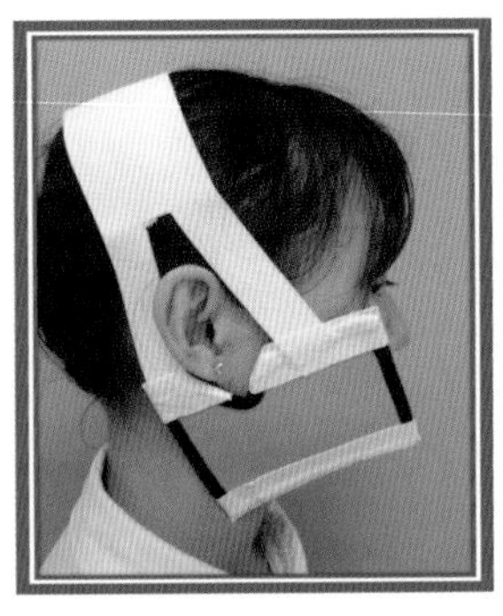
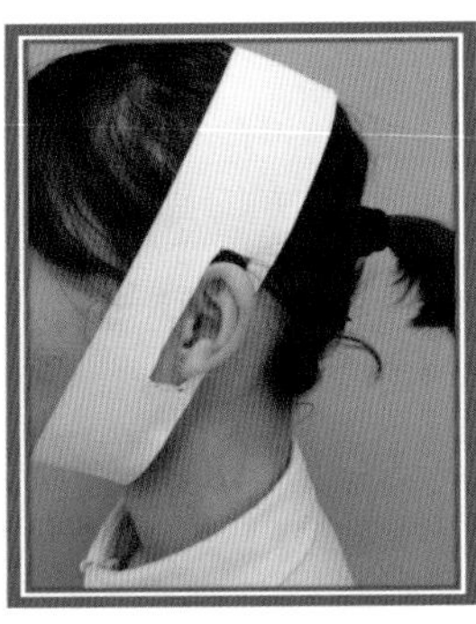

图 10-19　粒子植入区域佩戴防护铅垫

7. 随访：粒子植入后患者的随访应根据肿瘤的病理类型和治疗情况综合决定。一般在粒子植入后半年应评估疾病的控制情况。

从流程上看，红外线导航联合个体化模板引导粒子植入更方便、快捷，同时也能达到较高的精度，减少插植并发症，改善放射剂量分布，提高疗效。

第四节　注意事项

与胸腹部相比，头颈部解剖结构有不同的特点，如面部形态各异，存在较多的腔、窦和血管，存在较多的骨组织，颈部易活动，导致摆位误差等。在粒子植入的过程中，应该充分考虑这些特点，合理应用。

1. 应当严格掌握适应证。

2. 患者术前采集 CT 图像时，体位应尽量和术中保持一致，以减少摆位误差，提高放射性粒子治疗精度。可采用负压真空垫、面网等固定技术。

3. 头颈部多腔、窦、血管，植入粒子过程中应注意利用注射器回吸植入针，以防将粒子植入空腔脏器或血管。

4. 术后拔除植入针时，应边拔边旋转，以防将粒子带出。

5. 腮腺区肿瘤的粒子植入，有面神经损伤的风险。虽然概率很小，但也应在治疗前向患者说明情况。

6. 放射性粒子治疗常见的并发症为局部软组织溃疡、坏死、伤口延迟愈合、皮肤瘘、皮肤坏死等。通常软组织坏死是自限性的过程，最后能自愈。较严重的并发症如动脉出血、放射性骨坏死等发生率很低。

（黄明伟　张建国）

参考文献

[1] Lazarescu GR，Battista JJ. Analysis of the radiobiology of ytterbium-169 and iodine-125 permanent brachytherapy implants. Phys Med Biol，1997，42：1727-1736.

[2] Colevas AD，Yom SS，Pfister DG，et al. NCCN guidelines insights：head and neck cancers，Version 1.2018. J Natl Compr Canc Netw，2018，16（5）：479-490.

[3] 张建国，张杰，宋铁砾，等．放射性粒子组织间植入治疗口腔颌面部恶性肿瘤初探．中华口腔医学杂志，2006，41（8）：464-466.

[4] 张杰，张建国，宋铁砾，等．经 CT 引导头颈部恶性肿瘤 ^{125}I 放射性粒子的植入．华西口腔医学杂志，2008，26（1）：8-9，14.

[5] 张建国，张杰，宋铁砾，等．^{125}I 放射性粒子组织间植入治疗面神经受侵的腮腺恶性肿瘤初步临床观察．中华口腔医学杂志，2008，43（3）：132-135.

[6] 张杰，张建国，蔡志刚，等．放射性粒子组织间植入近距离治疗腮腺复发癌初步报告．中华口腔医学杂志，2009，44（1）：2-4.

[7] Huang MW，Liu SM，Zheng L，et al. A digital

model individual template and CT-guided 125I seed implants for malignant tumors of the head and neck. J Radiat Res，2012，53（6）：973-977.

[8] Zheng L，Zhang J，Zhang J，et al. Preliminary results of（125）I interstitial brachytherapy for locally recurrent parotid gland cancer in previously irradiated patients. Head Neck，2012，34（10）：1445-1449.

[9] Huang MW，Zheng L，Liu SM，et al. 125I brachytherapy alone for recurrent or locally advanced adenoid cystic carcinoma of the oral and maxillofacial region. Strahlenther Onkol，2013，189（6）：502-507.

[10] Wu WJ，Shao X，Huang MW，et al. Postoperative iodine-125 interstitial brachytherapy for the early stages of minor salivary gland carcinomas of the lip and buccal mucosa with positive or close margins. Head Neck，2017，39（3）：572-577.

[11] Mao MH，Zheng L，Wang XM，et al. Surgery combined with postoperative（125）I seed brachytherapy for the treatment of mucoepidermoid carcinoma of the parotid gland in pediatric patients. Pediatr Blood Cancer，2017，64（1）：57-63.

[12] Huang MW，Wu WJ，Lv XM，et al. The role of（125）I interstitial brachytherapy for inoperable parotid gland carcinoma. Brachytherapy，2018，17（1）：244-249.

[13] Zhou C，Zhang J，Zhang JG，et al. Iodine-125 brachytherapy alone for advanced primary parotid gland carcinoma. Int J Oral Maxillofac Surg，2018，47（5）：561-567.

[14] Huang MW，Zhang JG，Zheng L，et al. Accuracy evaluation of a 3D-printed individual template for needle guidance in head and neck brachytherapy. J Radiat Res，2016，57（6）：662-667.

[15] Zhang GH，Lv XM，Wu WJ，et al. Evaluation of the accuracy of computer-assisted techniques in the interstitial brachytherapy of the deep regions of the head and neck. Brachytherapy，2019，18（2）：217-223.

[16] Zhang J，Zhang JG，Song TL，et al. 125I seed implant brachytherapy-assisted surgery with preservation of the facial nerve for treatment of malignant parotid gland tumors. Int J Oral Maxillofac Surg，2008，37（6）：515-520.

[17] Huang MW，Zhang JG，Zhang J，et al. Oncocytic carcinoma of the parotid gland.Laryngoscope，2013，123（2）：381-385.

[18] 中华医学会放射肿瘤治疗学分会，中国医师学会粒子植入专家委员会，北京医学会放射肿瘤治疗学分会-中国北方粒子治疗多中心协作组（CNRBG）. 3D打印非共面坐标模板辅助CT引导放射性125I粒子植入治疗头颈部肿瘤专家共识. 中华医学杂志，2018，98（15）：1143-1147.

[19] 刘政文，石妍，刘树铭，等. 放射性125I粒子组织间植入治疗不能手术唾液腺癌患者的生存质量分析. 中华放射医学与防护杂志，2018，38（11）：846-850.

第十一章　放射性粒子治疗头颈部复发癌

头颈部肿瘤通常包括鼻咽癌、口咽癌、下唾液癌、口腔癌、鼻旁窦癌、喉癌、甲状腺癌、唾液腺癌、原发不明颈部转移癌等。常见病理类型为鳞状细胞癌（甲状腺癌、唾液腺癌例外），其他如腺癌、腺鳞癌、肉瘤等所占比例相对较低。

放射性 ^{125}I 粒子植入对于头颈部复发癌是一种非常重要的挽救性治疗手段。由于 ^{125}I 粒子具有放射剂量随距离的增加而陡降的物理学特点，肿瘤内粒子周围局部剂量高，肿瘤周围正常组织剂量低，对周围器官的损伤较小。基于计算机三维治疗计划系统（TPS）指导的 CT 引导下放射性 ^{125}I 粒子植入，具有近距离、小范围、定位准确、剂量分布与肿瘤形状更适形、低剂量率持续放疗的特点。故对于部分不能手术或不接受手术、有外放疗史的复发肿瘤患者，仍具有很好的挽救效果[1-6]。受头颈部解剖特点及图像引导手段所限，CT 引导下粒子植入为主要方式。既往 CT 引导下粒子植入受穿刺医生个人经验限制，难以完全重复术前计划设计的穿刺路径。而且受穿刺时间限制，对肿瘤靶区的确定、肿瘤及周围正常器官的剂量把握也难以做到准确。CT 辅助 3D 个体化模板引导放射性粒子植入，能够较好地拟合术前计划，能准确评估肿瘤及周围正常器官剂量。在质量保证及质量控制方面具有质的提高，在粒子植入的精准方面是个巨大的进步，在头颈部复发肿瘤治疗领域具有较好的应用前景。

第一节　临床治疗原则

原发肿瘤的治疗原则根据肿瘤发生部位、病理的不同及分期的差异而有差别。如鼻咽癌主要治疗手段为放疗或同步放化疗。而其他部位肿瘤则基本是以手术为主的综合治疗。因头颈部涉及重要器官较多，所以在肿瘤治疗的根治性、器官功能保存、美容效果等方面具有一定的难度。此外，对于复发性头颈部癌，既往多数已行手术和（或）放射治疗，给再次治疗带来了相当的挑战。复发的头颈部鳞状细胞癌 90% 复发于首次治疗后 2 年内，腺源性恶性肿瘤 80% 复发于首次治疗后 3 年内，由于有手术史或放疗史，局部再次手术治疗由于瘢痕或纤维组织存在，增加了手术难度。有放疗史的患者，再次放疗目前存在一定争议和难度。对于复发或残存头颈部癌，NCCN 推荐的治疗原则见图 11-1。

对于手术、放化疗后复发的头颈部肿瘤患者，当无再手术、再放疗机会时，缺少有效治疗手段。对于无法手术或者拒绝手术切除的患者，NCCN 指南的推荐见图 11-2，目前仅有化疗、临床试验、最佳支持治疗等。对于该类患者，放射性粒子植入可起到很好的挽救治疗作用。

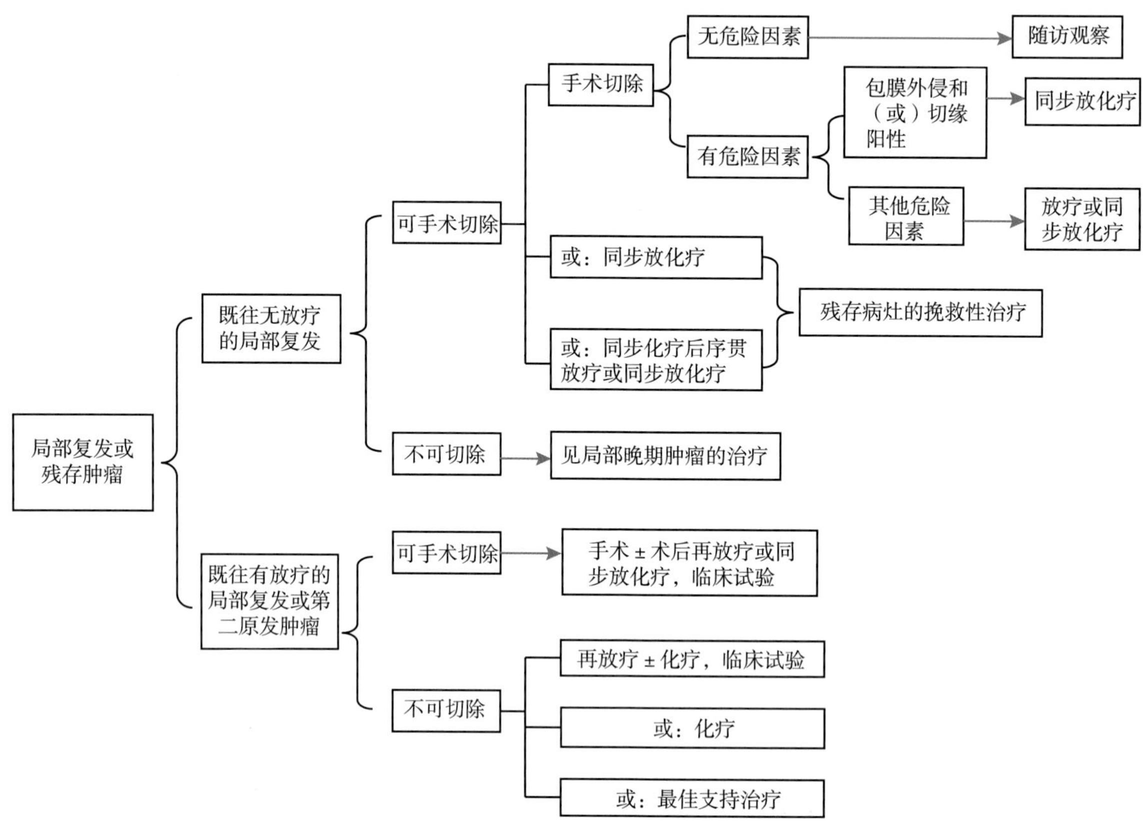

图 11-1　NCCN 指南推荐头颈部复发肿瘤治疗原则

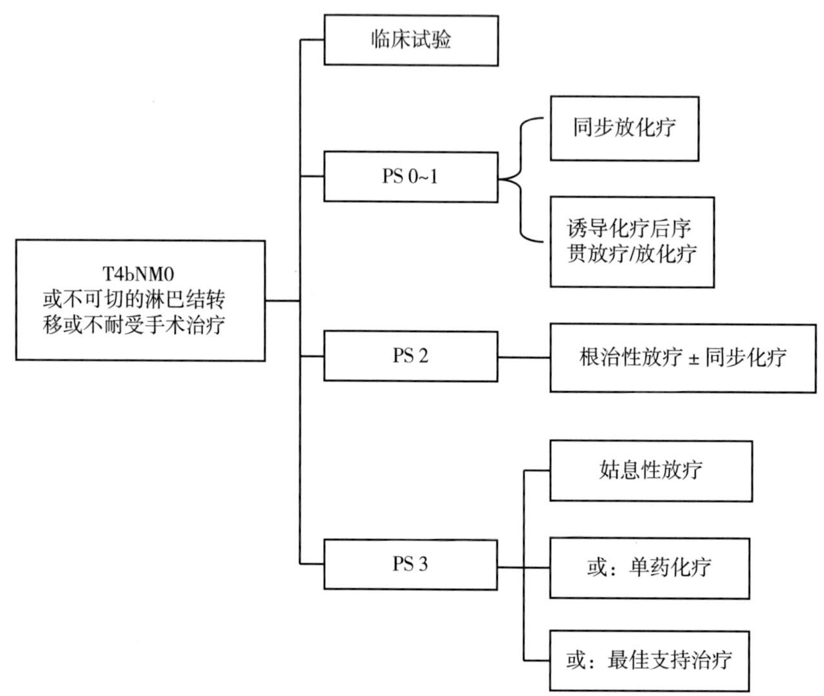

图 11-2　2018 年 NCCN 指南关于头颈部局部晚期不可手术肿瘤的治疗原则

第二节　粒子治疗适应证与剂量学参数

一、粒子植入治疗适应证

1. 病理证实为复发恶性肿瘤。

2. 无法手术 / 再手术，无法放疗 / 再放疗的患者；不耐受手术 / 放疗患者；对器官功能或美容有特殊要求，不接受手术 / 放疗的患者。

3. 直径＜5 cm（若体积较大，但预计肿瘤缩小可提高生存质量，也可酌情处理）。

4. 有合适的穿刺路径。

5. 无穿刺禁忌证。

6. 身体一般情况尚可（KPS＞70 分），重要脏器功能可耐受放射性粒子植入。

7. 预计生存期大于半年。

二、剂量学参数

^{125}I 粒子活度：0.4~0.6 mCi，处方剂量：110~150 Gy。

第三节　3D 打印模板指导粒子植入治疗技术流程

放射性粒子植入治疗肿瘤，包括治疗计划的审核实施、插入植入针、植入粒子、术后计划验证等，每一步骤都有着严格的操作规范，应符合 AAPM 的相关要求。为了保证质量，同时也是规避风险，必须要认真执行技术流程及医疗规范。关于技术流程，笔者所在科室目前通常有以下八个步骤[7]。

一、病情评估

评估重点为适应证、禁忌证。其他包括评估患者的一般情况（如手术体位、穿刺路径、风险、预期效果）与特殊情况（如术前特殊准备、辅助固定器选择、造影剂过敏与否、抗凝药应用等）。

二、签署知情同意书

患者治疗前签署知情同意书。

三、术前模拟 CT 定位

1. 定位前准备。

2. 指导患者手术体位练习。

3. 根据具体情况进行相关准备：备皮、必要时给予止咳、止痛药物等。

4. 体位固定器的预选择（图 11-3）：利用真空垫进行体位固定。必要时联合应用定位膜等其他固定器。体位固定原则上选择便于操作的体位，兼顾患者舒适性及耐受性。

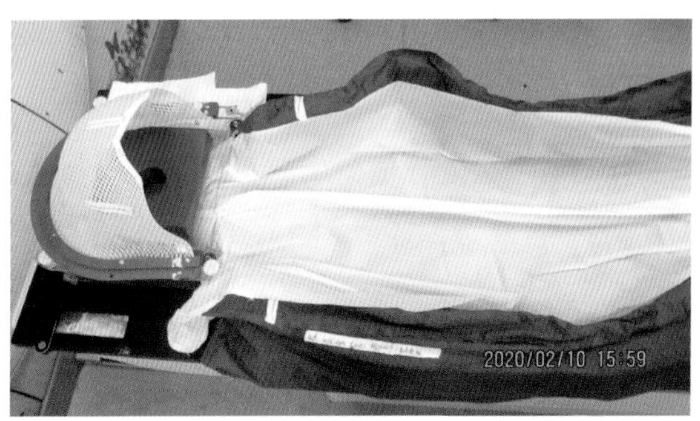

图 11-3　利用真空垫和面网固定：患者仰卧位或侧卧位固定

5. 模拟 CT 扫描：CT 平扫确定肿瘤范围、定位针位置。建议选择肿瘤最大层面上，肿瘤中心垂直对应的皮肤点作为定位针标记点或选择有参考意义的骨性标志对应的皮肤点作为定位针标记点。必要时头尾向可增加定位针。调整激光灯至皮肤参考点，体表画出进床、升床、左右激光线。体位固定器上标记激光标记。标记体表金属标记。之后强化扫描（图 11-4~ 图 11-6）。

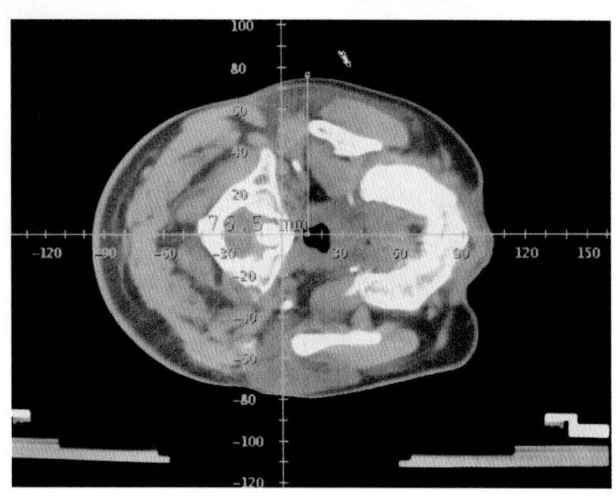

图 11-4　根据扫描图像所示肿瘤位置，选择固定针参考平面，确定固定针位置，贴金属标记

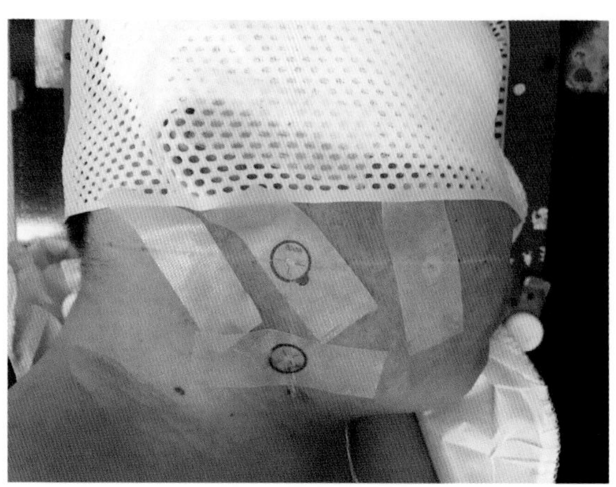

图 11-5　CT 扫描，激光线显示标记定位点

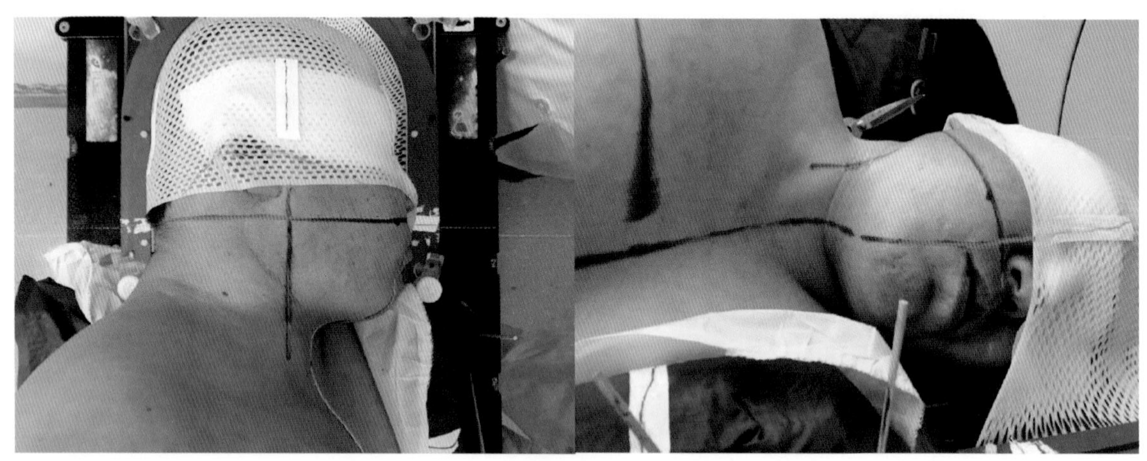

图 11-6　体表标线，X、Y、Z 激光标记线（体表与真空垫同时标记）

四、术前计划设计

1. 传输定位 CT 图像及相关影像资料至计划系统。

2. 勾画靶区及危及器官（图 11-7）。

3. 医师和物理师共同进行计划设计。

4. 两名医师审核计划。

五、打印 3D 个体化模板

根据术前计划打印 3D 个体化模板，标记激光径线，针标号（图 11-8）。

六、粒子植入治疗技术流程

1. 患者与模板复位：包括术前定位体位的拟合及 3D 个体化模板的拟合。

2. 参照体表与体位固定器表面激光标记摆位（图 11-9）。

3. 调整 3D 模板位置：插入固定针（建议 2 根以上）及引导柱，摆放粒子针，CT 扫描（平扫及增强），确定模板与穿刺针位置与术前计划符合性较好（图 11-10）。

4. 按计划插入植入针，复扫 CT，根据肿瘤与植入针位置，结合术前计划，微调整植

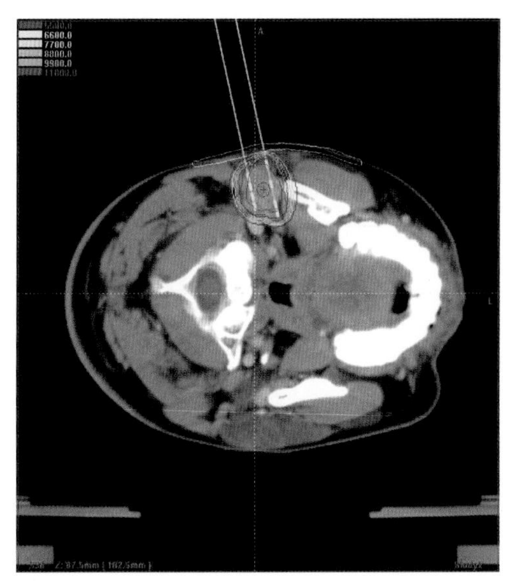

图 11-7 勾画靶区、危及器官，设计针道并定义处方剂量，出具术前计划

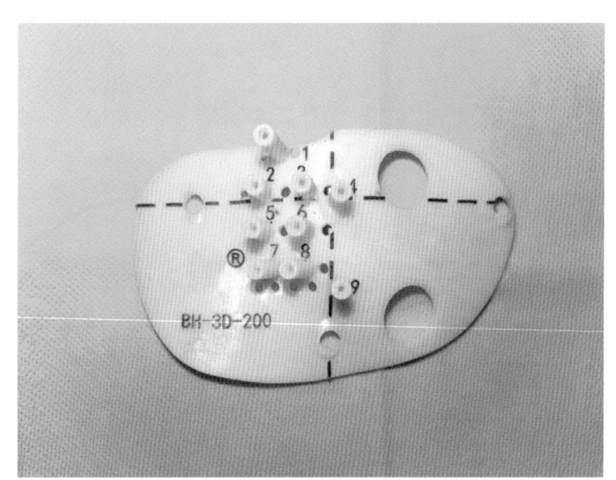

图 11-8 打印 3D 个体化模板

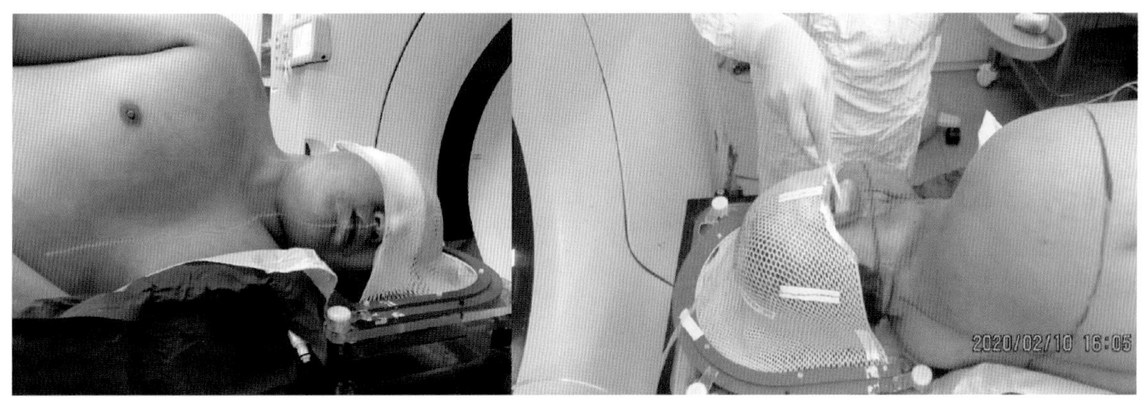

图 11-9 患者体位复位、固定和消毒

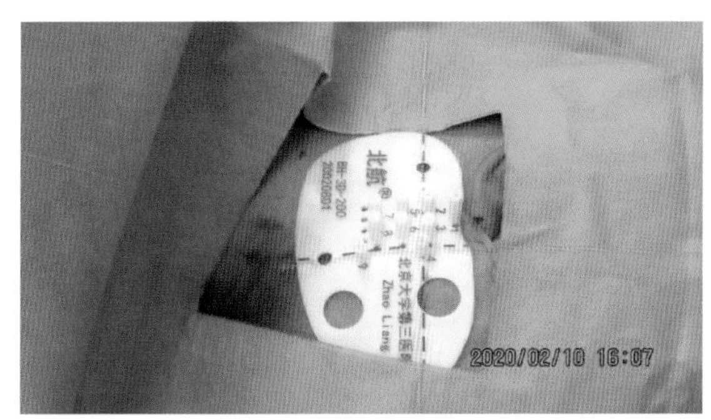

图 11-10 模板复位，调整模板位置，固定针与标记点吻合

入针位置（图 11-11~ 图 11-13）。

5. 粒子植入：按照术前计划进行粒子植入（图 11-14）。

6. CT 扫描：术后即刻复扫 CT，确定粒子在靶区内分布情况。若粒子分布不满意，可补充植入粒子。之后再次复扫 CT（图 11-15）。

七、术后剂量学验证

1. 术后 CT 图像传至计划系统。

2. 勾画靶区及危及器官，建议利用融合技术将术前靶区拷贝至术后 CT，以减少靶区勾画误差。

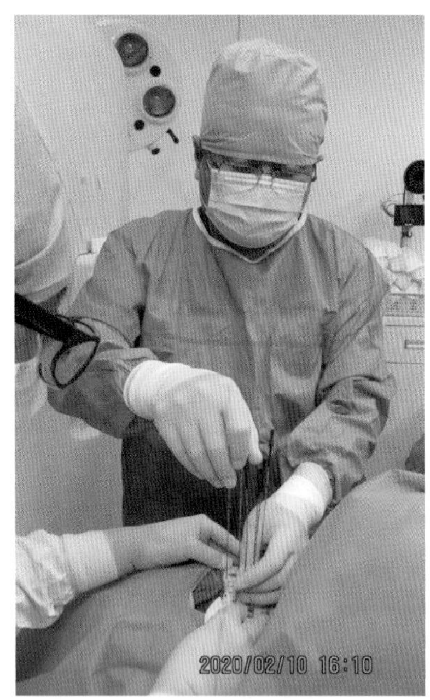

图 11-11　插植固定针和摆放粒子针

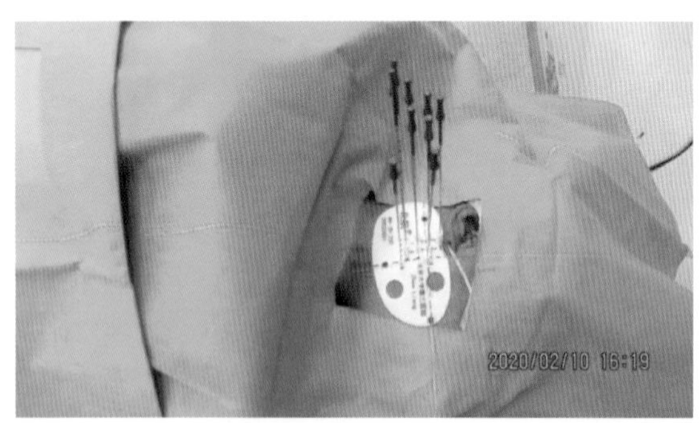

图 11-12　CT 扫描了解固定针位置，之后插植全部粒子针

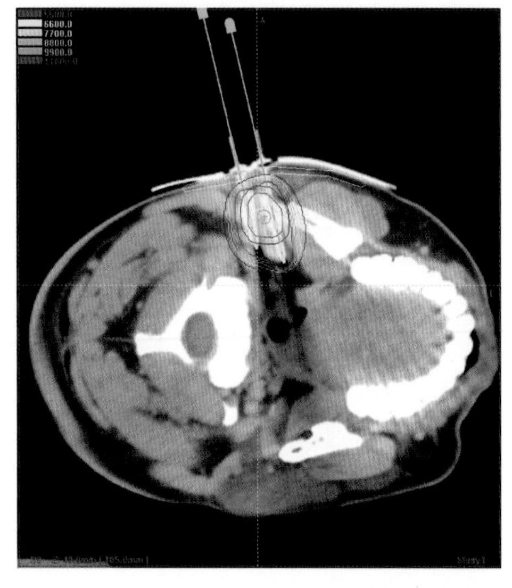

图 11-13　复扫 CT 确定穿刺针位置与术前计划一致

3. 拾取粒子，计算靶区及危及器官剂量，并出具术后 TPS 报告（图 11-16）。

八、术后随访

术后即刻进行 CT 扫描，将图像传送到治疗计划系统进行剂量学评估，加入患者病历。

根据 NCCN 指南推荐，术后前 2 年每 3 个月随访 1 次，3~5 年每半年随访 1 次，5 年后每年随访 1 次。

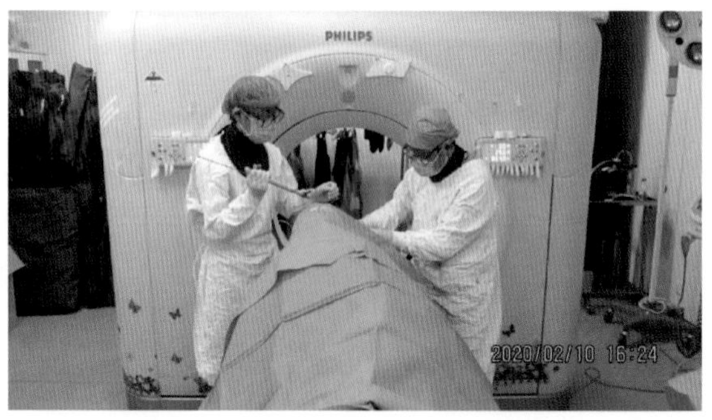

图 11-14　根据术前计划植入粒子

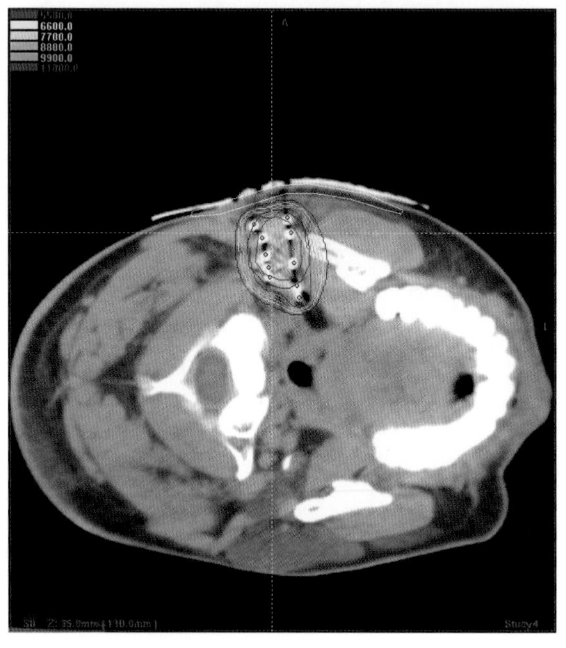

图 11-15　术后扫描，进行剂量学评估

北京大学第三医院

放射性粒子治疗验证报告单　标识：

姓名：		性别:	男	年龄:	40
临床诊断:	腮腺癌复发	计划名:	术后计划	计划时间:	2020-02-10

处方剂量(PD)：11000.0 cGy　　最大剂量：123290.2 cGy
粒子类型：I_125(6711_1985)　　粒子活度：0.40 mCi
粒子总数：32

组织名称	体积(cc)	最小剂量	最大剂量	平均剂量	CI	EI	HI	D2.00cc
GTV	7.5	9449.6	110270.0	25327.3	0.35	1.74	0.18	23188.6
CTV	13.9	7140.6	123290.2	22569.2	0.60	0.53	0.35	29491.8
Skin	15.2	177.9	5510.9	1697.6	0.00	1.34	0.00	3156.6

组织名称	D1.00cc	D0.10cc	D90.0	D100.0	V100	V150	V200	
GTV	35172.5	104561.0	14444.5	9449.6	7.4(98.1%)	6.0(80.2%)	2.2(29.8%)	
CTV	43159.4	105084.6	11698.3	7140.6	13.0(93.4%)	8.4(60.3%)	3.3(23.8%)	
Skin	3700.7	4928.3	480.7	177.9	0.0(0.0%)	0.0(0.0%)	0.0(0.0%)	

图 11-16　打印术后剂量评估报告单

第四节　初步经验及注意事项

笔者所在中心对 3D 打印模板辅助放射性粒子植入治疗头颈部复发肿瘤的早期数据进行了系列性研究。利用体位固定技术结合体表激光标记，模板复位误差比较小。头颈部体表解剖标记比较突出，相对于胸、盆腔，模板误差明显降低，在 X 轴方向（左右）、Y 轴方向（头脚）误差分别为（1.77 ± 1.09）mm、（2.66 ± 1.65）mm[8]。应用 3D 模板辅助头颈部粒子植入，术前术后验证与术前计划剂量学方面比较，提示肿瘤的剂量符合程度较高。初步研究显示，在 D_{90}、V_{100}、CI、EI、HI 等关键剂量参数及评估参数方面，术前术后均无统计学差异[9]。相关副反应较低，仅为Ⅰ、Ⅱ度皮肤 / 黏膜反应，且发生率较低（14.3%，6/42）[10]。初步临床结果提示，挽救治疗效果较好。

上述粒子植入流程的八个步骤是质量控制的关键。其中第一个步骤，尤其是术前适应证的确定尤为重要，有条件的单位推荐开展多学科讨论。应用 3D 个体化模板，定位前及植入手术中的体位必须保持一致。所以术前 CT 定位及术中复位是实施该技术的前提条件。粒子针穿刺路径设计决定了粒子分布的轨迹。设计穿刺路径需要具备丰富的断层解剖的影像学知识和基本穿刺功底。尽管已行 3D 个体化模板引导辅助粒子植入治疗，但仍提倡尽量在图像引导下插植粒子针。

（姜玉良　田素青　王俊杰）

参考文献

[1] Vikram B，Mishra S. Permanent iodine-125 boost implants after external radiation therapy in nasopharyngeal cancer. Int J Radiat Oncol Biol Phys，1994，28：699-701.

[2] Martinez A，Goffinet DR，Fee W，et al. Iodine-125 implants as an adjuvant to surgery and external beam radiotherapy in the management of locally advanced head and neck cancer. Cancer，1983，51：973-979.

[3] Harrison LB. Application of brachytherapy in head and neck cancer. Semi Surg Oncol，1997，13：177-184.

[4] Jiang YL，Meng N，Wang JJ，et al. CT-guided iodine-125 seed permanent implantation for recurrent head and neck cancers. Radiat Oncol，2010，5：68.

[5] Jiang YL，Meng N，Wang JJ，et al. Percutaneous computed tomography/ultrasonography-guided permanent iodine-125 implantation as salvage therapy for recurrent squamous cell cancers of head and neck. Cancer Biol Ther，2010，9：959-966.

[6] Zheng L，Zhang J，Zhang J，et al. Preliminary results of ^{125}I interstitial brachytherapy for locally recurrent parotid gland cancer in previously irradiated patients. Head Neck，2012，34（10）：1445-1449.

[7] Wang J，Zhang F，Guo J，et al. Expert consensus workshop report：Guideline for three-dimensional printing template-assisted computed tomography-guided ^{125}I seeds interstitial implantation brachytherapy. J Cancer Res Ther，2017，13：607-612.

[8] 姜玉良，李宾，吉喆，等 . 3D 打印个体化非共面模板辅助粒子植入时定位与复位误差研究 . 中华放射医学与防护杂志，2016，36：913-916.

[9] 姜玉良，吉喆，郭福新，等 . CT 引导辅助 3D 打印个体化非共面模板引导 ^{125}I 粒子治疗头颈部复发 / 转移肿瘤剂量学研究 . 中华放射医学与防护杂志，2018，38：842-845.

[10] Jiang Y，Ji Z，Guo F，et al. Side effects of CT-guided implantation of ^{125}I seeds for recurrent malignant tumors of the head and neck assisted by 3D printing non co-planar template. Radiat Oncol，2018，13：18.

第十二章　放射性粒子治疗肺癌

肺癌的近距离治疗始于1922年，Yankauer[1]首次将镭置于支气管内治疗肺癌。自20世纪50年代以来，胸腔内组织间近距离治疗逐渐发展[2]。这一技术对于肺癌患者生活质量的提高显示出重要意义，被写入ABS指南[3]。放射性粒子植入在国外主要为术中直视下操作，可用于肺癌手术切除后切缘种植，以减少局部复发率[4-7]。2002年，中国学者在学习借鉴前列腺癌粒子植入治疗原理基础上，将CT引导及共面模板技术引入胸部肿瘤放射性粒子治疗领域[8]。20年来，国内学者对放射性粒子近距离消融治疗胸部肿瘤特别是CT引导下模板辅助放射性粒子近距离消融治疗肺癌的适应证、手术操作方法、剂量学、疗效、副作用等方面进行了科学探索[9-13]。

由于肺癌病理、部位的多样性，以及胸廓、纵隔、食管、心脏大血管、肺本身受呼吸的影响，另外还要考虑并发症（如气胸、咯血、心律失常等），使CT引导经皮穿刺放射性粒子植入治疗肺癌较其他部位肿瘤的粒子植入更为复杂，因此治疗的规范化和标准化尤为重要[14-17]。

第一节　临床分期与治疗原则

一、Ⅰ期、Ⅱ期、Ⅲa期患者

肺癌患者在选择手术治疗、外放疗+化疗+靶向治疗的同时，经患者同意并签署知情同意书后可进行粒子植入治疗。

二、Ⅲb期、Ⅳ期患者

无法手术切除的肺癌患者在选择外放疗+化疗+靶向治疗同时，可行粒子植入治疗。特别是当患者全身情况差，或合并心、肺、脑等疾病，不能或不愿接受放化疗，以及放化疗治疗失败者可进行粒子植入治疗。

三、复发患者

无法手术切除或放化疗等一线治疗失败的非原发性肺肿瘤患者可行粒子植入治疗。

四、生存期要求

接受粒子治疗的患者，其预计生存期应在6个月以上，肿瘤最长径≤7 cm。

五、多学科会诊制度

实施粒子植入术者应在术前与肿瘤外科、内科、医学影像科、核医学科、放射物理室等相关科室共同讨论治疗方案，内容包括伦理学、剂量学、方法学、适应证、并发症等。

第二节　粒子治疗适应证和禁忌证

一、适应证

1. 非小细胞肺癌：①非手术适应证患者；②不能耐受手术和放化疗的患者；③拒绝手术和放化疗的患者；④手术后复发不能再次手术的患者；⑤放化疗失败的患者；⑥无全身广泛转移的患者；⑦ KPS（Karnofsky performance status）评分> 60 分，预期存活> 6 个月；⑧肿瘤直径≤ 7 cm。

2. 对放化疗不敏感或放化疗后复发的小细胞肺癌可试用。

3. 肺转移瘤：①单侧肺病灶数目≤ 3 个；②如为双侧病灶，每侧肺病灶数目≤ 3 个，应分侧、分次治疗。

二、禁忌证

（一）绝对禁忌证

1. 恶病质。

2. 不能耐受经皮穿刺手术。

3. 严重心肺功能不全。

4. 重度上腔静脉综合征及广泛侧支循环形成。

（二）相对禁忌证

肿瘤直径≥ 7 cm 时，应征得患者同意并签署同意书。

三、剂量参数

1. 处方剂量（PD）：肺鳞癌 140 Gy，肺腺癌 140~160 Gy。

粒子活度：2.22×10^7~2.96×10^7 Bq（0.6~0.8 mCi）。

剂量参数主要包括：①体积参数（V_n）；②剂量参数（D_n）；③靶区体积和 PD 等剂量线的体积比［靶体积比（TVR）］；④等剂量曲线；⑤ DVH 图；⑥剂量均匀参数（DHI）；⑦剂量不均匀度（DNR）。

2. 评价 TPS 的指标有 5 项：①靶区的剂量适形：D_{90} > mPD，即有 90% 的靶区所受照射剂量超过 PD，意味着植入质量很好。②匹配周缘剂量（MPD）：表示靶体积表面的平均剂量，应为 PD。③适形度：PD 的靶体积与全部靶体积之比。④剂量不均匀度：最好不超过 20% 的 PD。⑤正常组织受量。

第三节　粒子治疗技术流程

一、术前检查与准备

术前进行全面的影像学、生物化学检查。改善全身状况如营养、水电解质平衡，改善心肺功能。有炎症者需控制感染。粒子植入术前需要进行体位及呼吸训练，根据粒子植入方式不同决定术前禁食水的时间。术前排空大小便、留置输液针、粒子植入区域备皮。给予相应的药物，如地西泮、阿托品、可待因等。签署粒子植入治疗知情同意书。

二、CT引导下粒子植入消融技术流程

共面模板辅助粒子植入技术流程图见图 12-1。

1. 术前 TPS 根据胸 CT 肺窗勾画 PTV，肺门和纵隔转移瘤可根据纵隔窗勾画 PTV。（图 12-2）

2. 将定位仪底座安放于 CT 平床定位板上，并进行激光校准（图 12-3）。

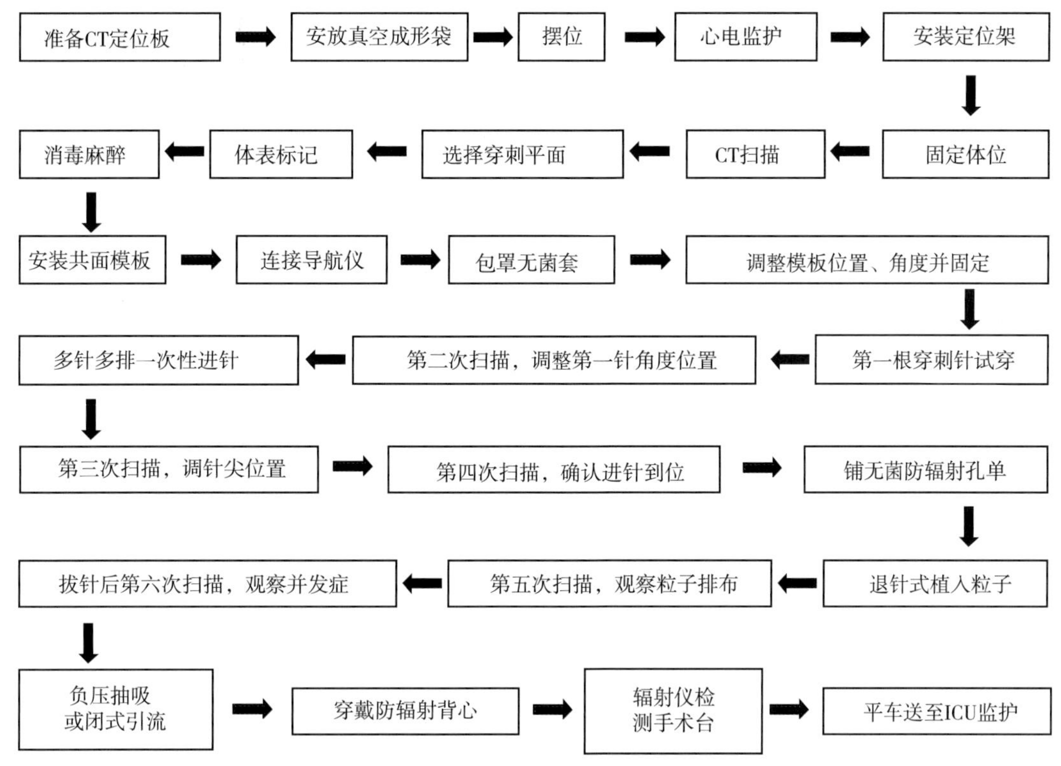

图 12-1　共面模板辅助放射性粒子植入消融技术流程图

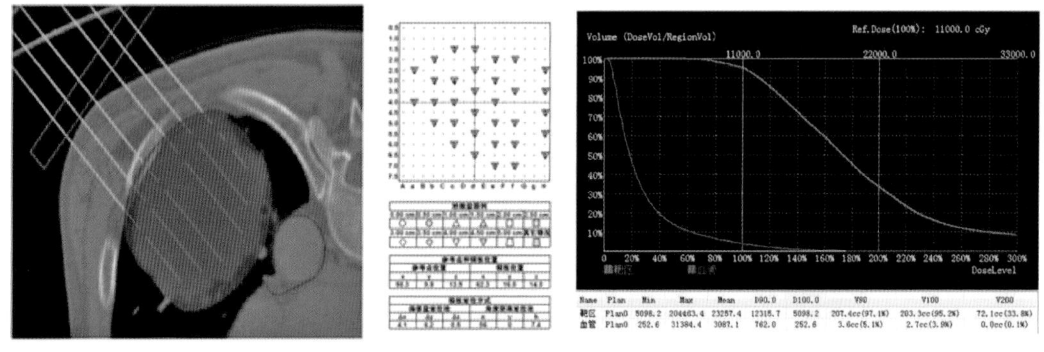

图 12-2　术前 TPS

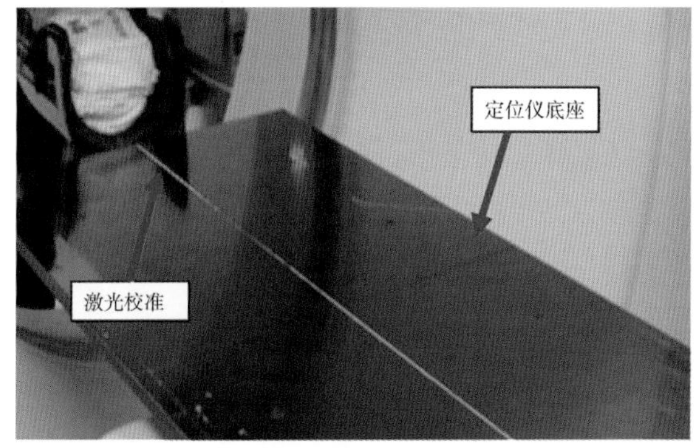

图 12-3　将定位仪底座安放于 CT 平床定位板上并行激光校准

3. 安放真空成形袋，连接真空负压泵（图 12-4）。

4. 摆放患者体位，尽量按照术前计划模拟体位摆放。面罩吸氧（5 L/min），进行心电血压监护，接连静脉通道（图 12-5）。

5. 安放定位导航支撑架和外激光定位仪。将真空成形袋与患者紧密贴附，开启负压泵抽气，至负压达到 10 kPa 时固定患者（图 12-6）。

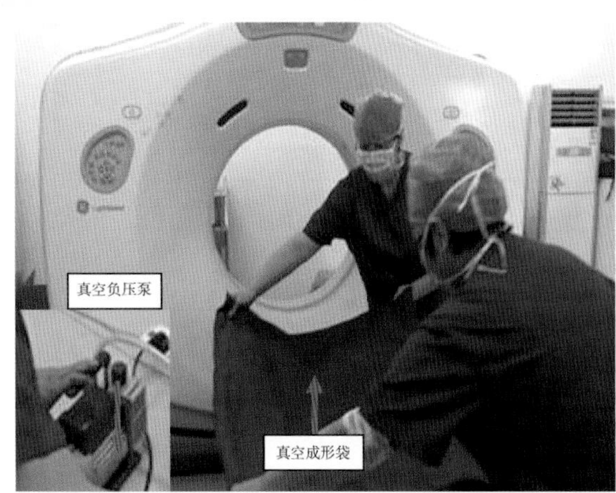

图 12-4　安放真空成形袋，连接真空负压泵

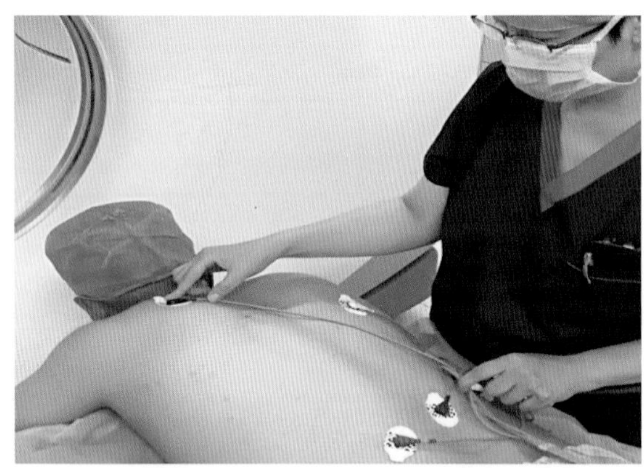

图 12-5　摆放患者体位，面罩吸氧，进行心电血压监护，接连静脉通道

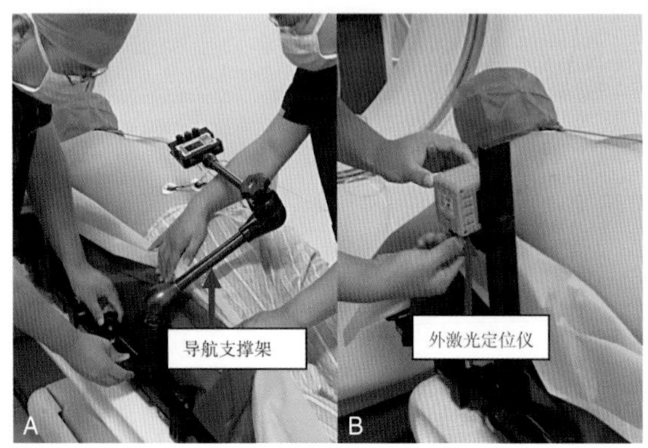

图 12-6　安放定位导航支撑架（A）和外激光定位仪（B），用真空成形袋固定患者

6. 第一次 CT 扫描（层厚 0.5 cm），测量肿瘤直径大小，按“进针三要点”即以最大的肿瘤截面积、最宽的肋间隙、最近且安全的穿刺通道确定首选穿刺平面。然后在 CT 首选穿刺层面上模拟定位进针点和进针角度（图 12-7）。

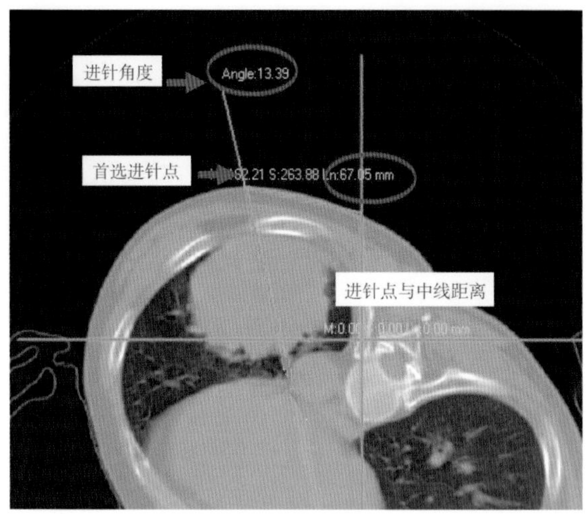

图 12-7　在首选穿刺平面确定进针点和进针角度

7. 根据 CT 定位线（红色）和外激光定位仪（绿色）确定首穿层面的体表定位，在皮肤上标定（注意两线要求重叠）（图 12-8）。

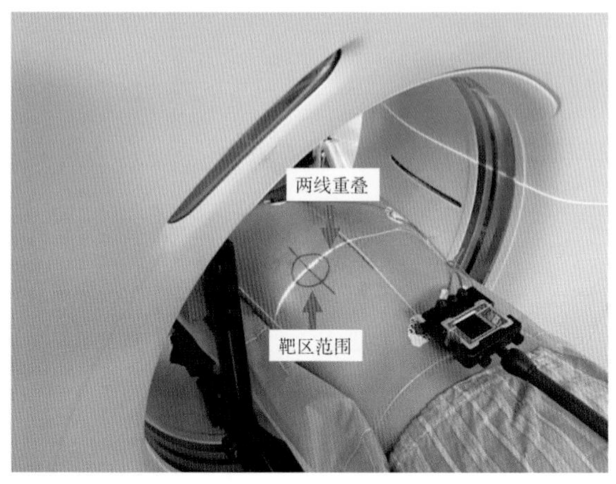

图 12-8　在标定首穿层面的体表定位，根据扫描层数勾画靶区在皮肤投影区域

8. 常规消毒皮肤，靶区投影区皮肤用 1% 利多卡因局部浸润麻醉及肋间神经阻滞（图 12-9）。

9. 安放共面模板，无菌护套将定位架包罩后操作定位架各部件做上下、前后、左右移动，将模板移至靶区投影区并固定导航支撑支架（图 12-10）。

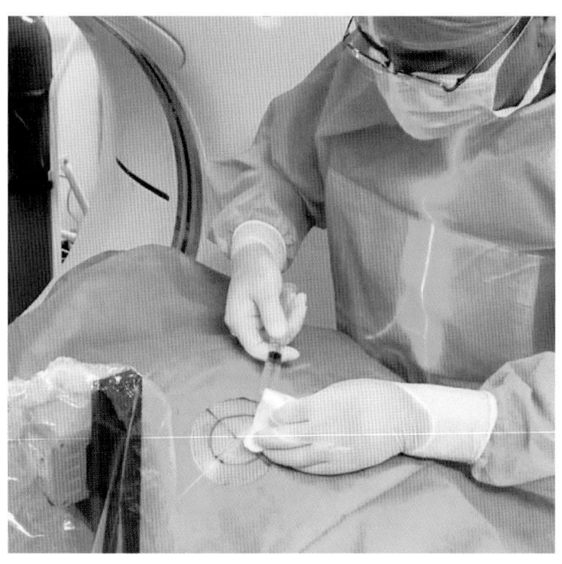

图 12-9　常规消毒皮肤，局部浸润麻醉及肋间神经阻滞

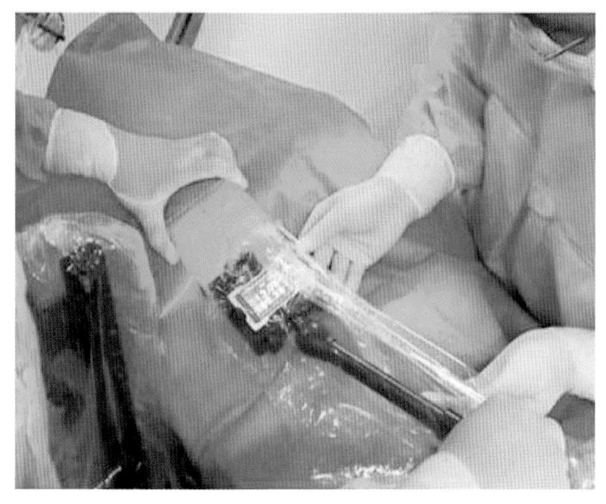

图 12-10　安放共面模板后将模板移至靶区固定导航支撑支架

10. 根据 CT 模拟定位给出的进针倾角，调整模板使穿刺针经模板刺入角度与 CT 机所给出的倾角完全一致后固定模板（图 12-11）。

11. 第二次 CT 扫描，观察针尖位置并逐层测量模板至肿瘤内外缘各层面的距离，逐层详细记录（图 12-12）。

12. 依据测量的进针距离按照术前计划一次性将穿刺针经模板刺中瘤体（图 12-13A）。

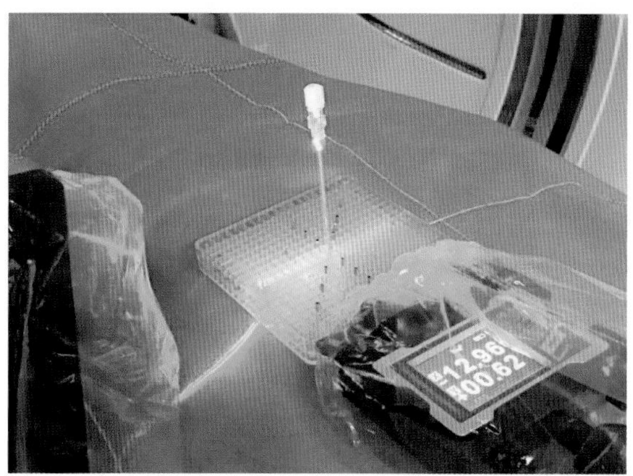

图 12-11　根据 CT 模拟定位在靶区中心点处试穿第一针至肿瘤内

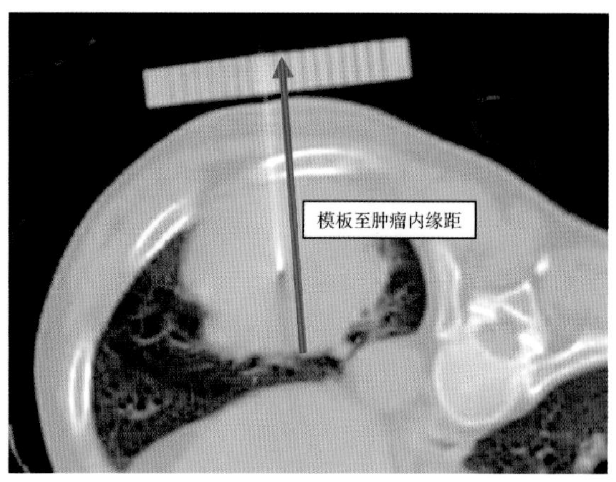

图 12-12　第二次 CT 扫描，观察针尖位置并逐层测量模板至肿瘤内外缘各层面的距离

如遇肋骨阻挡，使用骨钻经模板钻穿肋骨（图 12-13B），将植入针经钻孔刺入瘤体。

13. 第三次 CT 扫描，调整针尖距肿瘤外缘 0.5 cm 后行第四次 CT 扫描，确认每根针针尖准确到位，将 CT 扫描信息输入 TPS 进行术中剂量优化，D_{90} 剂量能覆盖 90% 的靶区即为满意（图 12-14）。

14. 铺无菌防辐射孔单，屏蔽操作中可能的射线损伤（图 12-15）。

15. 以退针方式按术中剂量优化方案植入粒子，针退至肿瘤外缘 0.5 cm 处停止操作（图 12-16）。

16. 第五次 CT 扫描，观察粒子排布是否

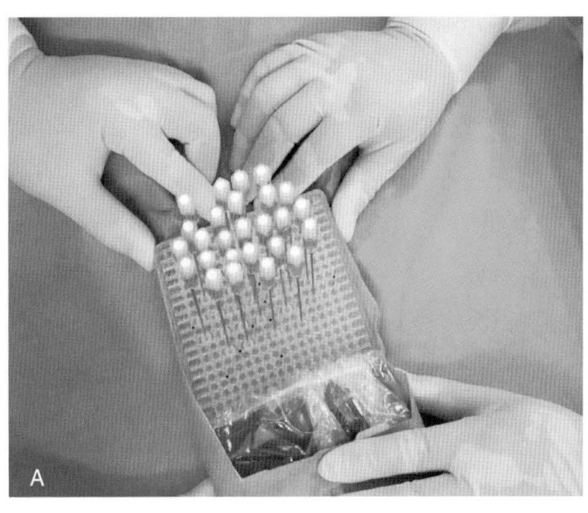

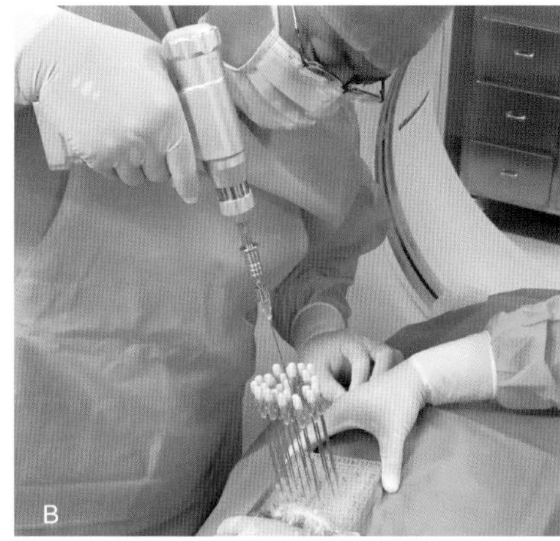

图 12-13　一次性将穿刺针经模板刺入瘤体（A），如遇肋骨阻挡，使用骨钻（B）

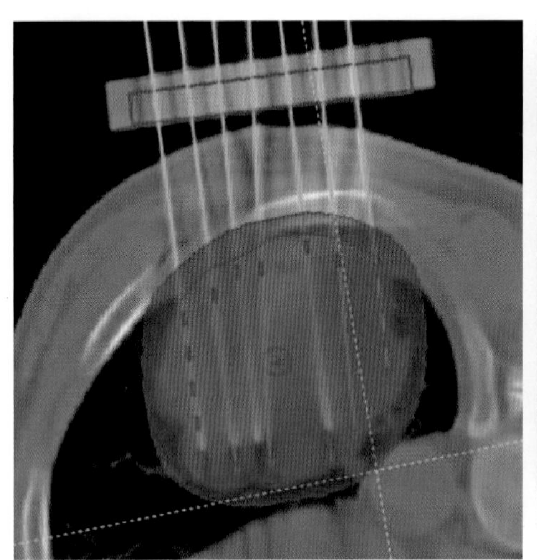

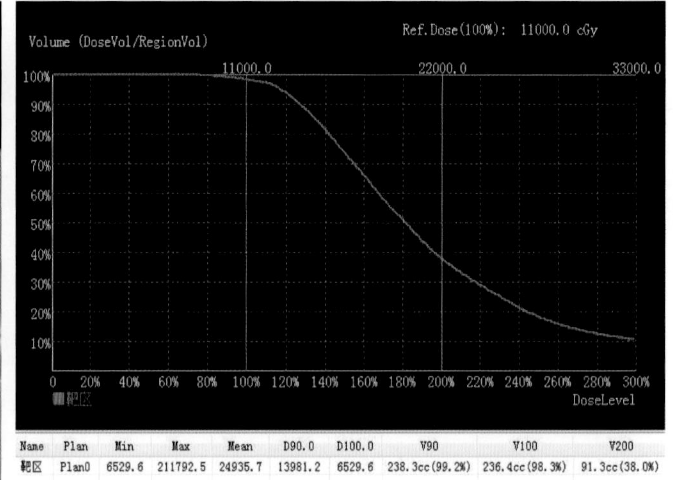

Name	Plan	Min	Max	Mean	D90.0	D100.0	V90	V100	V200
靶区	Plan0	6529.6	211792.5	24935.7	13981.2	6529.6	238.3cc(99.2%)	236.4cc(98.3%)	91.3cc(38.0%)

图 12-14　术中剂量优化

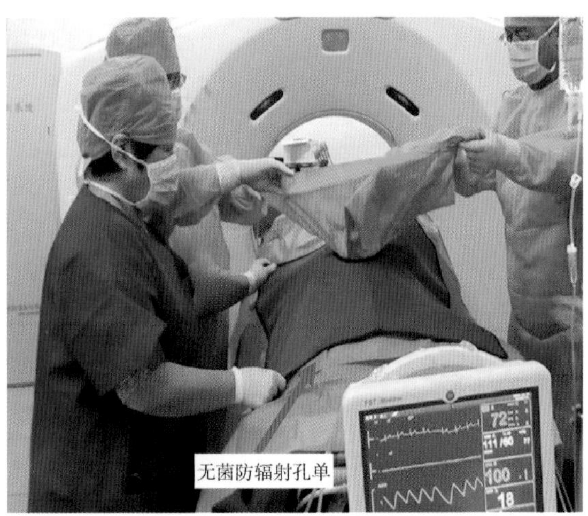

图 12-15　铺无菌防辐射孔单

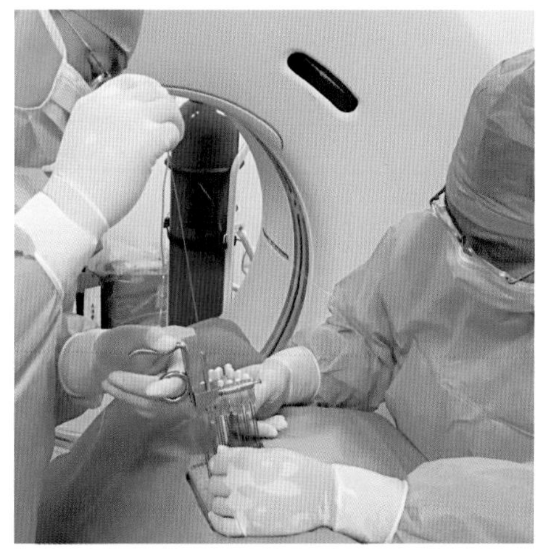

图 12-16　以退针方式按术中剂量优化方案植入粒子

符合术中计划的优化排布（图 12-17），如有疏漏，立即补种。行术后即刻 TPS 剂量验证（图 12-18）。剂量学合格后除预留 1 根针作气胸抽气使用外，将其余针拔出。

17. 拔针后 5 min 行第六次 CT 扫描，观察有无气胸及出血，如有发生则观察气胸或出血有无加重。如有气胸，使用负压吸引抽吸装置（图 12-19）。肺内出血不需处理，胸膜腔出血视出血量及出血速度做相应处理。

18. 拔出预留针后为患者包扎伤口，局部加压包扎，穿戴防辐射背心，测量放射剂量

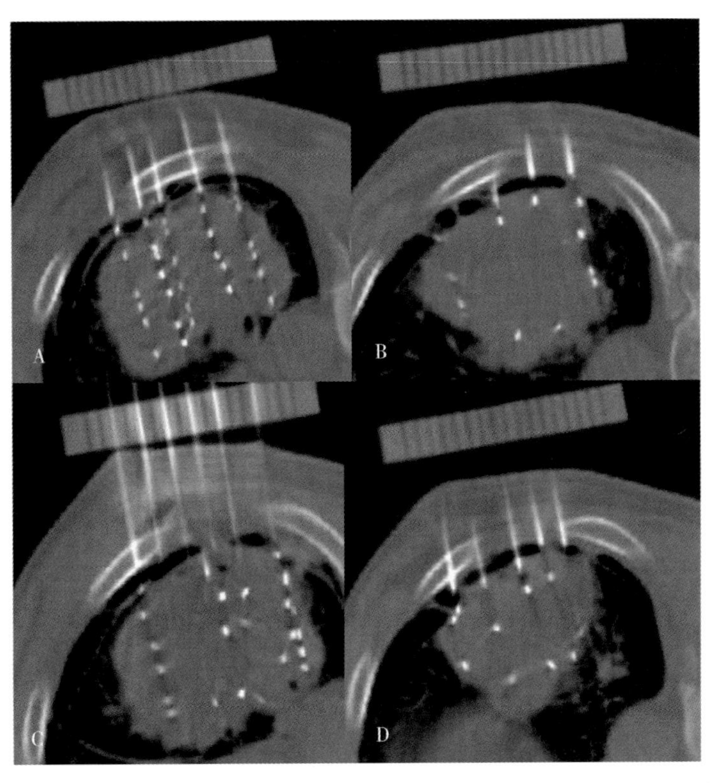

图 12-17　观察粒子排布是否符合术中计划的优化排布，如有疏漏，立即补种

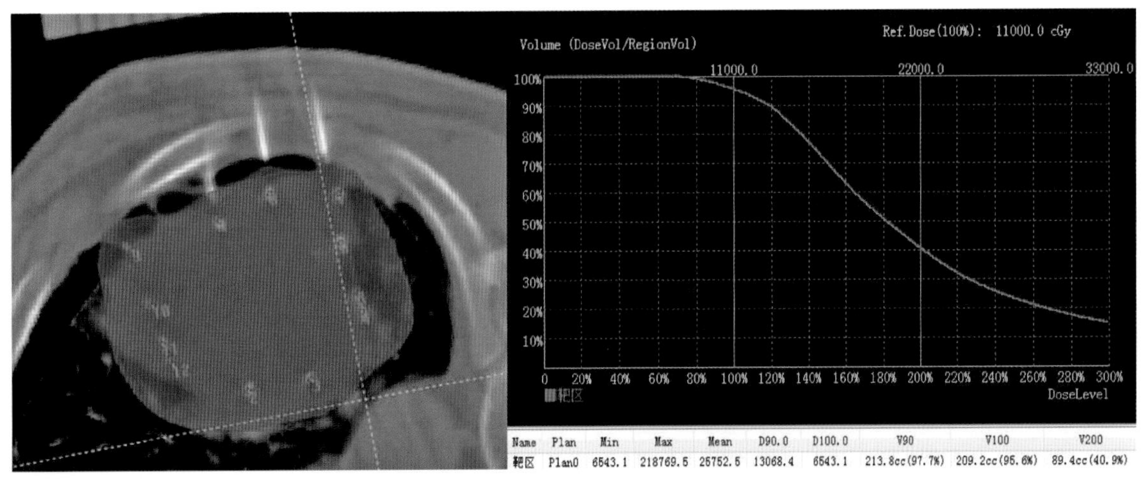

Name	Plan	Min	Max	Mean	D90.0	D100.0	V90	V100	V200
靶区	Plan0	6543.1	218769.5	25752.5	13068.4	6543.1	213.8cc(97.7%)	209.2cc(95.6%)	89.4cc(40.9%)

图 12-18　术后即刻 TPS 剂量验证

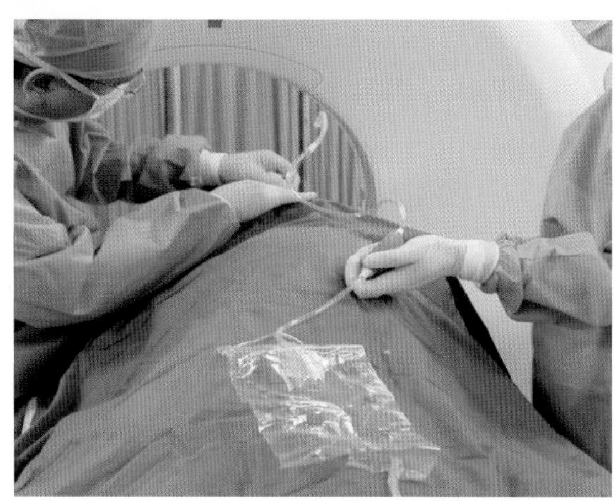

图 12-19 负压吸引抽吸装置，抽净胸膜腔气体

率。清点物品，用袖珍辐射仪检测有无粒子遗漏（图 12-20）。

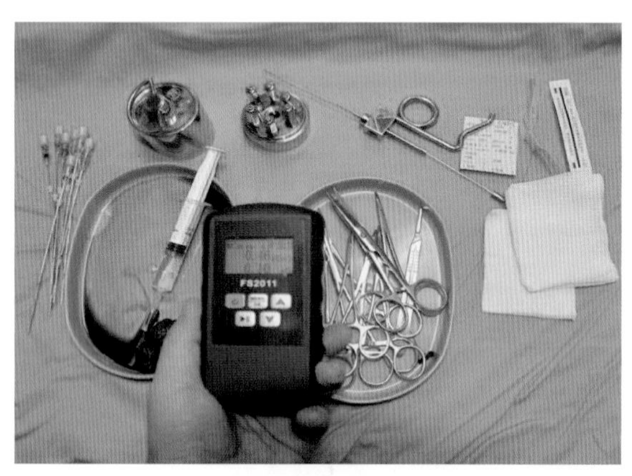

图 12-20 检测辐射剂量及有无粒子遗漏

19. 将患者平移至平车上，不能使用轮椅。使用氧气袋、鼻导管吸氧，医护人员全程护送至 ICU，监护 12 h（图 12-21）。

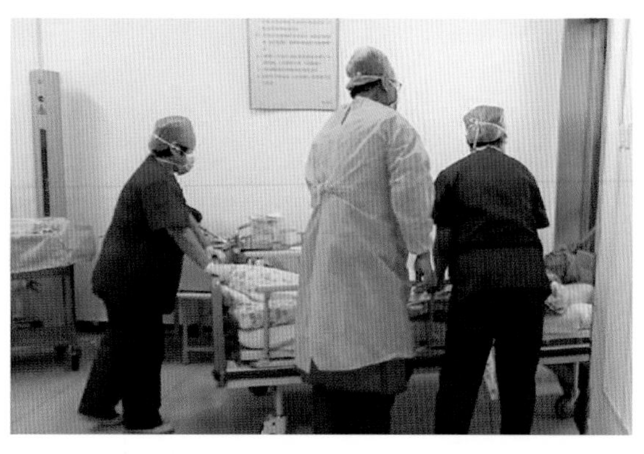

图 12-21 将患者平移至平车，护送至 ICU，监护 12 h

三、术后管理

手术结束后，患者由专人平车护送回病房，护士及医生立即查看患者，听诊双肺呼吸音是否对称，予以心电监测、低流量吸氧、止咳等处理，记录生命体征，观察咳嗽、咳痰、咯血情况，平卧休息 4 h，并嘱其注意避免用力咳嗽、大声说话等。

术后 24 h 再次听诊双肺呼吸音，并行胸片检查，观察有无气胸或出血等并发症及其变化情况。

术后 1 周内出现发热或咳嗽、咳痰、呼吸困难加重者复查胸片或肺部 CT，明确有无肺部感染。

第四节 放射性粒子消融治疗肺转移瘤

肺内转移瘤粒子治疗的处方剂量、粒子活度和流程方法同原发肺癌，双侧多发者宜采用分次植入。天津医科大学第二医院总结了 2002—2016 年肺转移瘤患者的粒子治疗情况，以下按原发病的器官组织来源分别叙述。

一、头颈部肿瘤肺转移

1. 唾液腺癌术后肺内转移 5 例，转移灶 50 个。粒子植入术后 6 个月病灶 CR 20.0%（11/50），PR 70.0%（35/50），SD 6.0%（3/50），PD 2.0%（1/50），有效率 90%。5 例患者生存期分别为 24 个月、30 个月、36 个月、36 个月和 39 个月。

典型病例：女，60 岁，左颌下腺样囊性癌术后、双肺多发转移。分别行 CT 下左肺、右肺 2 个病灶粒子植入术。6 个月后复查 CT，

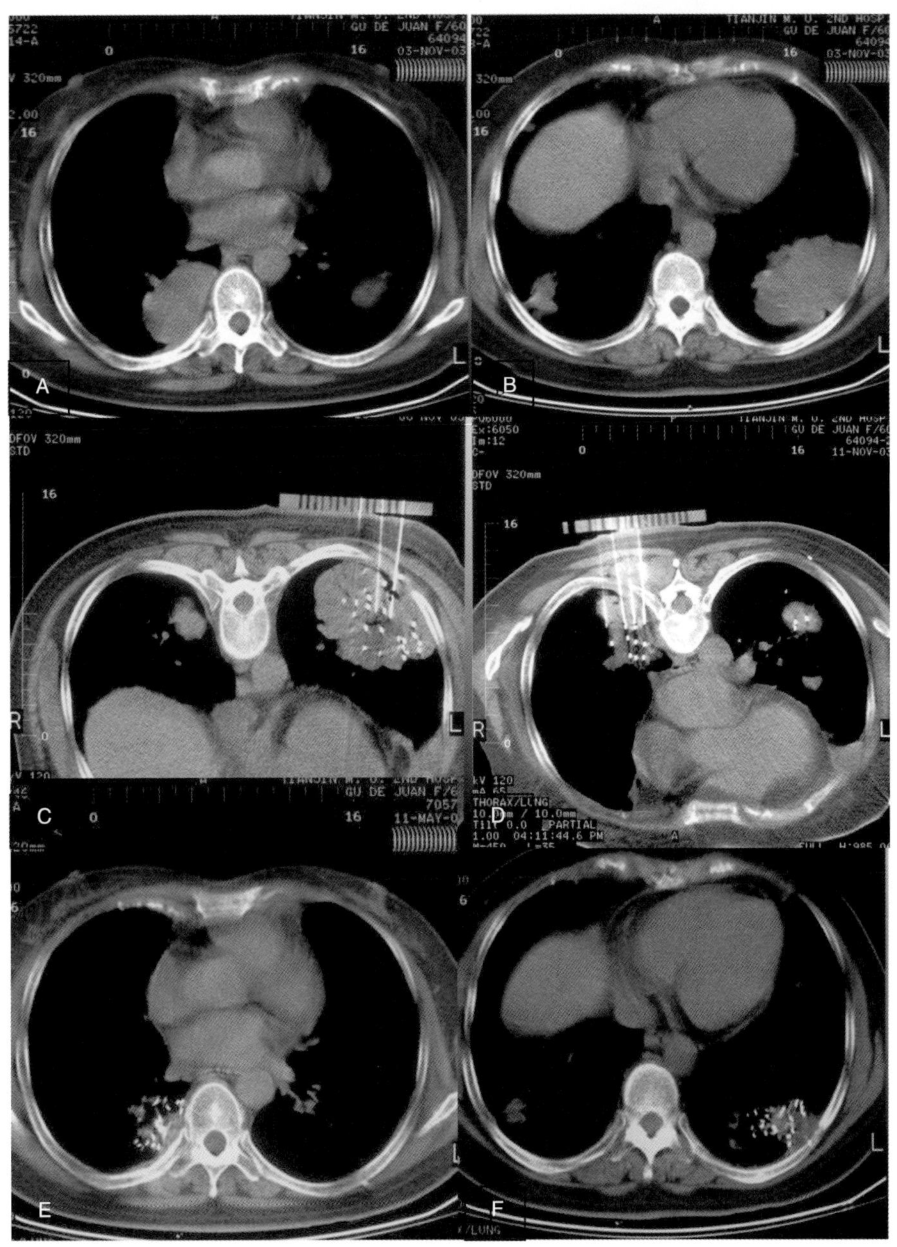

图 12-22　左颌下腺癌术后双肺多发转移（A，B），分别行粒子植入（C，D），6 个月后复查显示 CR（E，F）

两侧肿瘤均为 CR（图 12-22）。

2. 鼻咽癌术后肺内转移 1 例：男，33 岁，鼻咽癌（腺癌）术后 16 个月，双肺多发转移瘤。5 次行粒子植入，治疗病灶 15 个。术后 18 个月显示 CR/PR。生存 40 个月。（图 12-23）。

3. 喉癌术后肺内转移 2 例，生存期分别为 50 个月、45 个月。

典型病例：男，59 岁，喉癌术后 5 年，胸 CT 发现左肺转移灶，粒子植入术 6 个月后显示 PR，术后 12 个月后显示 PR（图 12-24）。

二、乳腺癌肺转移

乳腺癌肺内转移 7 例，转移灶 17 个，术后 5~6 个月复查 CT 显示 CR 23.5%（4/17），PR 41.3%（7/17），SD 17. 6%（3/17），PD 17.6%（3/17），有效率 64.8%。生存期 10~62 个月。

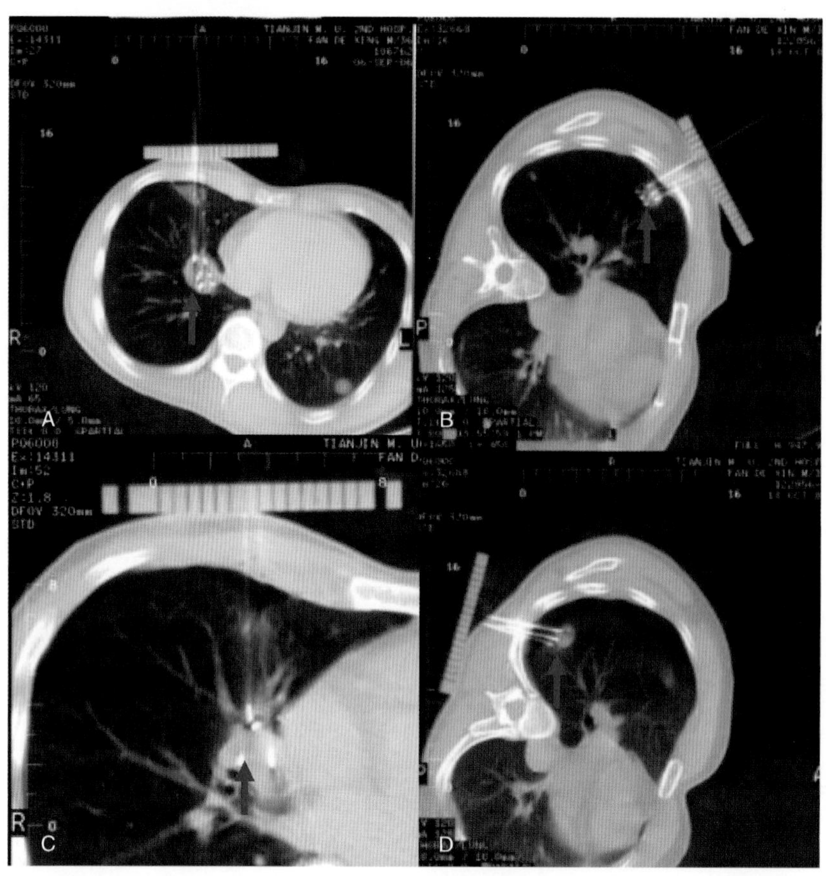

图 12-23　分次粒子植入治疗鼻咽癌多发肺转移瘤

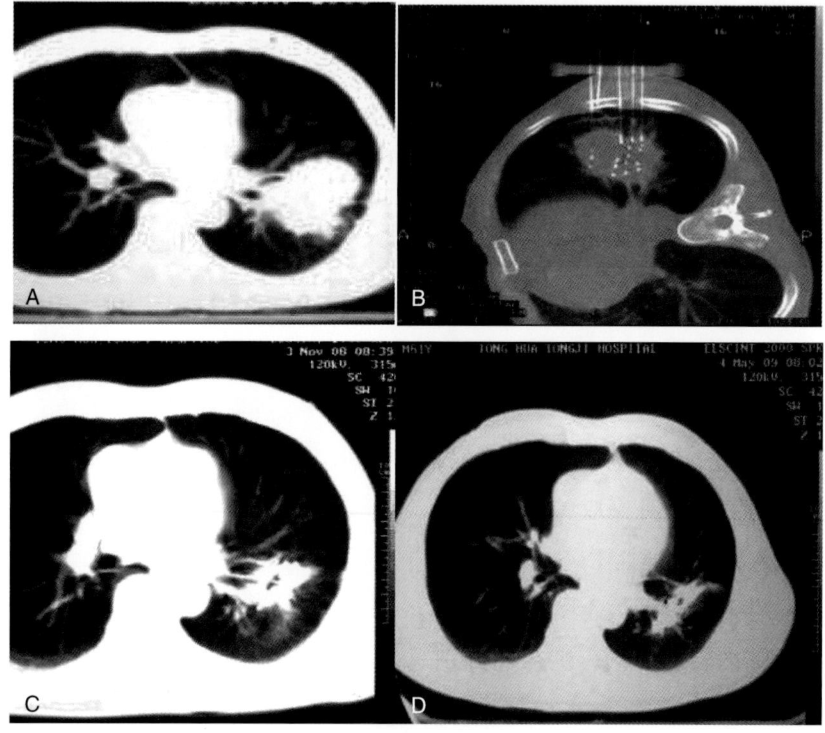

图 12-24　喉癌术后左肺转移灶（A），粒子植入（B），术后 6 个月（C）和 12 个月显示 PR（D）

典型病例：女，37 岁，左乳腺癌术后右肺转移灶 1 个。行 ^{125}I 粒子植入术，术后 5 个月复查 CT，显示 CR（图 12-25），生存期 50 个月。

三、腹部肿瘤肺转移

1. 胃癌术后肺转移

典型病例：男，63 岁，胃癌术后 2 年，发现右肺转移瘤 8 个月，化疗无效。粒子植入术后 5 个月显示 CR（图 12-26），生存期 39 个月。

2. 直肠癌术后肺内转移：直肠癌根治术后双肺多发转移瘤患者 13 例，肺转移瘤共 31 个，粒子植入术 6 个月后胸部 CT 显示转移灶 CR 22.5%（7/31），PR 67.8%（21/31），SD 3.2%（1/31），PD 6.5%（2/31），有效率 90.3%。中位生存期 36.4 个月。1 年、2 年和 3 年生存指数分别为 0.85、0.64、0.42。

典型病例：男，84 岁，直肠癌根治术后 10 个月发现双肺多发转移灶。粒子植入治疗术后 6 个月显示 CR。术后 12 个月复查胸部 CT，两处转移灶无局部复发（图 12-28），生存期 27 个月。

3. 乙状结肠癌术后肺内转移　患者 6 例，转移灶 13 个，粒子植入术后 6 个月 4 个病灶消失，8 个病灶体积缩小 50% 以上，1 个病灶增大，有效率为 92.3%（12/13）。随访 8~53 个月，中位随访 25 个月，其间 12 个转移灶无局部复发。

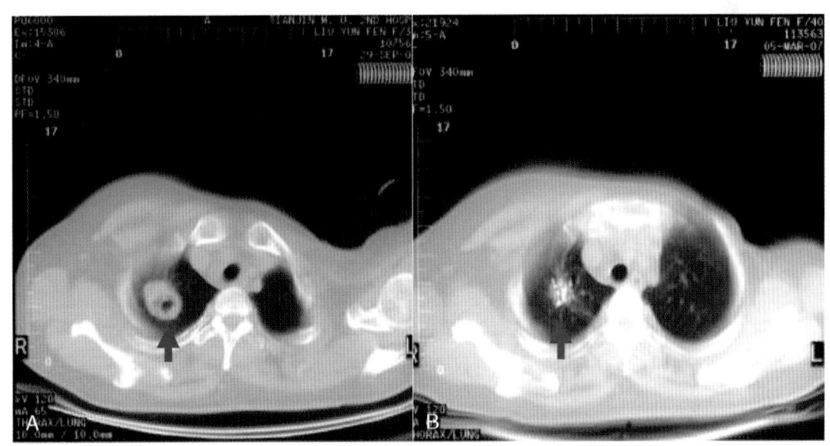

图 12-25　左乳腺癌术后 3 年（A）右上肺转移粒子植入后 5 个月显示 CR（B）

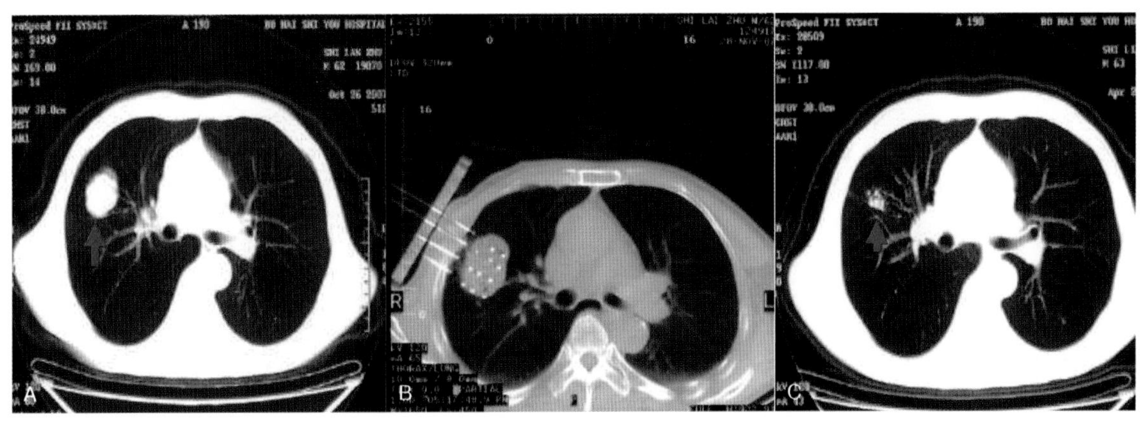

图 12-26　胃癌术后右肺转移瘤（A），粒子植入（B），术后 5 个月显示 CR（C）

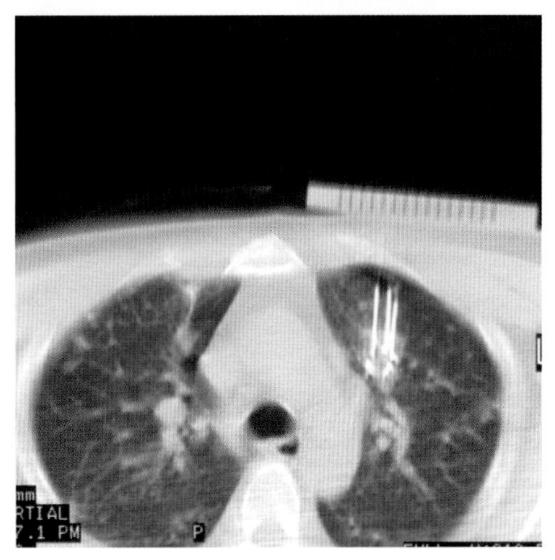

图 12-27　粒子植入治疗肝癌肺转移

典型病例：男，68 岁，乙状结肠癌（高分化腺癌）术后 1 年，入院前 3 个月胸 CT 发现左、右肺各 1 个转移瘤。2005 年 3 月，分 2 次行粒子植入手术。3 个月后复查 CT 显示 CR（图 12-29）。至 2015 年 5 月仍存活，生存期超过 10 年。

四、泌尿生殖系统肿瘤肺转移

泌尿生殖系统肿瘤肺转移 27 例，转移灶 49 个。肾癌术后肺转移 13 例，转移灶 25 个。膀胱癌 6 例，转移灶 9 个。卵巢癌术后肺转移 2 例，转移灶 4 个。宫颈癌术后肺转移 2 例，转移灶 5 个。子宫平滑肌肉瘤术后肺转移 1 例，转移灶 10 个。子宫内膜癌术后 2 例，转移灶 6 个。前列腺癌术后肺转移 1 例，转移灶 1 个。

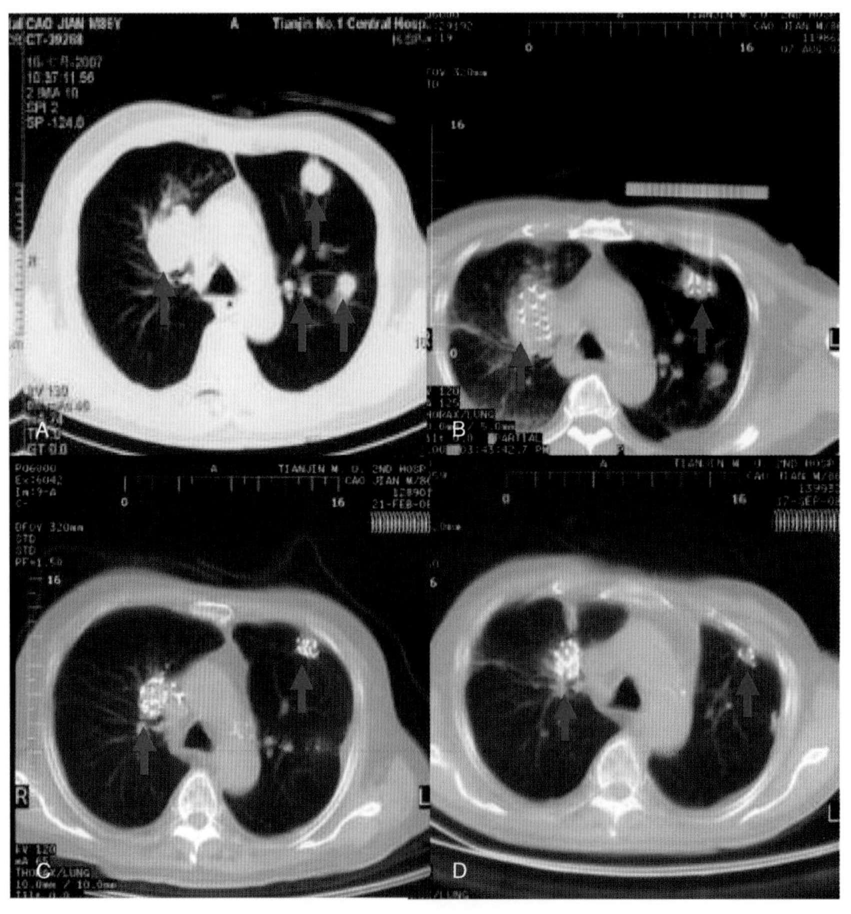

图 12-28　直肠癌根治术后 10 个月双肺多发转移灶（A），行粒子植入（B），术后 6 个月（C）、12 个月（D）显示 CR

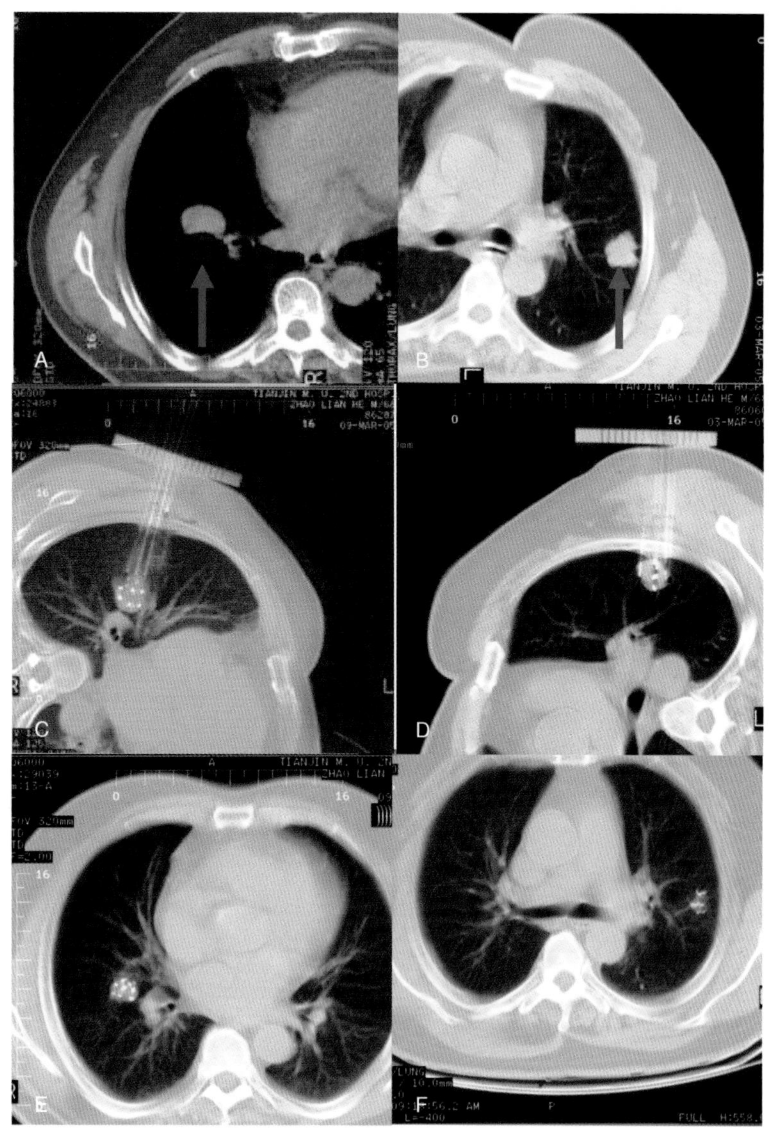

图 12-29　乙状结肠癌术后 1 年，左、右肺各 1 个转移瘤（A，B），同期行粒子植入手术（C，D），术后 3 个月显示 CR（E，F）

1. 肾癌术后肺内转移 13 例，病灶 25 个。粒子植入术后 6 个月 CT 显示 CR 20.0%（5/25），PR 60.0%（15/25），SD 12.0%（3/25），PD 8.0%（2/25），有效率 80%。生存期 13~45 个月，中位生存期 28 个月。

典型病例：男，67 岁，左肾癌术后 3 年、左肺转移 1 年。粒子植入术后 6 个月 CR（图 12-30），生存期 45 个月。

2. 膀胱癌术后肺内转移 6 例，9 个病灶。粒子植入术后 1~6 个月复查 CT 显示 CR 33.3%（3/9），PR 55.6%（5/9），SD 11.1%（1/9），有效率 88.9%。

典型病例：男，66 岁，膀胱癌术后 3 年，发现多发肺内转移瘤。粒子植入术后 1 个月显示 PR，但同时可见多个转移灶（图 12-31），生存期 21 个月。

3. 卵巢癌术后肺内转移 1 例：女，55 岁，卵巢癌术后 1 年，右下肺转移，粒子植入术后 6 个月显示 CR（图 12-32）。生存期 26 个月。

4. 子宫平滑肌肉瘤术后肺转移 1 例：女，

54岁，双肺多发转移瘤6个月。6次粒子植入治疗10个病灶。第1次粒子植入术后40个月胸部CT显示CR 80%（8/10），SD 10%（1/10），PD 10%（1/10），有效率90%（图12-33），生存期50个月。

五、其他肿瘤肺转移

1. 恶性纤维组织细胞瘤（malignant fibrous histiocytoma，MFH）肺转移癌患者9例，肺转移灶30个。粒子植入术后6个月胸部CT显

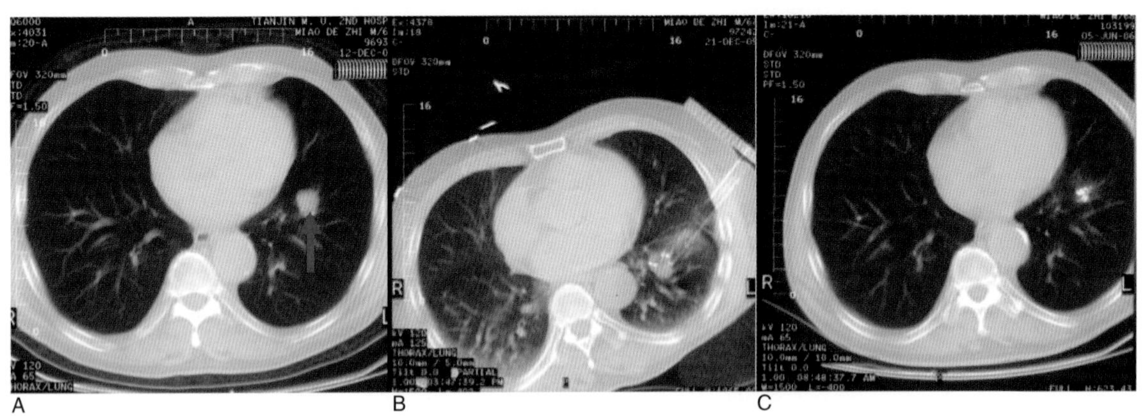

图12-30　左肾癌术后左肺转移（A），粒子植入（B），术后6个月显示CR（C）

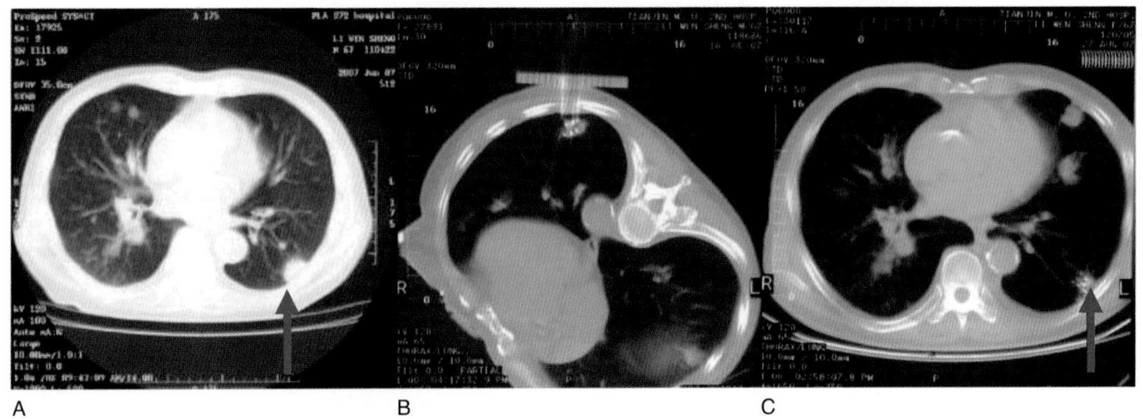

图12-31　膀胱癌术后3年，肺内多发转移瘤（A），粒子植入（B），术后1个月显示PR，同时可见多个转移灶（C）

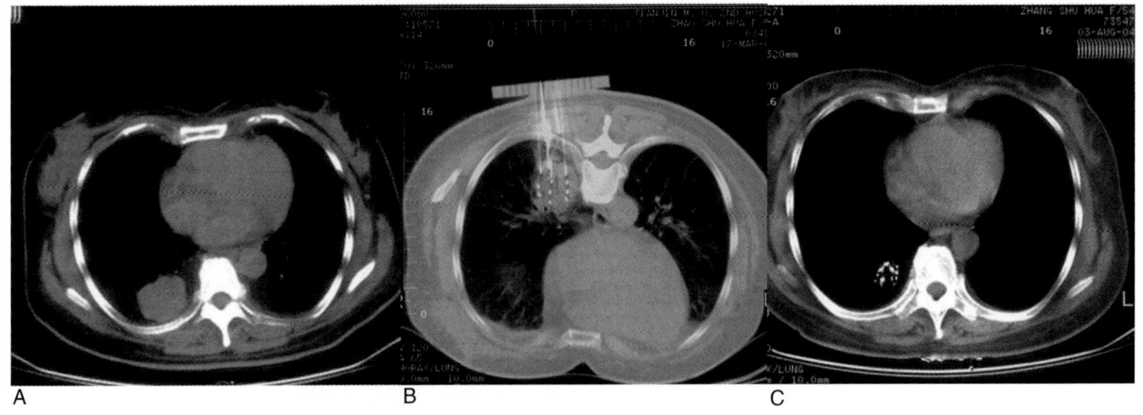

图12-32　卵巢癌术后右下肺转移癌（A），粒子植入（B），术后6个月后显示CR（C）

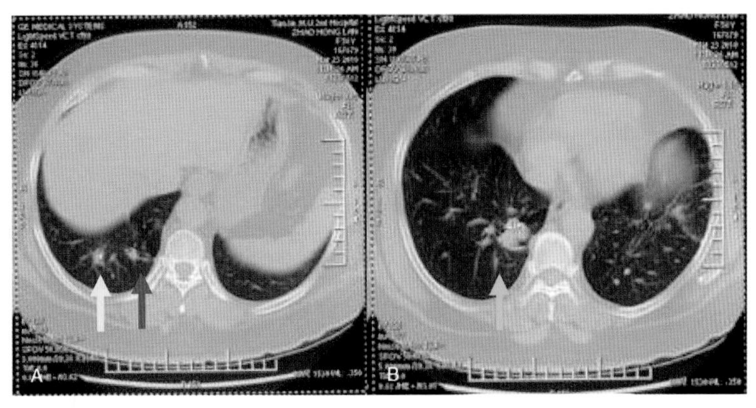

图 12-33　子宫平滑肌肉瘤术后 10 个肺转移灶粒子植入后 40 个月胸 CT

↑显示为 CR，↑显示为 SD，↑显示为 PD

示 30 个转移灶，CR 10.0%（3/30），PR 73.3%（22/30），SD 10.0%（3/30），PD 6.7%（2/30），有效率为 83.3%。术后生存 16.8 ± 4.2 个月（10~26 个月），中位生存期 15 个月。

典型病例：女，43 岁，右侧胸壁 MFH 术后 54 个月发现右前胸壁复发伴右下肺转移癌。行 ^{125}I 粒子植入治疗，术后 4 个月复查显示 PR（图 12-34），术后生存期 26 个月。

2. 骨肉瘤术后肺内转移 6 例，肺转移灶 19 个。肺转移瘤 3 个以上的 3 例，生存期 6~49 个月。

典型病例：女，49 岁，入院前 20 个月因左肱骨骨肉瘤行切除术，左下肺转移瘤。粒子植入术后 11 个月、26 个月显示 CR（图 12-35），生存期 49 个月。

3. 恶性黑色素瘤术后肺内转移 3 例均失访。

典型病例：男，54 岁，右足部黑色素瘤术后 3 个月，发现左肺单发转移瘤，粒子植入术后 6 个月显示 CR（图 12-36）。

六、肺癌肺内转移

1. 肺癌肺内转移瘤：65 例患者（不包括肺门和纵隔淋巴结转移），78 个转移瘤，粒子植入后 6 个月胸部 CT 检查显示 CR 28.2%（22/78），PR 53.9%（42/78），SD 11.5%（9/78），PD 6.4%（5/78），有效率 82.1%。

典型病例：女，82 岁，左下肺周围型肺癌（腺癌）粒子植入术后 18 个月，右上肺出现转移瘤，行粒子植入术，术后 8 个月显示

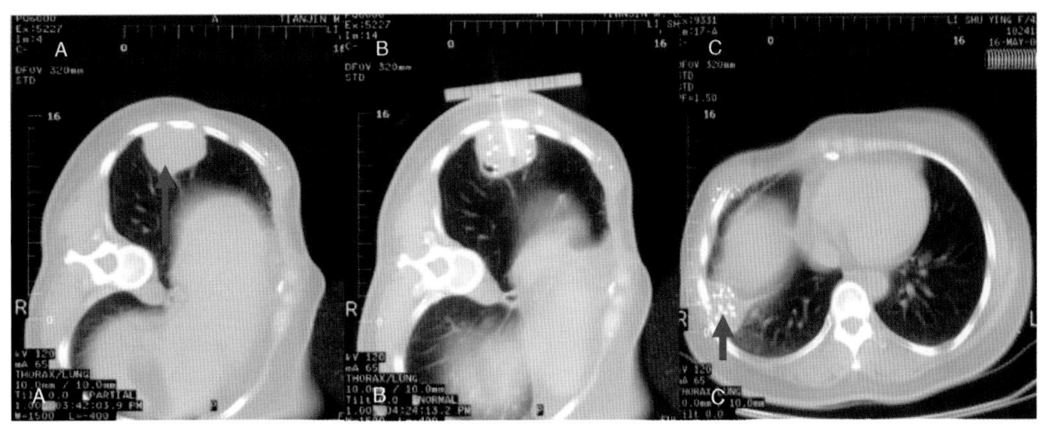

图 12-34　右侧胸壁 MFH 术后 54 个月右下肺转移（A），粒子植入（B），术后 4 个月显示 PR（C）

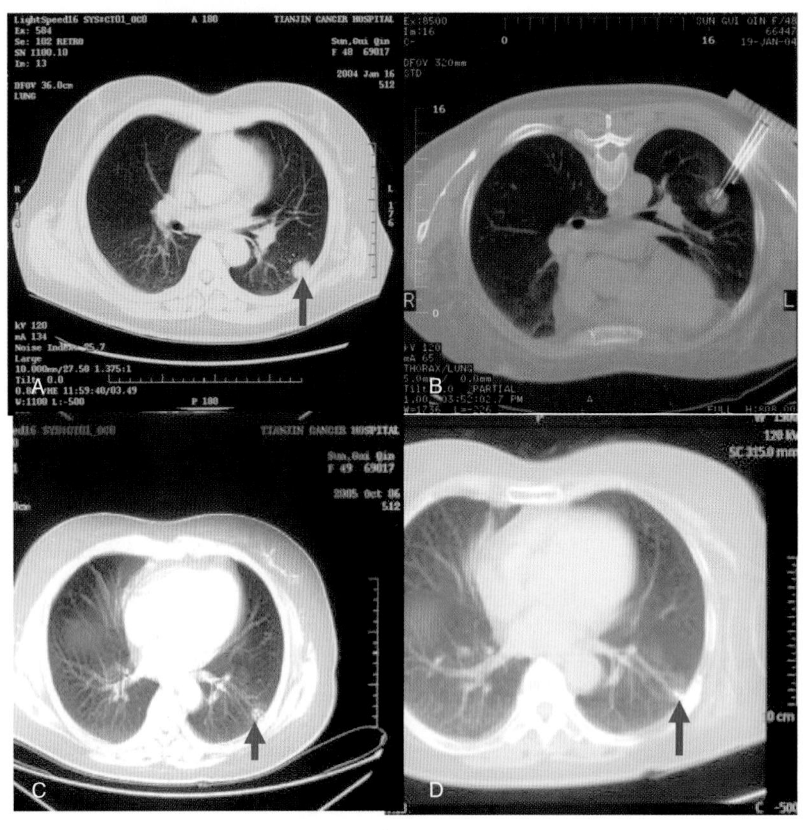

图 12-35　左肱骨骨肉瘤切除术后左肺转移瘤（A），粒子植入（B），术后 11 个月（C）、26 个月（D）显示 CR

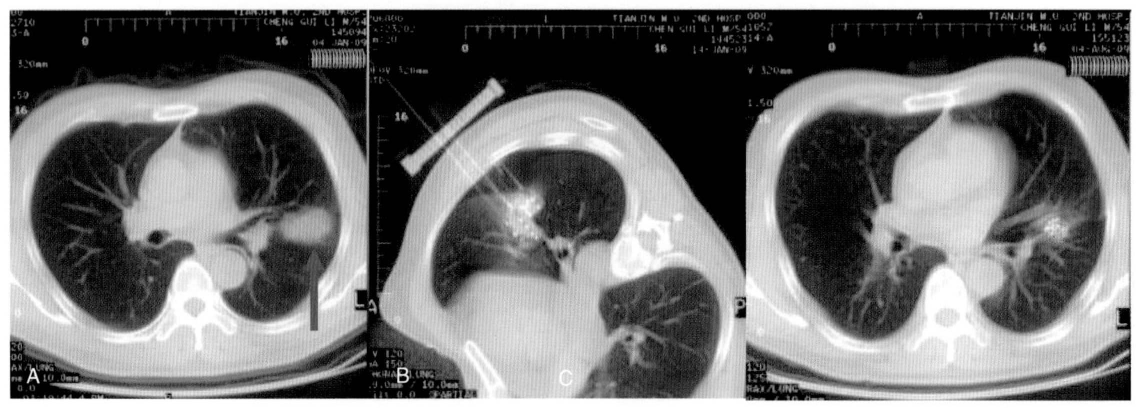

图 12-36　右足部黑色素瘤术后左肺转移瘤（A），粒子植入（B），术后 6 个月后显示 CR（C）

PR（图 12-37），生存期 60 个月。

2. 肺癌术后肺内转移：33 例肺癌手术切除后患者，肺内 41 个转移瘤，行粒子植入治疗，6 个月后复查胸部 CT 显示：CR 30.3%（10/33），PR 54.6%（18/33），SD 6.0%（2/33），PD 9.1%（3/33），有效率 84.9%。生存期 6~65 个月，中位生存期 23 个月。

典型病例：男，56 岁，左肺癌术后 1 年，双肺多发转移瘤。2 个转移瘤粒子植入，术后 10 个月复查 CT 显示 CR（图 12-38），生存期 38 个月。

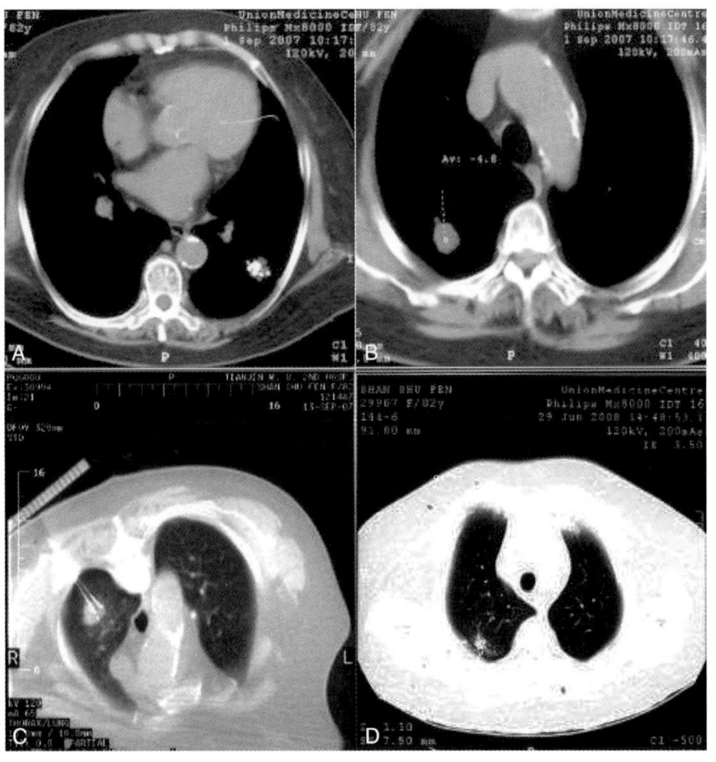

图 12-37　左下肺周围型肺癌（腺癌）粒子植入术后 18 个月（A），右上肺出现转移（B），粒子植入（C），术后 8 个月转移灶 PR（D）

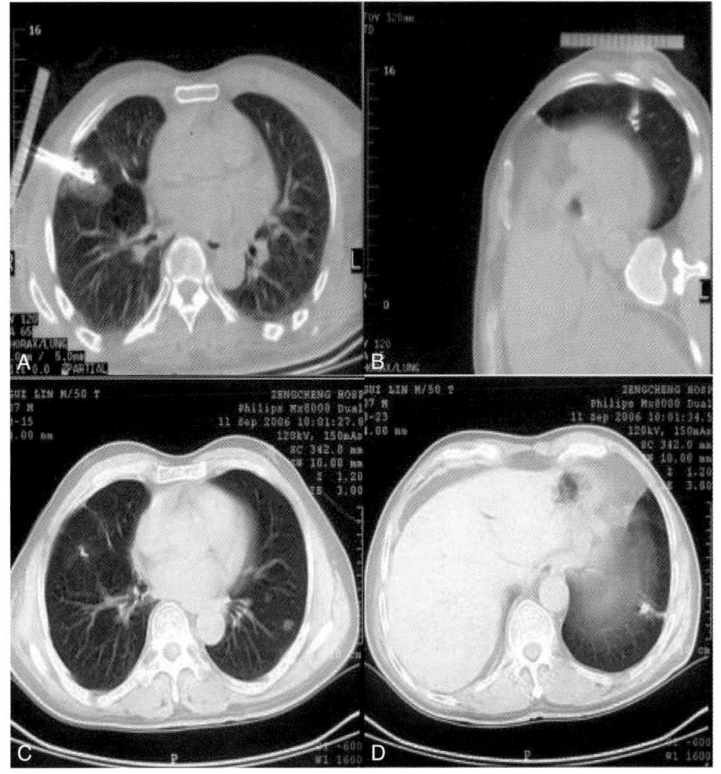

图 12-38　左肺癌术后 1 年双肺转移癌，同期行粒子植入（A，B），10 个月后两个转移灶显示 CR，又出现新的转移灶（C，D）

第五节　放射性粒子消融治疗纵隔淋巴结转移瘤

纵隔淋巴结转移瘤治疗的关键是选择安全的穿刺途径。可根据 AJCC 标准中使用的 CT 上较明显的解剖结构作为分界标记，依据其纵隔淋巴结 CT 分区方法，对纵隔淋巴结转移瘤进行粒子植入消融治疗。

一、左头臂静脉上缘层面

此层面属上纵隔区淋巴结中的最上纵隔区，即 1 区淋巴结，发生淋巴结转移时，因肺癌同侧淋巴结转移常偏向发生肺癌一侧，转移淋巴结偏右，粒子植入穿刺针采取右前胸外侧斜行进针，深度以针尖刺入瘤体后，距其下方的头臂静脉 1.0 cm 为度，然后植入粒子（图 12-39）。转移淋巴结偏左，粒子植入穿刺针采取左前胸外侧斜行进针，深度以针尖刺入瘤体后，距其下方的头臂静脉 1.0 cm 为度，然后植入粒子（图 12-40）。

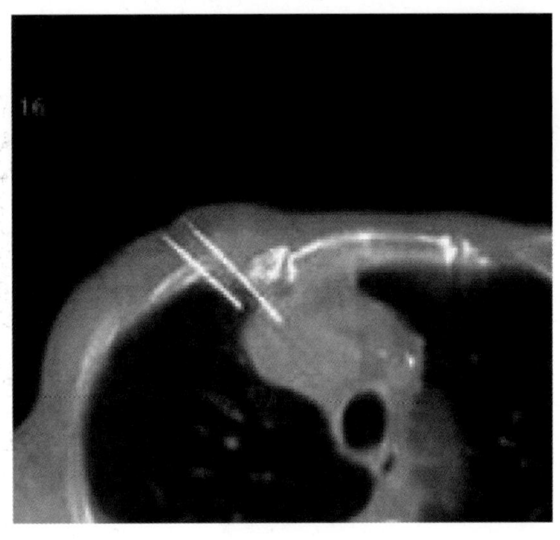

图 12-39　转移淋巴结偏右，采取右前胸外侧斜行进针植入粒子

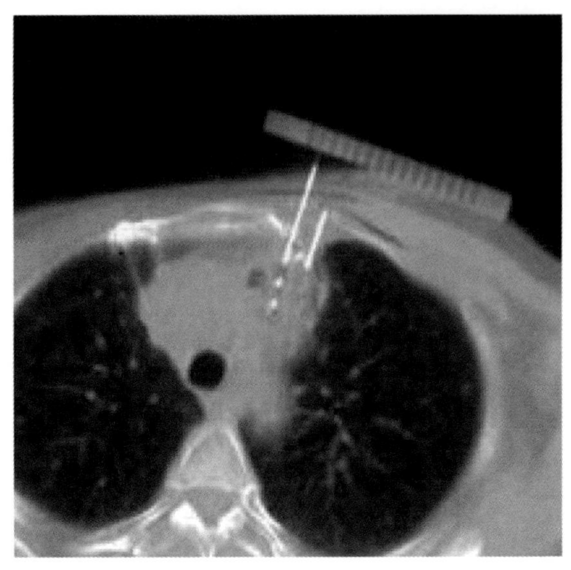

图 12-40　转移淋巴结偏左，采取左前胸外侧斜行进针植入粒子

二、主动脉弓上缘层面

此组归为上气管旁淋巴结，常见右侧转移淋巴结肿大，位于上腔静脉上和上腔静脉下，严重时两组淋巴结可将上腔静脉包绕、压迫，导致上腔静脉综合征。

1. 上腔静脉上转移淋巴结粒子植入：可经由前胸进针行粒子植入（图 12-41）。

2. 上腔静脉下转移淋巴结粒子植入：可

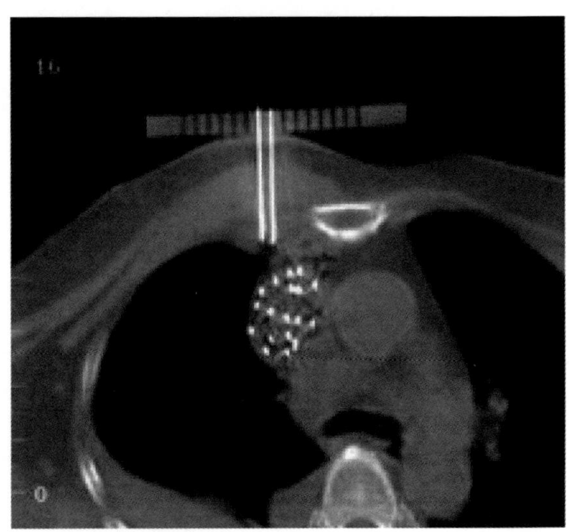

图 12-41　上腔静脉上转移淋巴结粒子植入，可经由前胸进针行粒子植入

经由前胸、后背及腋中 3 个进针方向、四条路径穿刺行粒子植入。

（1）经前胸：由右前胸斜行进针，根据转移淋巴结肿大部位不同，又可分为两条路径：①平卧位，由右前胸斜行进针穿刺上腔静脉下淋巴结（图 12-42）；②平卧位，由右前胸斜行进针，经由肿大淋巴结造成上腔静脉和主动脉弓上缘之间产生的“间隙”进针（图 12-43）。

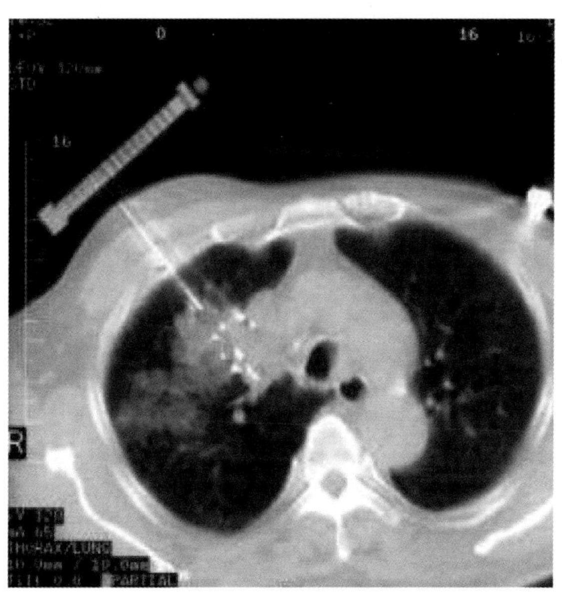

图 12-42　平卧位，由右前胸斜行进针穿刺上腔静脉下淋巴结

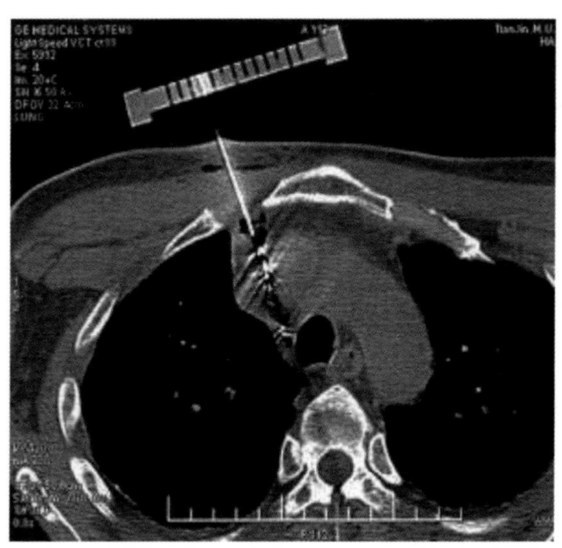

图 12-43　经上腔静脉和主动脉弓上缘之间的“间隙”进针，植入粒子

（2）经侧胸：平卧位右侧垫高，侧胸部进针（图 12-44）或左侧卧位经腋中线垂直进针（图 12-45）。

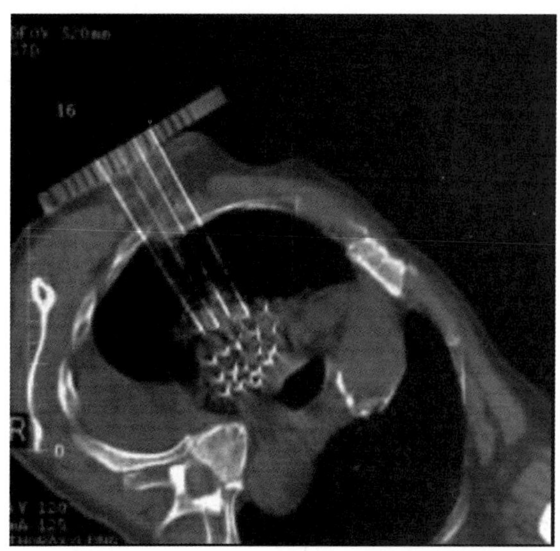

图 12-44　平卧位右侧垫高，侧胸部进针

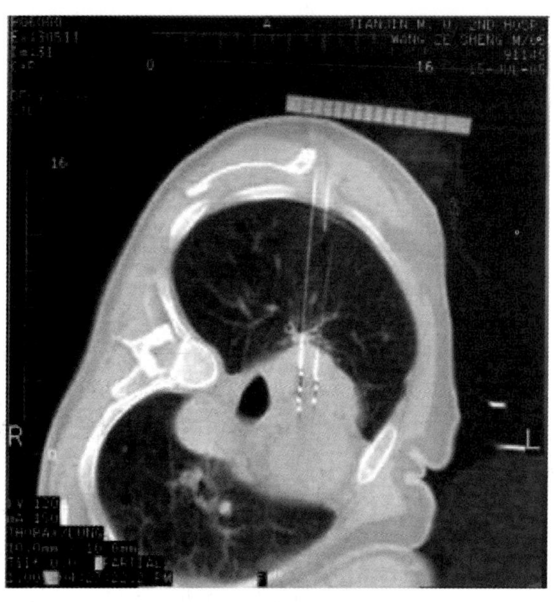

图 12-45　左侧卧位经腋中线垂直进针

（3）经后胸：由后胸部斜行进针，患者取左侧卧位（图 12-46）或俯卧位（图 12-47），经由后胸部依托椎体斜行进针。

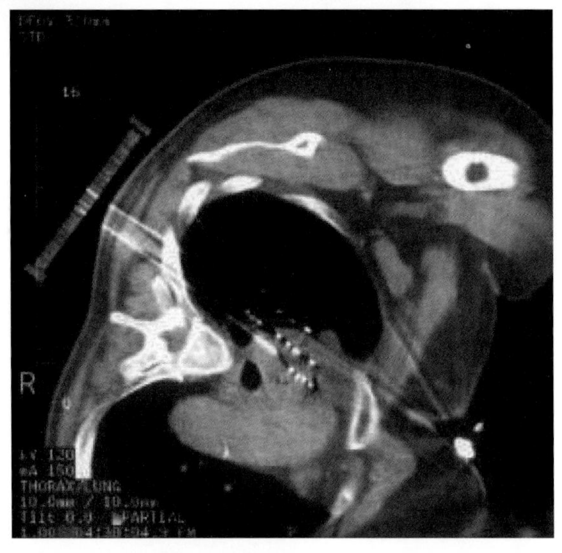

图 12-46　患者取左侧卧位，经由后胸部斜行进针

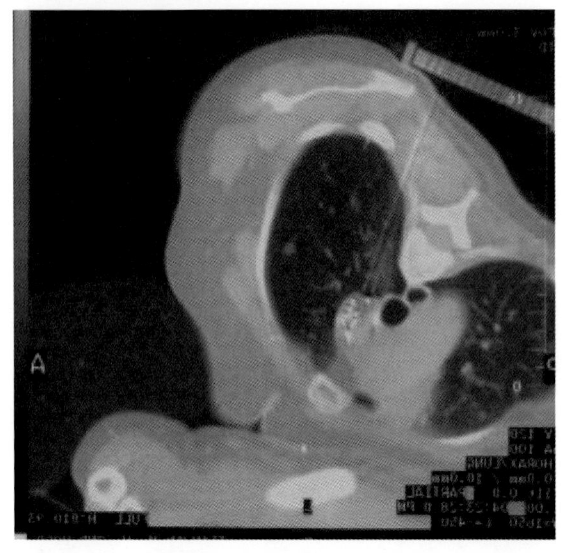

图 12-47　患者取俯卧位，经由后胸部斜行进针

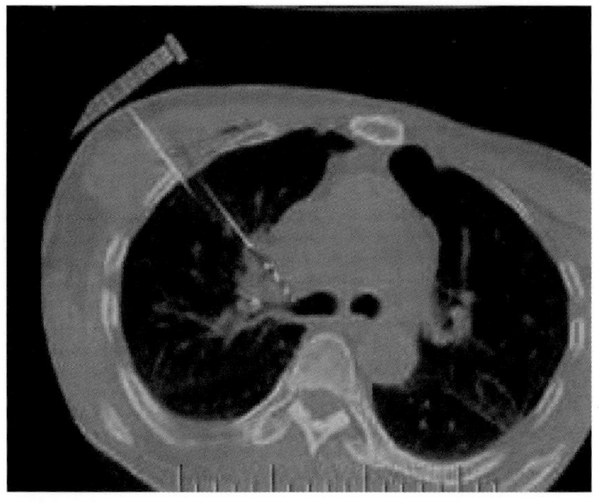

图 12-48　转移淋巴结位于 4R 时，采取平卧位，由右侧腋中线进针

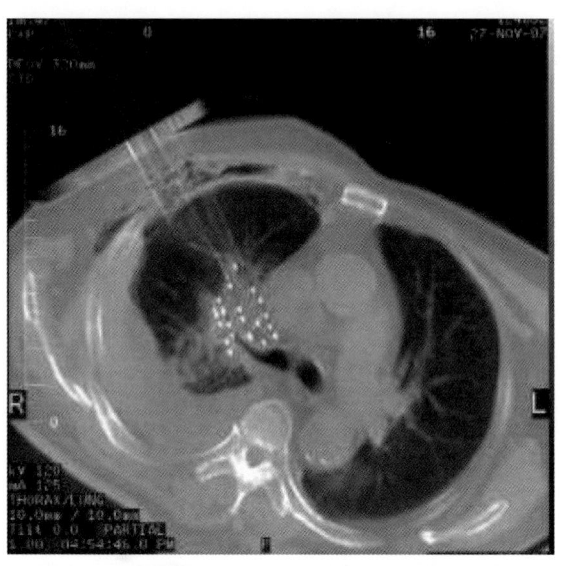

图 12-49　转移淋巴结位于 4R 时，采取平卧位右背部垫高，由右侧腋中线进针

三、隆突前及主 - 肺动脉窗层面

此层面属 3 区和 4 区，4 区又分为 4R 和 4L，相当于右肺上叶支气管开口上缘平面（4R）/ 左肺上叶支气管开口上缘平面（4L）。

1. 转移淋巴结位于 4R 时，穿刺行粒子植入时要注意与其上腔静脉连续的奇静脉可包绕淋巴结，患者采取平卧位，由右侧腋中线进针（图 12-48）或右背部垫高由右侧腋中线进针（图 12-49）。

2. 转移淋巴结位于 4L 时，淋巴结被上腔静脉、主动脉弓、大气管及分叉包绕，粒子植入有困难，进针路径有以下 2 条。

（1）由左前胸斜行经主 - 肺动脉窗进针：此时要求主 - 肺动脉窗也要同时有转移肿大淋巴结，且直径＞ 1 cm，穿刺针才可经此淋巴结刺入 4L 组淋巴结，而不致损伤主动脉和肺动脉（图 12-50）。

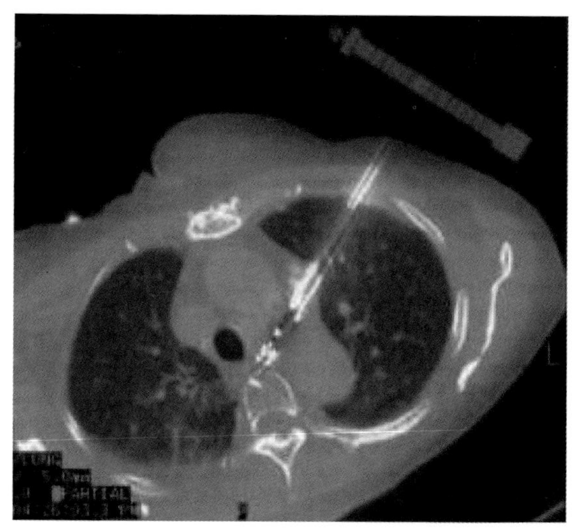

图 12-50　左前胸斜行经主 - 肺动脉窗进针植入粒子至 4L 区

（2）右后侧斜行进针：左侧卧位，穿过大气管或右主气管，刺入瘤体植入粒子（图 12-51）。在进针邻近大气管壁和刺入气管腔内时，推注 0.5 ml 的 1% 利多卡因以麻醉管壁及气管黏膜，防止咳嗽。

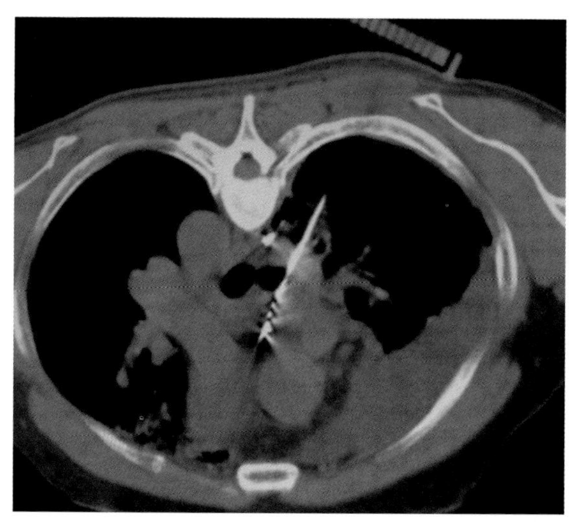

图 12-51　穿过大气管或右主气管，刺入 4L 区淋巴结植入粒子

3. 主 - 肺动脉窗淋巴结，亦属 4L 区，由左前胸斜行进针穿刺（图 12-52），或半俯卧位从左侧胸与主 - 肺动脉窗成垂直角度进针，进行粒子植入（图 12-53）。因其上、下紧邻主动脉弓下缘和主肺动脉上缘，稍有偏差便会误伤两血管。

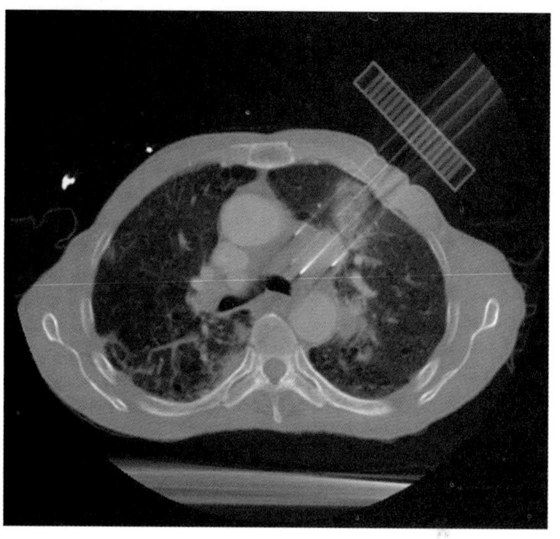

图 12-52　主 - 肺动脉窗淋巴结转移，由左前胸斜行进针穿刺，进行粒子植入

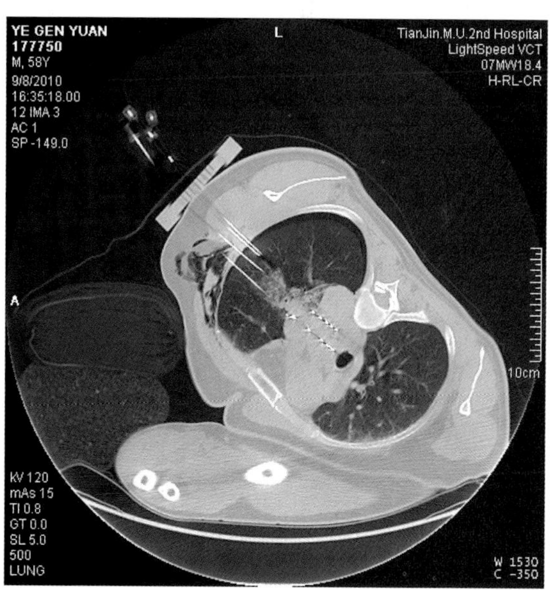

图 12-53　主 - 肺动脉窗淋巴结转移，从左侧胸与主 - 肺动脉窗成垂直角度进针

4. 主动脉旁转移淋巴结，属 6 区，最安全的方法是进针方向与主动脉弓呈平行或切线位，容易刺中瘤体而不会伤及主动脉，但要注意穿刺时避开内乳动静脉（图 12-54）。

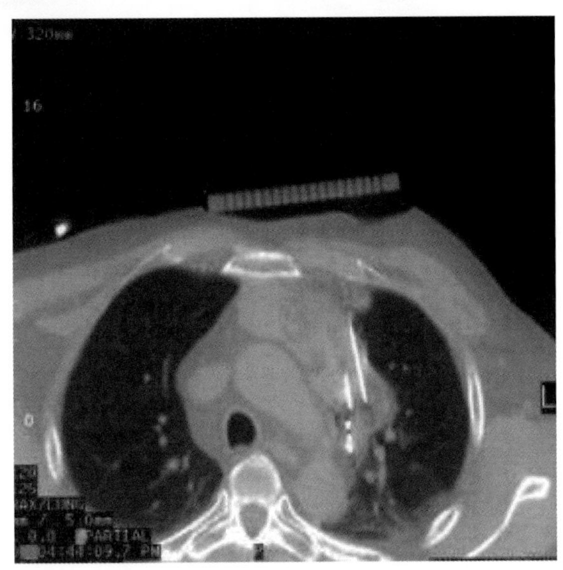

图 12-54 主动脉旁转移淋巴结，进针方向与主动脉弓呈平行或切线位

四、隆突下淋巴结层面

此组淋巴结归为下纵隔淋巴结，属 7 区，当有转移性肿大时，将隆突与左心房分离。粒子植入就是要在两者之间进针，方法是：患者取左侧卧位，由右后侧斜行进针（图 12-55A），或俯卧位，从背部进针（图 12-55B）。注意以胸椎椎体为依托，沿其外缘进针，刺入瘤体，抽出针芯，确定无回血，然后植入粒子。

五、食管旁淋巴结

此组淋巴结归为下纵隔淋巴结，属 8 区，当转移性淋巴结肿大时，可向前挤压左心房。行粒子植入时，穿刺进针方向与隆突下淋巴结相同（图 12-56），或右侧卧位，从左侧胸进针（图 12-57）。穿刺此组淋巴结注意勿伤及其前方的左心房。

六、下肺韧带淋巴结

此组淋巴结也归属下纵隔淋巴结，属 9 区，相当于食管下段、下肺韧带水平。当有淋巴结肿大时，粒子植入穿刺进针方向与 8、9 区淋巴结相同。注意勿伤及前方的心脏和下腔静脉（图 12-58）。

纵隔转移性淋巴结行粒子植入时应强调术中血管强化造影，进针时应实时与强化 CT 片对照，仔细辨认肺门结构，勿伤及其中的血管等重要器官。将穿刺针放置妥当，实施粒子植入前，确认针道内无回血后方可行粒子植入。

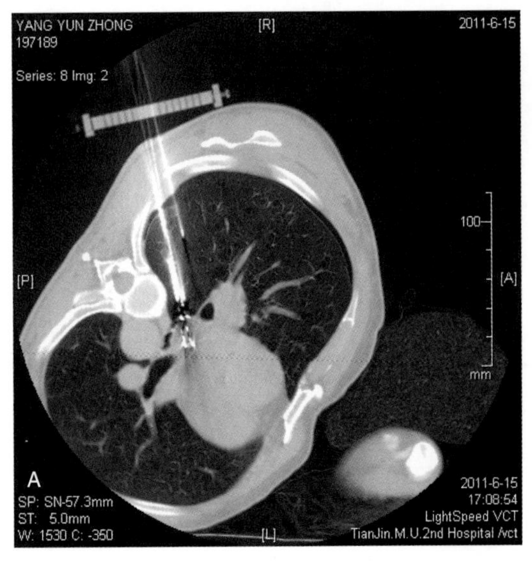

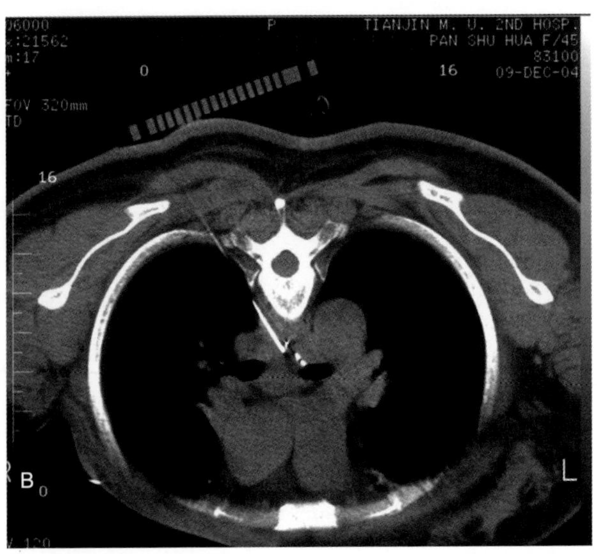

图 12-55 隆突下淋巴转移。A. 取左侧卧位，由右后侧斜行进针，植入粒子；B. 取俯卧位，由背部斜行进针，植入粒子

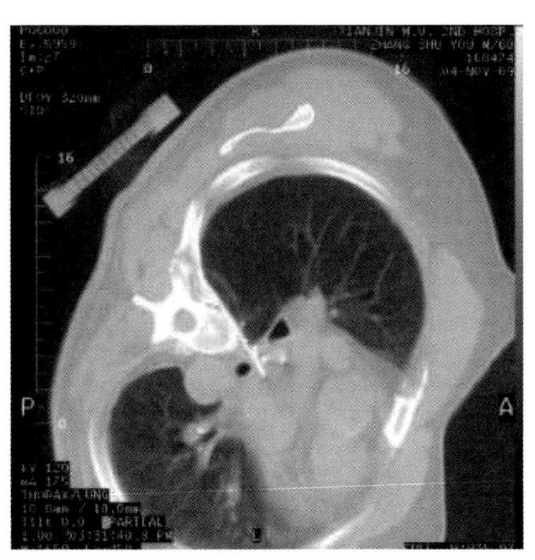

图 12-56　食管旁淋巴结转移行粒子植入时穿刺进针方向与隆突下淋巴结相同

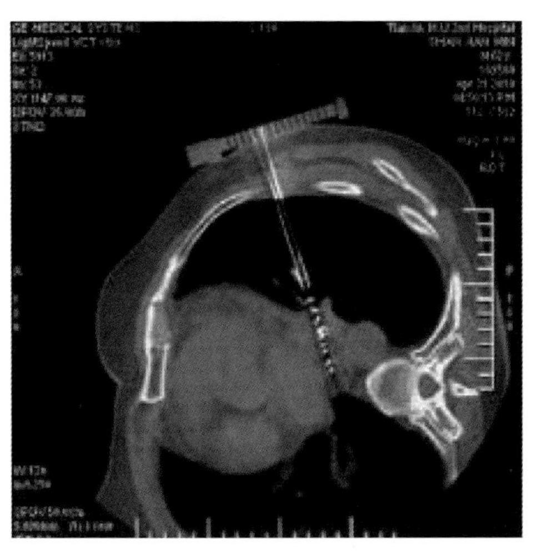

图 12-57　食管旁淋巴结转移取右侧卧位，从左侧胸穿刺行粒子植入

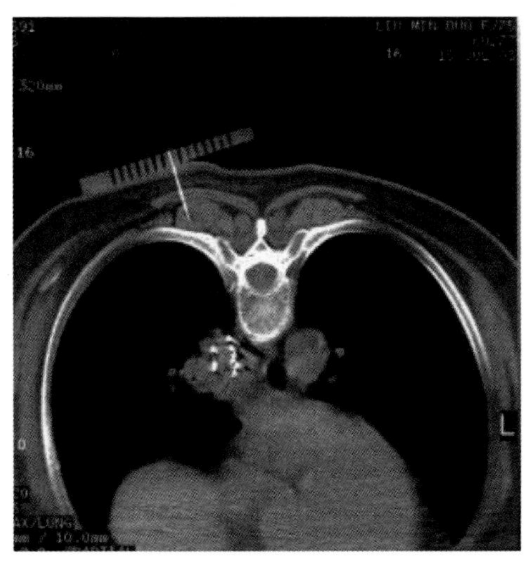

图 12-58　下肺韧带淋巴结粒子植入穿刺进针注意勿伤及前方的心脏和下腔静脉

第六节　粒子植入并发症

一、并发症及处理

1. 气胸　在布针过程中，多针穿刺造成肺组织损伤，气胸发生率 10%~30%。气胸的 80% 左右为中心型肺癌，20% 左右为周围型肺癌。

植入过程中，如气胸造成肺萎陷 5%~10%，可继续操作。肺萎陷 10% 以上，暂停操作，穿刺针进胸膜腔，外连接单向负压吸引球，连续抽气使肺快速复张。待血氧饱和度恢复正常、肿瘤归位后再继续粒子植入。

粒子植入完成后肺仍萎陷 10% 左右者，多数不需处理，1~2 周后可自行吸收，也可将积气抽净。肺萎陷 15%~30% 者，CT 下穿刺抽气后，观察 5 分钟，再做 CT 检查，如不再漏气，结束手术，返回病房。如仍漏气，则行胸腔闭式引流后返回。

2. 肺出血　发生率 10%~20%，CT 显示沿针道周围肺组织实变，中心型肺癌发生率高于周围型肺癌。发生原因主要为穿刺损伤肺实质内血管以及刺中瘤体内血管所致。肺出血使用一般止血药静脉滴注 1~2 天，不需特殊处理，较大范围肺出血术后可出现 38℃左右低热。

3. 咯血　常为术中或术后少量血痰，30~50 ml，持续 5~15 分钟后逐渐减少、停止，术后 1~3 天内可有血痰。常规使用一般止血药静脉滴注 2 天，不需特殊处理。大量咯血造成窒息偶见，可以出血部位局部注射凝血酶，并通过穿刺针植入吸收性明胶海绵颗粒，同时静脉给予凝血酶和缩血管药物。大量咯血介入行支气管动脉栓塞。咯血时应侧卧位，尽量排出气道内积血，防止血块阻塞呼吸道。

4. 胸腔内出血　较为少见。血胸因穿刺损伤肋间和（或）肺内血管，血液沿针道流入胸膜腔。一般出血不足 100 ml，CT 扫描仅见肺底有液性区，合并气胸可见小液平。出血量大于 300 ml，CT 扫描可见明显积血和气液平面。出血量在 500~800 ml，常因肋间动脉受损，出血迅速，导致有效血容量不足，患者面色苍白、冷汗淋漓，心率加快，血压一过性降低。此时，给予止血药，静脉快速补充以乳酸钠林格为主的液体，必要时给予羧甲淀粉和升压药（多巴胺）静脉滴注。密切观察血压、心率变化，待生命体征稳定后返回病房，常规应用止血药。粒子植入穿刺造成进行性血胸极为罕见，不建议开胸止血。

5. 循环状态改变　①因紧张、疼痛所致窦性心动过速最为常见，多伴有血压增高，部分严重气胸患者会出现血氧饱和度下降伴有心率增快。胸膜腔内出血较多，心率增快伴有血压一过性降低，去除诱因后心率很快恢复正常。部分体弱和原有心功能不全患者去除诱因后窦性心动过速持续 10 分钟以上，给予毛花苷 C 处理。②合并高血压和冠心病患者，血压持续增高或出现急性心绞痛，舌下含服短效硝苯地平、硝酸甘油或静脉滴注硝酸甘油等药物。③窦性心动过缓，发生原因不明，少见。可能与应用局麻药利多卡因，抑制心脏传导有关。一般心率 50 次 / 分左右，如无血压改变，可观察或给予阿托品静脉滴注。④出现室性早搏二联律伴血压改变，应及时查找并去除诱因，给予利多卡因静脉推注和持续滴注，及时查找并去除诱因。⑤肋间神经阻滞不完全，穿刺疼痛会导致大汗淋漓、虚脱甚至休克，应立即给升压药处理并补充有效循环血量。⑥个别体弱患者，手术后由卧位马上坐起时，出现体位性低血压引发的晕厥，平卧后即可缓解。

6. 空气栓塞　气体栓塞是肺癌粒子植入和经皮肺活检的罕见并发症，发生率 0.02%~0.05%。一旦发生，往往危及生命。穿刺过程中咳嗽时肺内压增高、肺部囊性或空洞性病变、正压通气和穿刺针误入肺静脉都是导致气体栓塞的常见因素。推进与拔出针芯或切割时，患者吸气，空气自体外进入针套，再进入血管。进入肺静脉的气体继而进入左心房、左心室、主动脉，造成空气栓塞，导致心肌损害，进入脑动脉则造成脑部损害。进入肺循环或右侧心脏的空气栓子可以阻塞肺动脉主要通路。

7. 针道出血　穿刺针刺中靶区内小血管，拔出针芯有血涌出。解决方法是将针退 1~2 cm，在其 0.5 cm 处再进一针到相同深度，拔出针芯如无血涌出，可以植入粒子。植入完成后，将出血针针芯拔出，如无继续出血再拔出此针。中心型肺癌靶区周围的大血管应在穿刺时反复与强化 CT 同一层面对照，以避开大血管，保证患者安全。

8. 针道种植　肿瘤多为低分化型，由穿刺针带入皮下或胸水沿针道流到皮下种植生长。

9. 粒子移位　粒子植入胸膜腔的原因是紧靠胸壁生长的周围型肺癌合并胸腔积液的患者，在植入最后 1 颗粒子时，将粒子植入胸膜腔中。粒子移位到周围肺组织的原因可能是粒子进入小气道所致，未发现放射性损伤的并发症。

10. 粒子游走　当粒子植入被肿瘤挤压变形的肺血管内或部分位于肺血管内，随着粒子发挥作用，瘤体缩小，被挤压变形的肺血管血流恢复，粒子会随血流游走。因为单个粒子辐射范围小，周围组织损伤轻。尽管对患者全身并无大碍，却足以引起医者的高度警惕。

11. 术后发热　一般为 38 ℃左右低热，

3~5 天恢复正常。血白细胞计数也降至正常。

二、预防或减少并发症的要点

1. 术前要求　①常规检查并处理好并发症；②术前常规使用镇静药物和止咳药；③术前对患者反复进行手术体位训练及呼吸训练；④对于中心型和纵隔淋巴结转移瘤以及周围型瘤体内滋养血管较粗大者行增强 CT 扫描，给操作者提供明确的穿刺目标；⑤选择最佳进针方向，合理设置计划针道位置。

2. 术中要求　①按术前计划体位固定患者，建议使用负压真空垫；②充分麻醉胸膜，避免疼痛与咳嗽。由于胸膜神经分布丰富，而且壁层胸膜的神经支配为自主神经，感觉敏锐，因此充分麻醉胸膜，避免胸膜局部刺激后引起的胸膜反应和咳嗽导致的胸膜划破；③使用与 CT 连床的粒子植入定位校准仪装置，按术前计划的角度安装并校准模板，按术前计划针道穿刺；④穿刺中心型肺癌或纵隔淋巴结转移瘤的某一平面时，将在同一平面的强化 CT 扫描图像调至当前同一 CT 屏幕界面上，便于实时确认肿瘤、大血管与进针通道的准确位置；⑤当穿刺针针尖接近与之相邻的大血管时，应暂停进针，即刻 CT 扫描，观察针尖位置是否指向大血管。如出现偏针，针尖远端发生交叉，如果继续盲目推入，会误入大血管内。可将其中一根针拔出 2 cm，调整进针方向，使两根针尖平行。刺到肿瘤中心后再次 CT 扫描，精确测量针尖至肿瘤外缘的 0.5 cm 处的距离，进针到位；⑥如怀疑针尖进入血管，随时拔出针芯，观察有无血流涌出并做相应处理；⑦穿刺周围型肺癌，瘤体内滋养血管较粗大时应对照强化 CT，避开血管；⑧使用肋骨钻时，应注意避开肋间动脉；⑨每根针植入粒子时应准确、迅速，既要避免粒子虹吸现象，也要避免空气进入；⑩及时发现和处理轻微并发症，避免病情进展影响手术进程或生命。

3. 术后要求　生命体征稳定后平车运送到病房，常规生命体征监护，以及时发现迟发的并发症 。

（柴树德　郑广钧　霍　彬　霍小东
王海涛　王　磊）

参考文献

[1] Yankauer S. Two cases of lung tumor treated bronchoscopically. NY Med J，1922，21：741.

[2] Hilaris BS，Martini N. Interstitial brachytherapy in cancer of the lung：A 20 year experience. Int J Radiat Oncol Biol Phys，1979，5（11-12）：1951-1956.

[3] Stewart A，Parashar B，Patel M，et al. American Brachytherapy Society consensus guidelines for thoracic brachytherapy for lung cancer. Brachytherapy，2015，15（1）：1-11.

[4] Landreneau JP，Schuchert MJ，Abbas G，et al. Segmentectomy and brachytherapy mesh implantation for clinical stage I non-small cell lung cancer（NSCLC）. J Surg Res，2013，155（2）：340-346.

[5] Evans AJ，Connery C，Bhora F，et al. Sublobar resection and robotic interstitial brachytherapy for early-stage non-small cell lung cancer. Int J Radiat Oncol Biol Phys，2012，84（3）：S558.

[6] Fernando HC，Santos RS，Benfield JR，et al. Lobar and sublobar resection with and without brachytherapy for small stage IA non-small cell lung cancer. J Thorac Cardiovasc Surg，2005，129（2）：261-267.

[7] Voynov G，Heron DE，Lin CJ，et al. Intraoperative ^{125}I Vicryl mesh brachytherapy after sublobar resection for high-risk stage I non-small cell lung cancer. Brachytherapy，2004，4（4）：278-285.

[8] 柴树德，郑广钧，毛玉权，等. CT 引导下经皮穿刺种植放射性 ^{125}I 粒子治疗晚期肺癌 . 中华放射肿瘤学杂志，2004，13（4）：291-293.

[9] 王俊杰，袁慧书，王皓，等. CT 引导下放射性

[125]I 粒子组织间植入治疗肺癌．中国微创外科杂志，2008，(02)：119-121.

[10] 郑广钧，柴树德，毛玉权，等．放射性 [125]I 粒子植入近距离放疗联合化疗治疗晚期肺癌的近期疗效．中国微创外科杂志，2008，8(2)：122-124.

[11] 霍彬，侯朝华，叶剑飞，等．CT 引导术中实时计划对胸部肿瘤 [125]I 粒子植入治疗的价值．中华放射肿瘤学杂志，2013，22(5)：400-403.

[12] Lin L，Wang J，Jiang Y，et a1. Interstitial ^{125}I seed implantation for cervical lymph node recurrence after mutimodal treatment of thoracic esophageal squamous cell carcinoma. Technol Cancer Res Treat，2015，14(2)：201-207.

[13] 彭冉，姜玉良，吉喆，等．3D 打印共面坐标模板辅助 CT 引导 放射性 [125]I 粒子植入治疗恶性肿瘤剂量学分析．中华放射肿瘤学杂志，2017，26(9)：1062-1066.

[14] 王俊杰，张福君，柴树德等．CT 引导放射性 [125]I 粒子组织间植入治疗肿瘤专家共识．中华医学杂志，2017，97(15)：1132-1139.

[15] 王俊杰，柴树德，郑广钧，等．3D 打印模板辅助 CT 引导放射性 [125]I 粒子植入治疗肿瘤专家共识．中华放射医学与防护杂志，2017，37(3)：160-170.

[16] 王俊杰，柴树德，王若雨，等．3D 打印共面模板辅助 CT 引导放射性 [125]I 粒子植入治疗专家共识．中华医学杂志，2018，98(35)：2815-2818.

[17] 王俊杰．3D 打印非共面模板辅助 CT 引导放射性 [125]I 粒子植入治疗技术流程与 QC 的专家共识．中华放射肿瘤学杂志，2017，26(5)：495-500.

第十三章　放射性粒子治疗复发肺癌

根据NCCN指南建议，手术、外放疗、系统治疗（化疗 / 靶向）及三者互相结合的综合治疗，为目前肺癌的主要治疗手段[1]。但是即使经过标准治疗，仍有30%~70%的患者会出现肿瘤复发，且分期越晚的患者复发风险越高[2-4]。对于既往有胸部外放疗史的复发患者而言，基本没有理想的局部治疗手段：①照射野内组织结构纤维化、弹性差、愈合能力低，基本有很少患者可以进行手术切除；②受正常组织的剂量限制，再程放疗风险高，3级或以上放射毒性约20%[5]，且剂量难以提升，预期疗效差；③目前的指南上仅有全身治疗可以选择[1]，但有效率相对较低[6-7]。对于既往无胸部外放疗史的术后复发患者，虽然可以考虑再次手术或放化疗，但并不是所有患者适合或可接受。而随着放射性 ^{125}I 粒子植入（radioactive iodine-125 seed implantation, RISI）在肿瘤局部治疗中的应用越来越广泛，有越来越多的证据支持其可作为肿瘤局部治疗的治疗选择之一。

RISI主要是将放射性 ^{125}I 粒子放射源直接植入肿瘤组织，通过放射性核素持续释放射线达到杀伤肿瘤细胞的目的[8]。该技术具有操作灵活、治疗时间短、创伤小、并发症少、患者恢复快等优点。RISI最早应用于前列腺癌，至今仍是早期前列腺癌的标准治疗手段之一[9]。而其在胸部肿瘤中的应用也已有近70年历史[10]，除用于切缘阳性者[11]，也应用于不可手术患者的姑息性治疗，以缓解症状，提高患者生存质量[12]。一些针对NSCLC实体瘤进行RISI治疗的研究中，局部控制率可达到25%~80%[13-18]。相比于外照射，RISI的优点为：①粒子在组织内的半价层为1.7 cm[19]，其植入肿瘤后，肿瘤靶区内部剂量高，周围正常组织剂量低，且其射线为低剂量率，理论上更有利于保护正常组织；②粒子在肿瘤内的分布经过术前设计，并且术中可以适时调整，肿瘤靶区可以实现真正的适形、调强照射，有利于疗效的提高和毒副反应的降低；③粒子通过穿刺针一次性植入肿瘤靶区内，此后对肿瘤细胞进行持续杀伤，很好地克服了器官运动和分次治疗带来的误差，剂量实施更准确，且患者只需住院一次，治疗体验较好。鉴于以上考虑，RISI理论上更适合复发病灶的挽救性治疗。

第一节　放射性粒子治疗原则

一、病例选择

有局部治疗需要但不适合手术或放疗的患者，可考虑行RISI治疗。治疗方案的确定需遵循“肿瘤治疗个体化”理念，重视多学科（multi-disciplinary team，MDT）诊疗，应在胸外科、呼吸科、肿瘤放化疗科及介入科等共同参与下讨论、制订治疗方案，保障患者得到合理治疗，在疗效和（或）风险之间有所受益。

二、计划设计

应用治疗计划系统（treatment planning system，TPS）制订治疗计划，应用剂量体积直方图（dose volume histogram，DVH）和等剂量线分布图进行剂量评估。肺部病变采用（肺窗）制订治疗计划，纵隔、胸壁病变采用纵隔窗，同时注意危及器官。粒子活度一般选择 0.5~0.7 mCi[20]。目前针对肺癌的剂量 - 疗效 - 毒副反应关系尚不明确。处方剂量方面没有前瞻性随机研究，美国近距离治疗协会（American Brachytherapy Society，ABS）指南推荐处方剂量为 80~120 Gy，毒性较低[10]，目前国内临床上常用的处方剂量为 110~160 Gy[20]，其中 140 Gy 以上有可能得到更好的局部控制[21]，但中心型的病变要注意气管、食管瘘风险，尚未发现不同病理学类型在 RISI 治疗反应上的差异。在设计处方剂量的基础上，可根据病理学类型、邻近正常组织（危及器官）、既往放疗史等具体情况适当增加或减少剂量。

三、模板应用与针道设计

应用 CT 联合 3D 打印模板引导进针，3D 打印模板可保证精准的进针角度与分布[22-23]。针道设计遵循以下原则：间距 1~1.5 cm，同一层面尽量保持相互之间平行排列，保护、避让神经、大血管、空腔脏器等重要结构，尽量避让穿刺路径上可能存在的骨骼阻挡。

四、体位固定及影像引导

患者术前、术中应使用真空垫配合激光线定位及摆位，以确保患者体位的可重复性及模板对位的准确性。模板对位准确后，进针期间应使用 CT 实时监视进针路径，植入粒子期间应使用 CT 实时监视粒子分布状态，以及时发现与术前计划不一致的情况并及时调整，确保操作过程安全、准确。术中 CT 扫描条件可与 CT 定位时相同。

五、术后验证

RISI 术后应即刻行术后计划以验证实际剂量分布，评估肿瘤与周围正常组织剂量，并做好记录。评价方式同术前计划。

六、多个病灶治疗

双侧病灶应分侧、分次治疗。分次间隔时间一般为 1 周至 1 个月，具体需依患者恢复情况及治疗反应综合考虑。后续根据分期、治疗目的、剂量分布、全身情况等具体因素决定是否配合其他治疗手段，如外照射或联合化疗等。

七、术后随访

随访间期同其他抗肿瘤治疗。术后 2~3 个月复查胸部增强 CT，之后每 3 个月复查 1 次；2 年后每 6 个月复查 1 次，5 年后每年复查 1 次。其间叮嘱患者如有不适应及时就诊及检查。建议有条件者，可应用 PET-CT 进行随访。

第二节　粒子治疗适应证

目前除早期前列腺癌外，RISI 的适应证选择应该得到进一步明确。理论上有局部治疗需要又不适合其他治疗手段的复发性肿瘤患者皆有可能从 RISI 治疗中获益。提倡开展多中心合作，逐步建立我国粒子治疗标准，既能提高肿瘤治疗疗效，又使粒子治疗能与其他治疗手段协同并进。

一、胸部复发癌 RISI 治疗适应证

1. 不适合或拒绝行手术、外放疗者。

2. 经其他抗肿瘤治疗后有肿瘤残存或病情进展者。

3. 实体病灶，肿瘤直径小于 7 cm。

4. 无全身广泛转移或虽有转移，或转移灶经前期治疗已得到控制。

5. 无出血倾向，抗凝治疗和（或）抗血小板凝聚药物应在 RISI 治疗前至少停 1 周。

6. 未合并严重或未控制的基础疾病（如严重或未控制的高血压、糖尿病、心脑血管疾病及器官功能不全等）。

7. 有合适的穿刺路径，预期可以达到治疗剂量。

8. KPS＞70 分，预期能够耐受穿刺 / 粒子治疗，预期生存期大于 3 个月。

9. 局部有严重症状者，为达到姑息治疗目的，可考虑行 RISI 治疗。

二、肺部复发癌 RISI 治疗禁忌证

1. 肺功能严重受损者（如 $FEV_1 < 40\%$ 预测值，FVC＜50％预测值，DLCO＜50％预测值[24]）。

2. 高热（＞38.5℃），病灶周围感染性及放射性炎症没有被很好控制或穿刺处皮肤受侵破溃者。

3. 病灶内存在较大范围液化坏死，预期粒子分布差者。

4. 肿瘤邻近纵隔或包绕血管，出血、瘘风险高者。

5. 孕妇、哺乳期妇女、精神病患者。

6. 依从性差，无法完成治疗者。

7. 一般情况差、恶病质，不能耐受治疗或预期寿命不能等待疗效出现者。

第三节　粒子治疗的剂量学评估

一、物理剂量评估参数

1. D_{90}：90% 大体肿瘤体积（gross tumor volume，GTV）接受的剂量。

2. mPD（minimum peripheral dose）：GTV 最小周缘剂量，$mPD=D_{100}$，即 100% GTV 接受的剂量。

3. V_{80}：GTV 接受 80% 处方剂量的体积百分比。

4. V_{90}：GTV 接受 90% 处方剂量的体积百分比。

5. V_{100}：GTV 接受 100% 处方剂量的体积百分比。

6. V_{150}：GTV 接受 150% 处方剂量的体积百分比。

7. V_{200}：GTV 接受 200% 处方剂量的体积百分比。

8. D_{2cc}：2 cm^3 正常组织接受的剂量。

9. $D_{0.5cc}$：0.5 cm^3 正常组织接受的剂量。

二、剂量分布质量评估参数

1. 适形指数（conformity index，CI）：评价剂量分布的适形度[25]。$CI=(V_{T,ref}/V_T)\times(V_{T,ref}/V_{ref})$，式中 V_T、$V_{T,ref}$ 和 V_{ref} 分别为靶区体积、靶区接受处方剂量的体积和处方剂量包含的总体积（cm^3），最理想的 CI 是 1。CI 为 1 时，说明处方剂量正好覆盖靶区，而靶区外体积接受剂量均低于处方剂量，CI 越大说明靶区内接受处方剂量体积越大而靶区外接受处方剂量的体积越小。

2. 靶区外体积指数（external index，EI）：描述靶区外接受超过处方剂量体积占靶区体

积的百分比[26]。EI =（V_{ref}-$V_{T, ref}$）/V_T × 100%，最理想的 EI 是 0，EI 为零时，说明靶区外组织接受剂量均小于处方剂量；EI 越大，说明靶区外接受处方剂量体积越大。

3. 均匀性指数（homogeneity index，HI）：描述剂量分布均匀性[26]。HI=（$V_{T, ref}$-$V_{T, 1.5 ref}$）/ $V_{T, ref}$ × 100%，式中 $V_{T, 1.5 ref}$ 为靶区接受 150% 处方剂量的体积（cm^3）；最理想的 HI 是 100%，HI 越大说明靶区剂量分布越均匀。

三、治疗计划评估方法

1. 等剂量曲线：最主要的是 80%、90%、100%、150%、200% 的处方剂量线分布情况。

2. DVH：DVH 可显示靶区及邻近危及器官的剂量 - 体积关系。

3. 靶区剂量质量评价标准[27]：优：V_{100} ≥ 90%，125% ≥ D_{90} ≥ 100%（处方剂量百分比，下同）；良：90% > V_{100} > 85%，100% > D_{90} > 90%； 中：85% ≥ V_{100} ≥ 75%，90% ≥ D_{90} ≥ 80%，或 D_{90} > 125%；差：V_{100} < 75%，D_{90} < 80%。

第四节　技术流程

一、多学科团队共同讨论、评估患者 RISI 适应证

胸部强化 CT（1 个月内）为治疗前评估的关键影像学检查，通过 CT 观察肿瘤的大小、位置及其与邻近重要脏器、血管、气管或支气管的关系。有条件者建议行 PET-CT 以进一步明确病灶范围。

二、知情同意

告知患者或家属（被委托人）治疗目的、风险、预期疗效及相关注意事项，并签署知情同意书。

三、术前定位

术前 2 天内行螺旋定位 CT 扫描，层厚 5 mm，按肿瘤部位选择相应体位（仰卧位、侧卧位、俯卧位），采用真空垫固定体位，利用激光摆位线于患者体表及真空垫上设置相对位置标记，以保证体位的可重复性。选择肿瘤横径最大层面或骨骼标志比较明显的层面设定 1 根固定针，将固定针层面还原至患者体表，按对应激光线在患者体表进行标记，贴铅点以指导模板定位坐标的设置。如无特殊禁忌，一律采用增强 CT 扫描。

四、术前计划设计

将 CT 数据传输至 TPS，在 CT 图像上设计术前预计划，主要包括：勾画 GTV 及邻近区域危及器官，设定处方剂量和粒子活度，确定 RISI 针道（进针方向、路径、深度），确定所应用的模板技术、计算粒子数目并模拟粒子空间位置分布，计算靶区的剂量分布，使靶区 D_{90} 尽量满足处方剂量要求（110~160 Gy）。鉴于目前胸部危及器官（食管、气管、臂丛、胸壁皮肤、脊髓、大血管等）的剂量限值尚需进一步研究，目前临床上常采用的原则为粒子距危及器官 1 cm 以上，但仍需计算、采集相应危及器官的剂量，以供后续分析。

五、3D 打印模板设计和制作

若采用 3D 打印非共面模板，需将含有针道方向、间距和皮肤穿刺点位置等信息的 CT 图像数据导入三维影像及逆向工程软件，然后利用 3D 打印机加工得到个体化模板（模板含

有患者治疗区的体表特征、定位标记和模拟针道等信息，前二者用于引导模板准确对位，后者用于引导插植针的插植）；若采用3D打印共面模板，则可直接进行应用，无需个体化制作。

六、术前复位

借助摆位激光线，根据真空垫及患者体表定位标记，对患者进行复位，力求术中体位与定位体位保持一致。

七、麻醉及对位、固定模板

插针操作在局麻下进行，根据手术部位消毒术野，执行无菌操作技术规范。由于存在模板阻挡，可考虑预先对整个进针术区进行皮下及肋间神经浸润性麻醉。如进针范围较分散或针数较少，在模板放置后，按进针导向孔逐个进针点麻醉。3D打印非共面模板的对位借助患者的体表外轮廓特征、摆位激光线、患者体表标记线完成。3D打印共面模板的对位借助定位辅助导航支架、摆位激光线、患者体表标记线完成。力求模板与患者体表贴合，且模板上的坐标与患者体表标记、摆位激光线三者互相重合。模板对位准确后，插入1~3根固定针，行CT平扫（扫描层厚及参数设置同术前定位），确认固定针的位置（方向、层面、与邻近骨骼或标志性组织的关系等），若固定针位置与术前设计一致，提示模板相对位置准确，可开始后续进针，若与术前设计存在偏差，需测量误差范围（水平向和头脚向分别进行测量），并进行实时校正。

八、插植粒子针

插针过程在CT实时监视下进行。3D打印模板对位准确后，将粒子针通过模板上的引导柱经皮穿刺到达一定深度，首次进针后方向可能还需调整，故不宜进针过深，不宜穿透胸膜（通常2~3 cm为宜，参考CT确定）。所有粒子针插植完成后，行增强CT扫描，验证粒子针位置，观察粒子针的方向控制和空间分布情况（即与肿瘤、血管及周围其他组织的相对位置），必要时进行微调，直到粒子针分布满意为止。确认进针分布情况后，参考术前计划，将所有粒子针进针深度调整至距预计划深度1 cm处，再次行CT扫描验证进针方向、深度及重要组织（血管、气管、食管等）避让情况，若进针分布满意，则按预计划深度将粒子针进针到位。若方向或深度上与预计划有所偏差，则按实际情况进行实时调整。

九、植入粒子

参考术前计划，根据每根针在靶区内的深度，利用粒子植入枪后退式植入粒子，粒子间距参考术前计划设计（通常间隔0.5~1.0 cm），术中登记实际使用的针数及粒子针数目。粒子植入完成后再次行全肺CT扫描，即刻观察粒子实际的分布情况（分布是否均匀，有无脱落移位等）。如发现靶区内粒子分布不满意，补种粒子以满足术前治疗计划的剂量要求。同时观察有无气胸、出血等并发症，及时对症处理，必要时行经皮穿刺置管引流术。

十、术后剂量学验证

将术后最终图像传输到BTPS，行术后剂量学验证，根据剂量体积直方图得出靶区及危及器官的实际剂量分布情况。系统误差、术中病灶位置变化、粒子移位等均可以导致术后计划与术前计划发生偏差，而术后计划才是肿瘤实际接受的剂量。整体技术流程归纳于图13-1。

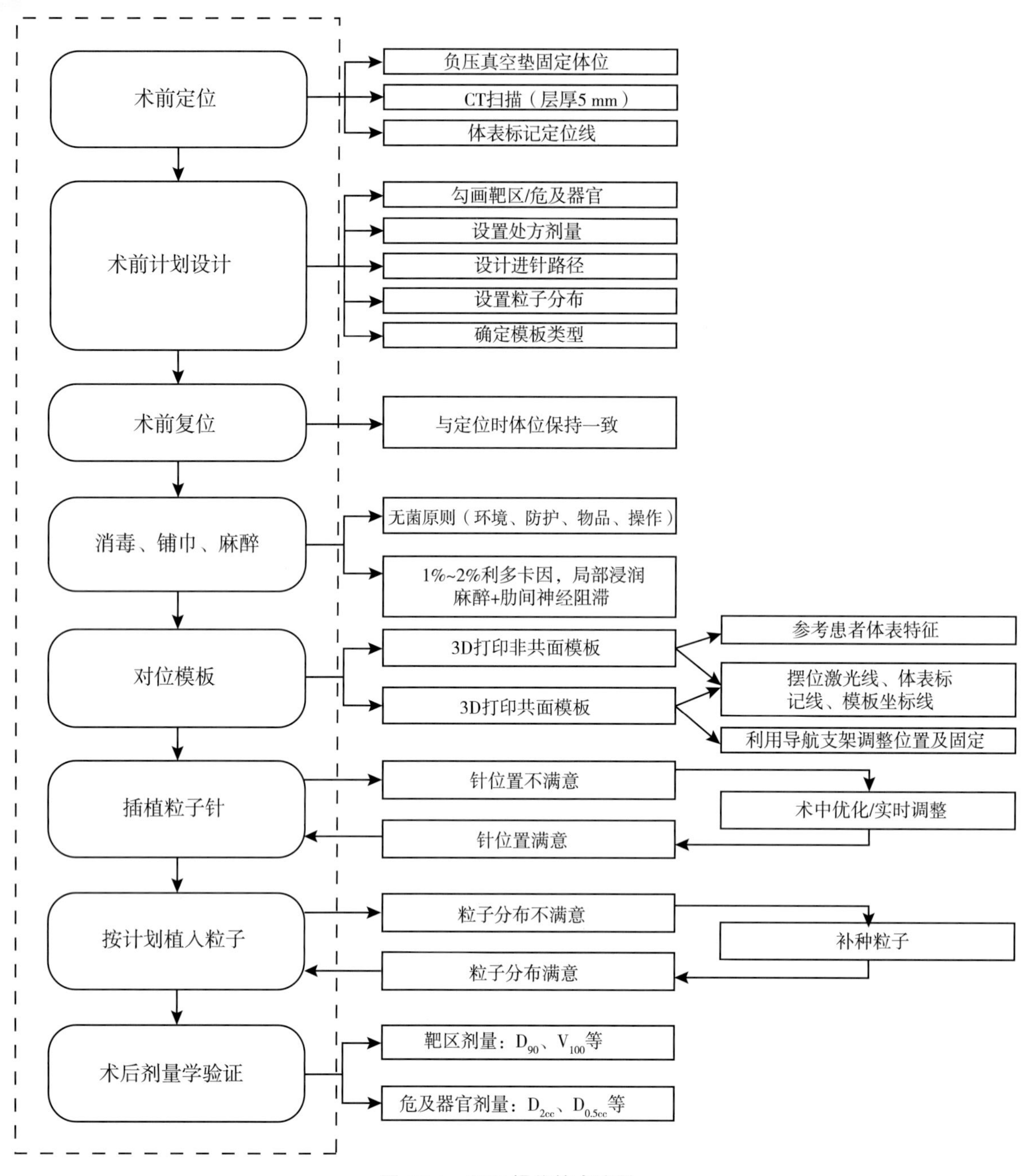

图 13-1　RISI 操作技术流程

第五节　并发症的预防与治疗

RISI 并发症发生率较低，最常见的并发症为气胸，发生率与肺穿刺活检相当（20%~50%），严重的出血 / 咯血、粒子移位 / 脱落、粒子栓塞以及对正常组织的放射性损伤并不多见[28]。充分的术前评估和术前准备可以降低并发症发生风险，术前建议给予患者心理疏导和宣教，以减轻患者的焦虑紧张情绪；训练患者平静呼吸及术中呼吸配合；术前应常规建立静脉通路，给予镇咳药物止咳，术中对胸膜进行充分麻醉，并给予患者吸氧、心电监护。

1. 气胸　轻微气胸，肺压缩量不超过30% 时，患者无明显胸闷、憋喘等症状，可不予处理，密切观察随诊，一般 4~14 d 内可完全吸收；当肺压缩量超过 30% 时，患者症状严重时，一般需放置胸腔闭式引流。

2. 出血　①肺出血：应用止血药物（垂体后叶素、血凝酶、氨甲苯酸、酚磺乙胺等）静脉注射或静脉滴注处理，必要时可行支气管动脉栓塞；②血胸：主要原因为穿刺针损伤肋间血管、胸廓内动脉、肺内血管，血液沿针道流入胸腔。如出血量较大（＞500 ml），此时应迅速补充血容量，必要时行动脉造影明确责任血管，栓塞出血动脉，密切注意血压、脉搏变化，同时加快补液速度。

3. 粒子移位和迁移　粒子在术后可发生移位，迁移至远端细支气管，脱落游离至胸腔，多数情况下无须特别干预，可严密观察。

4. 感染　及时抗感染治疗，进行细菌培养及鉴定，按药敏结果应用抗生素。

5. 局部放射性肺损伤（radiation induced lung injury，RILI）　低剂量率 RISI 引起的 RILI 发生率较低，预防的重点是植入粒子的量化要准确，避免粒子数过多。根据不良事件通用术语标准（common terminology criteria for adverse events，CTCAE 4.0）分级[29]，建议治疗如下：1 级：观察；2 级：无发热，密切观察 ± 对症治疗 ± 抗生素；伴发热、CT 上有急性渗出性改变者或有中性粒细胞比例升高，对症治疗 + 抗生素 ± 糖皮质激素；3 级：糖皮质激素 + 抗生素 + 对症治疗，必要时吸氧；4 级：糖皮质激素 + 抗生素 + 对症治疗 + 机械通气支持。具体可参考相关专家共识[30]。

6. 其他少见并发症　如肺栓塞、空气栓塞、针道种植、神经损伤等，需做有针对性的特殊处理。

第六节　随访及疗效评估

术后局部疗效评估参考实体肿瘤的疗效评价标准（response evaluation criteria in solid tumors，RECIST）1.1 版[31]。包括：完全缓解（complete response，CR）：所有靶病灶消失；部分缓解（partial response，PR）：靶病灶直径之和比基线水平减少至少 30%；疾病进展（progression disease，PD）：以整个随访过程中所有测量的靶病灶直径之和的最小值为参照，直径和相对增加至少 20%（如果基线测量值最小就以基线值为参照）；除此之外，必须满足直径和的绝对值增加至少 5 mm（出现一个或多个新病灶也视为疾病进展）；疾病稳定（stable disease，SD）：靶病灶减小的程度没达到 PR，增加的程度也没达到 PD 水平，介于两者之间，研究时可以直径之和的最小值作为参考。对于大小变化不明显的病灶，建议行 PET-CT 判断病灶活性，可参考 PERCIST（PET response criteria in solid tumors）标准进行评估。包括：完全代谢反应（complete metabolic response，CMR）：靶病灶 ^{18}F-FDG 摄取完全消失，低于肝脏病平均摄取值，且不能与周围血池本底相区别；部分代谢反应（partial metabolic response，PMR）：靶病灶 ^{18}F-FDG 瘦体标准摄取值（standard uptake value of lean body mass，SUL）峰值降低至少 30%，且 SUL 绝对值下降至少 0.8 倍 SUL 单位；恶化代谢反应（progressive metabolic disease，PMD）：^{18}F-FDG SUL 峰值增加 30%，且 SUL 绝对值增加＞0.8 倍 SUL 单位；稳定代谢反应（stable metabolic disease，SMD）：不是 CMR、PMR 或 PMD[32]。

临床疗效评估应在判断局部疗效的基础上，定期随访患者的目标病灶变化、病情转归以及生存情况，并记录患者1、2、3、5年的病情变化及生存情况。

第七节　粒子植入的辐射防护

尽管RISI过程中放射肿瘤医师的辐射暴露非常低[33]，但仍应建立良好的操作习惯并做好防护。当手术完成后，如手术室监测到有残余剂量，需要确认是否有粒子脱落。对于接受RISI者，需避免接触儿童和孕妇。胸腔RISI术后的距离-辐射暴露数据并没有相关报道。对于行RISI的前列腺癌患者，在体表仅有很小的暴露率[34]，对家庭成员和宠物影响很小[35]。但需要注意的是，前列腺粒子位置通常较深，且盆腔组织对于辐射的衰减作用要强于肺组织。因此，前列腺癌患者的数据尚不能完全照搬至胸部患者，暴露率应该个体化考虑。目前临床的常用建议为患者与成人保持1米以上距离，与儿童和孕妇保持2米以上距离，或穿厚度相当于0.25 mm铅当量的铅衣[36]。

放射性粒子属放射性药物，应按照放射性药物的购置、储存和保管相关规定管理[37]。RISI的准入和放射防护参照2017年颁布的《粒籽源永久性植入治疗放射防护要求》(GBZ 178-2017)[36]和《放射性粒子植入治疗技术管理规范(2017年版)》[38]。

(吉　喆　霍　彬　霍小东　王　磊)

参考文献

[1] Ettinger, DS, Wood DE, Aisner DL, et al. Non-small cell lung cancer, version 5.2017, NCCN Clinical Practice Guidelines in Oncology. J Natl Compr Canc Netw, 2017, 15(4): 504-535.

[2] Bradley JD, Paulus R, Komaki R, et al. Standard-dose versus high-dose conformal radiotherapy with concurrent and consolidation carboplatin plus paclitaxel with or without cetuximab for patients with stage IIIA or IIIB non-small-cell lung cancer (RTOG 0617): a randomised, two-by-two factorial phase 3 study. Lancet Oncol, 2015, 16(2): 187-199.

[3] Curran WJ Jr, Paulus R, Langer CJ, et al. Sequential vs. concurrent chemoradiation for stage III non-small cell lung cancer: randomized phase III trial RTOG 9410. J Natl Cancer Inst, 2011, 103(19): 1452-1460.

[4] Takahashi Y, Horio H, Hato T, et al.Predictors of post-recurrence survival in patients with non-small-cell lung cancer initially completely resected. Interact Cardiovasc Thorac Surg, 2015, 21(1): 14-20.

[5] Rulach R, Hanna GG, Franks K, et al. Re-irradiation for locally recurrent lung cancer: evidence, risks and benefits. Clin Oncol (R Coll Radiol), 2018, 30(2): 101-109.

[6] Valdes M, Nicholas G, Goss GD, et al. Chemotherapy in recurrent advanced non-small-cell lung cancer after adjuvant chemotherapy. Current Oncology, 2016, 23(6): 386-387.

[7] Noble J, Ellis PM, Mackay JA, et al. Second-line or subsequent systemic therapy for recurrent or progressive non-small cell lung cancer: a systematic review and practice guideline. J Thorac Oncol, 2006, 1(9): 1042-1058.

[8] Zhang F, Wang J, Guo J, et al. Chinese expert consensus workshop report: guideline for permanent iodine-125 seed implantation of primary and metastatic lung tumors. Thorac Cancer, 2018, 10(2): 1-2.

[9] Zaorsky NG, Davis BJ, Nguyen PL, et al. The evolution of brachytherapy for prostate cancer. Nat Rev Urol, 2017, 14(7): 415-439.

[10] Stewart A, Parashar B, Patel M, et al. American Brachytherapy Society consensus guidelines for thoracic brachytherapy for lung cancer. Brachytherapy, 2016, 15(1): 1-11.

[11] Mutyala S, Stewart A, Khan AJ, et al. Permanent iodine-125 interstitial planar seed brachytherapy for close or positive margins for thoracic malignancies.

Int J Radiat Oncol Biol Phys, 2010, 76（4）: 1114-1120.

[12] Heelan RT, Hilaris BS, Anderson LL, et al. Lung tumors: percutaneous implantation of I-125 sources with CT treatment planning. Radiology, 1987, 164（3）: 735-740.

[13] Huang Q, Chen J, Chen Q, et al. Computed tomographic-guided iodine-125 interstitial implants for malignant thoracic tumors. Eur J Radiol, 2013, 82（11）: 2061-2066.

[14] Jiang G, Li Z, Ding A, et al., Computed tomography-guided iodine-125 interstitial implantation as an alternative treatment option for lung cancer. Indian J Cancer, 2015, 51（S2）: 9-12.

[15] Li W, Guan J, Yang L, et al. Iodine-125 brachytherapy improved overall survival of patients with inoperable stage III/IV non-small cell lung cancer versus the conventional radiotherapy. Med Oncol, 2015, 32（1）: 395-396.

[16] Yu X, Li J, Zhong X, et al. Combination of Iodine-125 brachytherapy and chemotherapy for locally recurrent stage III non-small cell lung cancer after concurrent chemoradiotherapy. BMC Cancer, 2015, 15（1）: 1-3.

[17] Zhang Q, Wang DQ, Wu YF. Sodium glycididazole enhances the efficacy of combined iodine-125 seed implantation and chemotherapy in patients with non small-cell lung cancer. Oncol Lett, 2015, 9（5）: 2335-2340.

[18] Martinez-Monge R, Pagola M, Vivas I, et al. CT-guided permanent brachytherapy for patients with medically inoperable early-stage non-small cell lung cancer（NSCLC）. Lung Cancer, 2008, 61（2）: 209-213.

[19] Nuclear Regulatory Commission（NRC）Advisory Committee on the Medical Use of Isotopes（ACMUI）. Radioactive Seed Localization for Non-Palpable Breast Lesions. [2015-05-29]. https://www.nrc.gov/docs/ML1514/ML15149A508.pdf

[20] 王俊杰. 中国放射性粒子治疗肿瘤临床应用指南. 北京：北京大学医学出版社, 2011.

[21] Ji Z, Jiang Y, Guo F, et al. Safety and efficacy of CT-guided radioactive iodine-125 seed implantation assisted by a 3D printing template for the treatment of thoracic malignancies. J Cancer Res Clin Oncol, 2020, 146（1）: 229-236.

[22] 吉喆, 姜玉良, 郭福新, 等. 三维打印共面坐标模板联合 CT 引导 ^{125}I 粒子植入治疗胸部恶性肿瘤的剂量学评价. 中华核医学与分子影像杂志, 2018, 38（1）: 4-8.

[23] 吉喆, 姜玉良, 郭福新, 等. 3D 打印非共面模板辅助 CT 引导放射性粒子植入治疗胸部恶性肿瘤剂量学评估. 中华放射肿瘤学杂志, 2017, 26（7）: 754-758.

[24] 葛军, 鲁继斌. 肺切除患者的术前心肺功能评价. 中国肺癌杂志, 2001, 4（2）: 154-157.

[25] van' t Riet, A, Mak AC, Moerland MA, et al. A conformation number to quantify the degree of conformality in brachytherapy and external beam irradiation: application to the prostate. Int J Radiat Oncol Biol Phys, 1997, 37（3）: 731-736.

[26] Saw CB, Suntharalingam N. Quantitative assessment of interstitial implants. Int J Radiat Oncol Biol Phys, 1991, 20（1）: 135-139.

[27] Keyes M, Morris WJ, Spadinger I, et al. Radiation oncology and medical physicists quality assurance in British Columbia Cancer Agency Provincial Prostate Brachytherapy Program. Brachytherapy, 2013, 12（4）: 343-355.

[28] Ji Z, Jiang Y, Guo F, et al. Radiation-related adverse effects of ct-guided implantation of ^{125}I seeds for thoracic recurrent and/or metastatic malignancy. Sci Rep, 2019, 9（1）: 14803.

[29] National Institute of Cancer Common. Terminology Criteria for Adverse Events（CTCAE）version 4.03. [2010-06-14]. https://evs.nci.nih.gov/ftp1/CTCAE/CTCAE_4.03.

[30] 王绿化, 傅小龙, 陈明, 等. 放射性肺损伤的诊断及治疗. 中华放射肿瘤学杂志, 2015, 24（1）: 4-9.

[31] Watanabe H, Okada M, Kaji Y, et al. New response evaluation criteria in solid tumours-revised RECIST guideline（version 1.1）. Gan To Kagaku Ryoho, 2009, 36（13）: 2495-2501.

[32] Pinker K, Riedl C, Weber WA. Evaluating tumor response with FDG PET: updates on PERCIST, comparison with EORTC criteria and clues to future developments. Eur J Nucl Med Mol Imaging, 2017, 44（S1）: 55-66.

[33] Smith RP, Schuchert M, Komanduri K, et al. Dosimetric evaluation of radiation exposure during I-125 vicryl

mesh implants: implications for ACOSOG z4032. Ann Surg Oncol, 2007, 14（12）: 3610-3613.

[34] Smathers S, Wallner K, Korssjoen T, et al. Radiation safety parameters following prostate brachytherapy. Int J Radiat Oncol Biol Phys, 1999, 45（2）: 397-399.

[35] Michalski J, Mutic S, Eichling J, et al. Radiation exposure to family and household members after prostate brachytherapy. Int J Radiat Oncol Biol Phys, 2003, 56（3）: 764-768.

[36] 中华人民共和国国家卫生健康委员会. 粒籽源永久性植入治疗放射防护要求（GBZ 178-2017）. [2017-05-18]. http://www.nhc.gov.cn/ewebeditor/uploadfile/2017/06/20170605094745906.pdf.

[37] 中华人民共和国卫生部. 药品生产质量管理规范（2010 年修订）. 中华人民共和国卫生部公报, 2011, 1（2）: 3-29.

[38] 中国医师协会放射性粒子治疗技术专家委员会和中国抗癌协会肿瘤微创治疗专业委员会粒子治疗分会. 放射性粒子植入治疗技术管理规范（2017 年版）. 中华医学杂志, 2017（19）: 1-2.

第十四章　放射性粒子治疗胰腺癌

胰腺癌是一种发病隐匿、进展迅速、预后极差的消化道恶性肿瘤，20 年来，胰腺癌的临床治疗效果并没有取得实质性进步，可手术切除者的 5 年生存率不超过 5%[1-2]，局部进展期和伴转移的胰腺癌患者中位生存期分别为 6~10 个月和 3~6 个月，Ⅱ~Ⅳ期胰头癌手术切除率几乎为 0，5 年生存率也几乎为 0[3]。文献报道放射性粒子植入治疗局部晚期胰腺癌可以缓解疼痛症状，延长生存期[4-8]。既往胰腺癌粒子植入都是采取徒手穿刺，由于胰腺解剖位置较深，毗邻重要的脏器，进针路径较长，容易受呼吸运动影响，容易导致粒子分布与术前计划产生偏差[9-10]，难以做到技术的同质化和标准化，使得粒子植入在胰腺癌治疗中难以普及和推广。最近，国内学者报道 3D 打印共面模板辅助放射性粒子植入治疗胰腺癌的剂量学研究结果，认为可以实现术前与术后剂量学的高度吻合[9-12]

第一节　临床分期与治疗原则

一、分期（AJCC 第 8 版胰腺癌分期）

（一）TNM 分期

T 指原发肿瘤情况，N 指淋巴转移情况，M 指远处转移情况。

1. 原发肿瘤（T）分期

Tx：原发肿瘤无法评估。

T0：无原发肿瘤。

Tis：原位癌。

T1：原发肿瘤最大直径≤ 2 cm。

T1a：肿瘤最大直径≤ 0.5 cm。

T1b：0.5 cm <肿瘤最大直径< 1 cm。

T1c：1 cm ≤肿瘤最大直径≤ 2 cm。

T2：2 cm <肿瘤最大直径≤ 4 cm。

T3：肿瘤最大直径> 4 cm。

T4：肿瘤不论大小，侵犯腹腔干、肠系膜上动脉和（或）肝总动脉

2. 区域淋巴结（N）分期

Nx：淋巴结转移无法评估。

N0：区域淋巴结无转移。

N1：有 1~3 枚区域淋巴结转移。

N2：4 枚及以上区域淋巴结转移

3. 远处转移（M）分期

Mx：不能判断。

M0：无远处转移。

M1：有远处转移。

（二）临床分期

Ⅰ期

ⅠA：T1N0M0；

ⅠB：T2N0M0；$T1N_XM0$；T_XN0M0；T_XN_XM0。

Ⅱ期

ⅡA：T3N0M0；

ⅡB：T1 3N1M0；

Ⅲ期

任何 TN2M0；T4 任何 NM0；

Ⅳ期

任何 T 任何 NM1。

二、治疗原则

胰腺癌的治疗主要包括手术治疗、放射治疗、化学治疗、介入治疗和最佳支持治疗等。多学科综合诊治是任何期别胰腺癌治疗的基础，可采用多学科会诊的模式，根据患者身体状况、肿瘤部位、侵及范围、临床症状，有计划地合理应用现有的诊疗手段，以最大限度地根治、控制肿瘤，减少并发症和改善患者生活质量。

（一）外科治疗

手术切除是胰腺癌患者获得治愈机会和长期生存的唯一有效方法。然而，超过 80% 的胰腺癌患者因病期较晚而失去手术机会。外科手术应尽力实施根治性切除（R0）。

（二）内科治疗

胰腺癌化学治疗疗效有限，近年来国内外开展了大量有关胰腺癌内科治疗的临床研究。化学治疗不仅可以改善患者生存期，同时可以缓解疼痛，提高生存质量。化疗包括吉西他滨联合治疗，以 5-Fu 为基础的化疗及分子靶向治疗。

（三）放射治疗

放射治疗是胰腺癌的重要治疗手段，贯穿各个期别。对于可手术切除的局限性胰腺癌患者，如因内科疾病不耐受手术或拒绝手术，可推荐精准根治性放射治疗，其为这部分患者长期生存提供了新选择。放化疗是局部晚期胰腺癌的首选治疗手段。术后残留、侵犯神经和淋巴结转移等均需要术后放射治疗。对于寡转移（转移灶数目及器官有限）的患者，可通过照射原发灶、转移灶，实施以缓解梗阻、压迫或疼痛以及提高肿瘤局部控制率为目的的减症放射治疗。

第二节　粒子植入治疗适应证与剂量学参数

一、粒子植入治疗适应证

1. 病理证实为胰腺恶性肿瘤。
2. 无法手术切除或拒绝手术者。
3. 局部晚期胰腺癌，不适合手术者。
4. 手术后残留或复发。
5. 放化疗后残留或复发。
6. 肿瘤直径≤ 5 cm。
7. 一般情况可，KPS ≥ 70 分。
8. 预计生存期大于 3 个月。

二、共面模板粒子植入的适应证

1. 病灶形态相对规则。
2. 有合适的进针路径。
3. 各层面的进针方向基本一致。
4. 可以用模板辅助完成所有层面进针。
5. 满足术前计划设计要求。

三、剂量学参数

1. ^{125}I 粒子活度 : 0.4~0.6 mCi；
2. 处方剂量：110~160 Gy。

第三节　粒子治疗技术流程

一、术前检查

1. 病史重点询问肺、心脑血管病史、糖

尿病史及已接受的治疗情况。

2. 实验室检查包括血常规、出血及凝血时间、肝肾功能、电解质、血糖等。肿瘤标志物检查包括癌胚抗原 (CEA)、糖类抗原 CA199。

3. 胸腹部强化 CT，上腹部强化 MRI，全身骨 ECT 检查。

4. 经皮胰腺穿刺活检组织病理学检查，明确组织学诊断。

二、术前准备

1. 改善全身营养状况，保持水电解质平衡，改善心肺功能。

2. 术前 48 h 禁食禁水。

3. 术前前一天晚上服用聚乙二醇电解质散剂清洁肠道。

4. 术前排空小便。

5. 留置输液针。

6. 签署知情同意书。

三、术前计划

1. 患者于手术前 3 天行仰卧位上腹部强化 CT 扫描，将 DICOM 格式 CT 图像传输至 TPS，高年资医师与物理师共同勾画肿瘤靶区体积（GTV）和胃、十二指肠、空肠、结肠等邻近危及器官（OAR）。

2. 设定处方剂量（110~160 Gy）和粒子活度（0.4~0.6 mCi）。

3. 根据病灶位置及与周围重要脏器的关系，设计进针路线，穿刺路径要避开下列结构：腹腔大动脉及其一级分支、门静脉主干，可选择的穿刺路径包括肝、胃、小肠和结肠。在 TPS 上模拟粒子空间分布，确定粒子间距及排布方式。

4. 将选定的粒子活度及处方剂量输入 TPS，计算粒子数目、GTV 及 OAR 的照射剂量，得出剂量体积直方图（DVH）及逐层等剂量分布图，获得 D_{90}、D_{100}、V_{90}、V_{100}、V_{150} 和邻近危及器官受量等参数（图 14-1~ 图 14-3）。

5. 订购粒子。

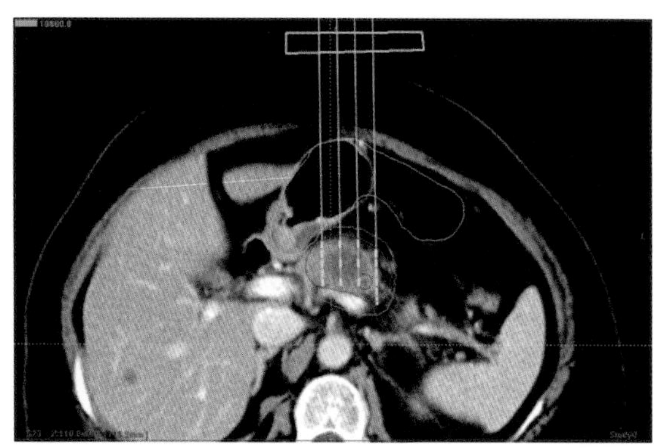

图 14-1 术前设计进针路线

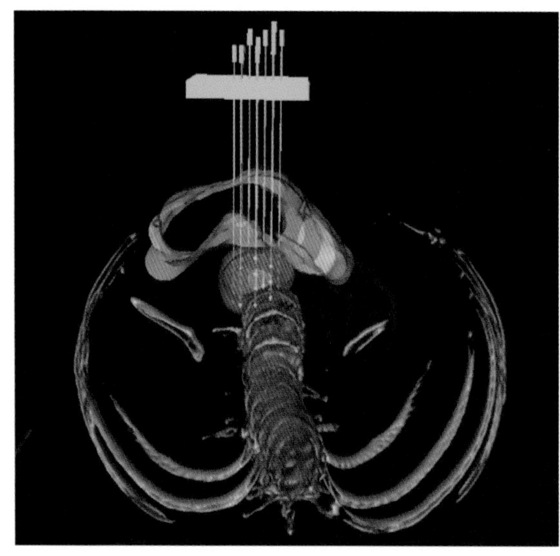

图 14-2 术前三维针道分布图

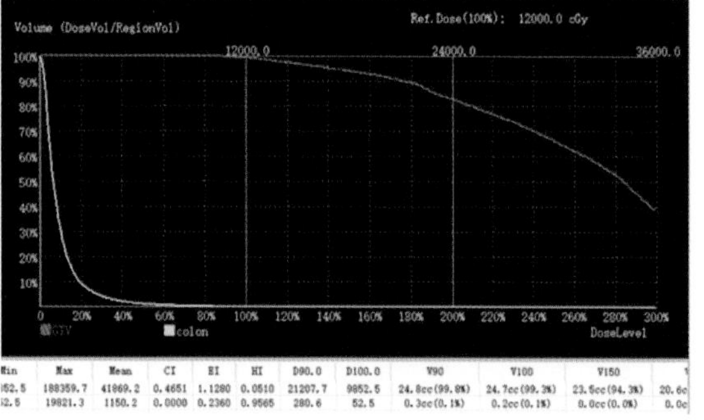

图 14-3 术前靶区 DVH 图

四、术中技术流程

1. 将碳纤维床板放置在CT床上，将导航支架底座固定于碳纤维床板一侧。

2. 将负压真空垫放置于碳纤维床板上，患者仰卧于负压真空垫上，身体保持水平，启动负压泵抽气固定患者。

3. 将定位栅格放置于上腹部，CT强化扫描，对图像逐层分析，观察肿瘤与周围血管的关系，选择没有血管遮挡的层面作为预进针平面，将预定进针点在皮肤表面做出大“十”字标记。

4. 常规皮肤消毒、铺巾，1%利多卡因局部浸润麻醉。

5. 安装导航支架的支臂，并用无菌塑料护套包裹导航支架。

6. 安装模板，将模板的“十”字中心与皮肤表面的“十”字相重合，利用外置激光灯和导航支架自带的水平角度仪校准模板。

7. 将3~5根穿刺针放置于预定进针层面的皮肤表面，CT扫描，先观察模板在左右和上下方向上能否包全病灶，然后再观察针尾的走行方向，再次校对模板，放置的穿刺针全部在同一层面显示，并不向头足侧倾斜，视为模板校准成功（图14-4）。

8. 测量模板上缘至肿瘤远端的距离，穿刺针的斜面方向保持一致，分步进针，当穿刺针的行程过半时，扫描观察针尾的走行方向（图14-5），如果发现穿刺针发生偏斜，可以通过调整针尖斜面的方法修正偏针。当穿刺针抵达肿瘤表面时再次扫描，观察穿刺针的走行方向（图14-6），继续进针（图14-7），完成该层面的进针（图14-8）。

9. 同法依次完成其他层面进针（图14-9和图14-10）。

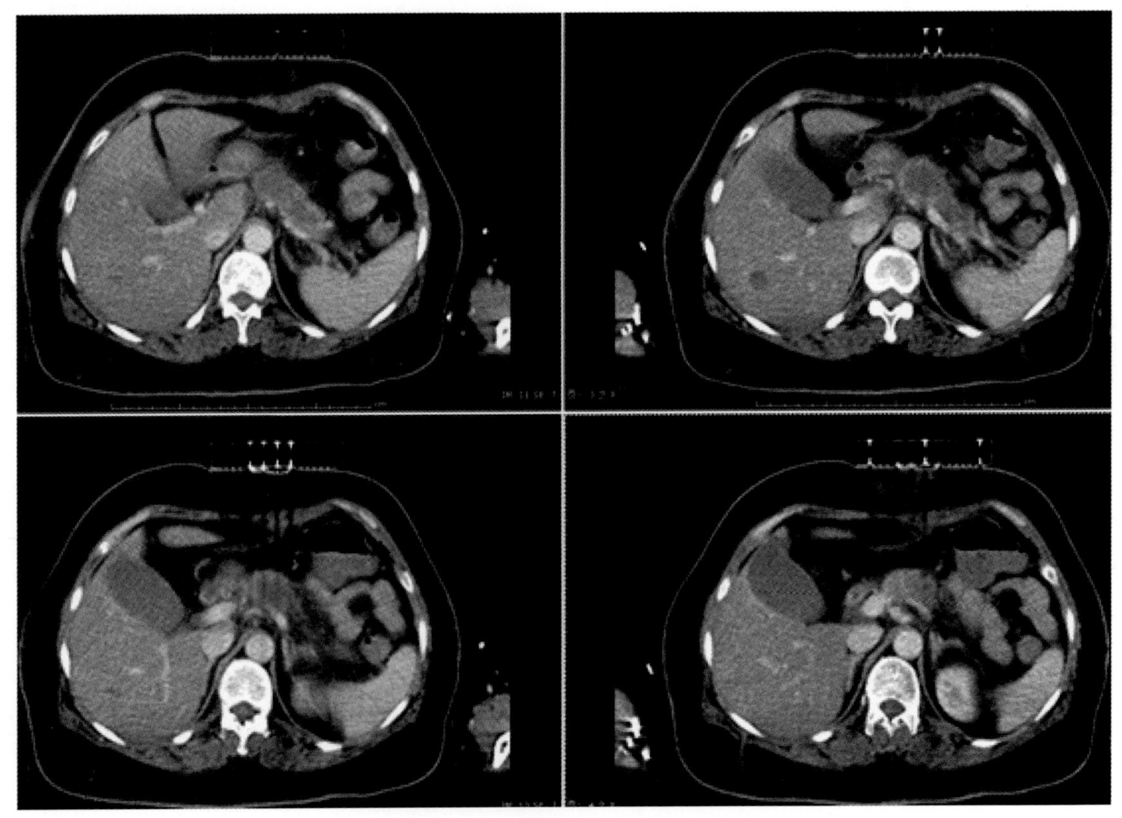

图14-4　观察针尾走行方向，校准模板

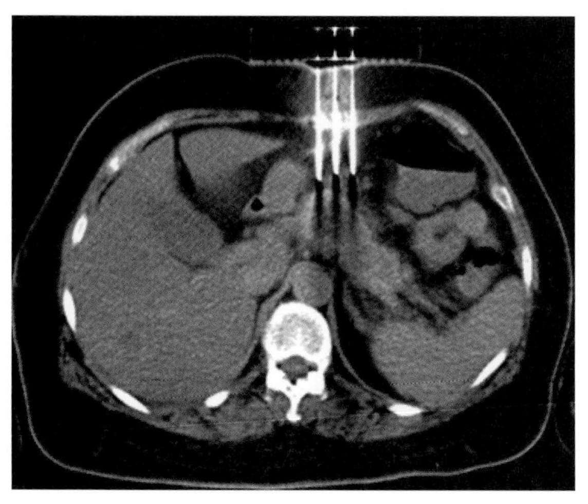

图 14-5　当穿刺针的行程过半时，扫描观察针尾的走行方向

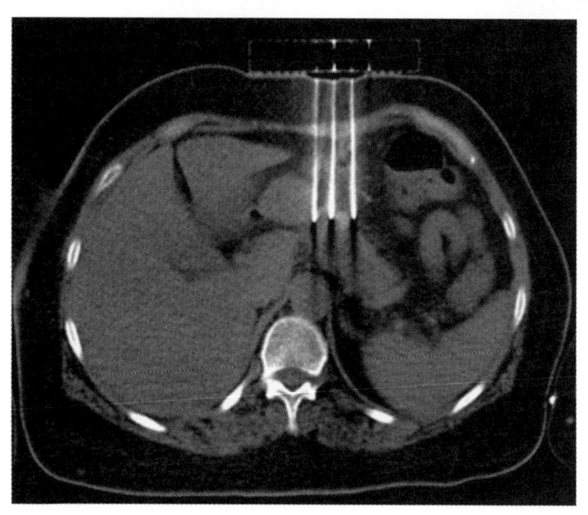

图 14-6　穿刺针抵达肿瘤表面，CT 扫描验证

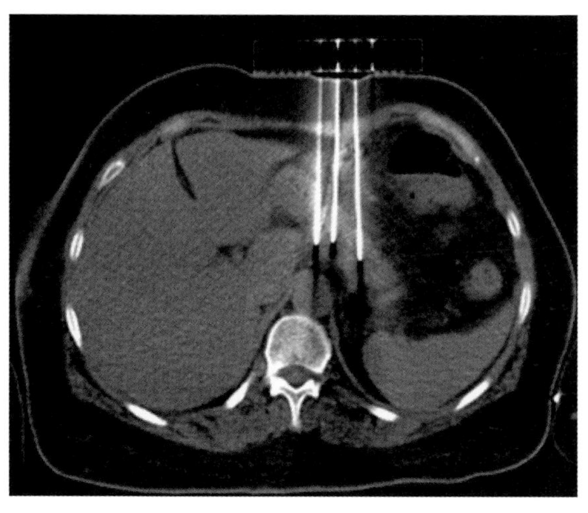

图 14-7　继续进针

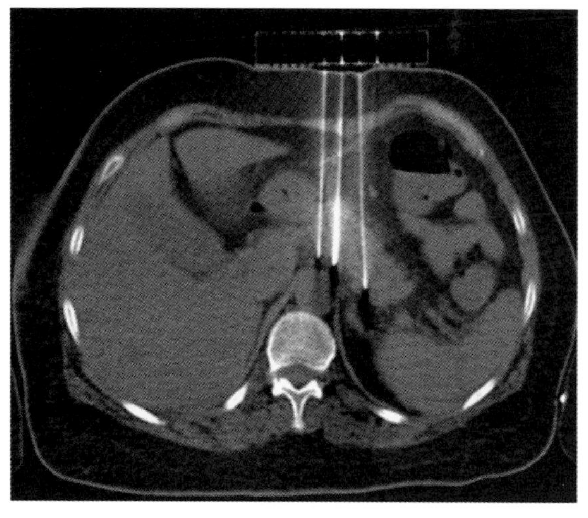

图 14-8　穿刺针抵达预定部位，完成该层面进针，CT 扫描再次确认

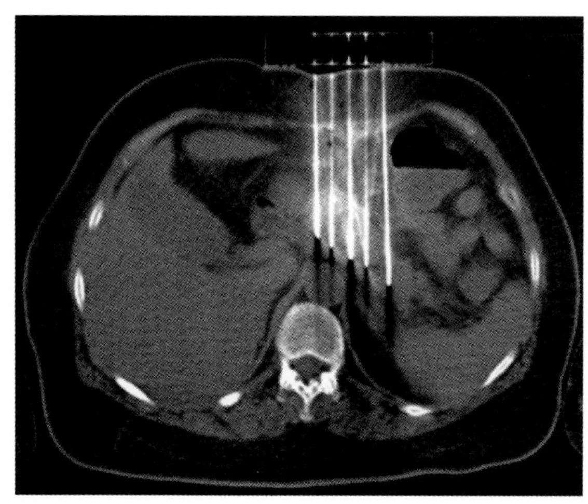

图 14-9　完成第二个层面的进针

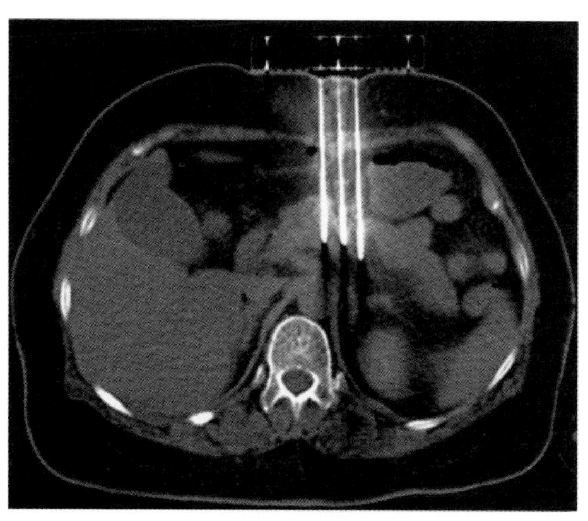

图 14-10　完成第三个层面的进针

10. 根据术前计划，逐层植入粒子（图 14-11~ 图 14-13）。

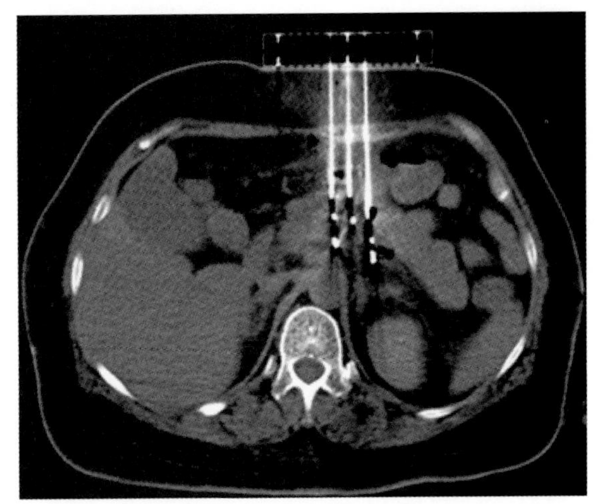

图 14-11　完成第一层面粒子植入

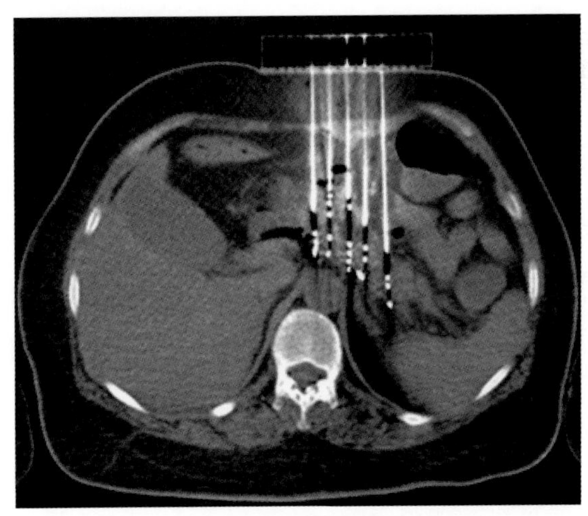

图 14-12　完成第二层面粒子植入

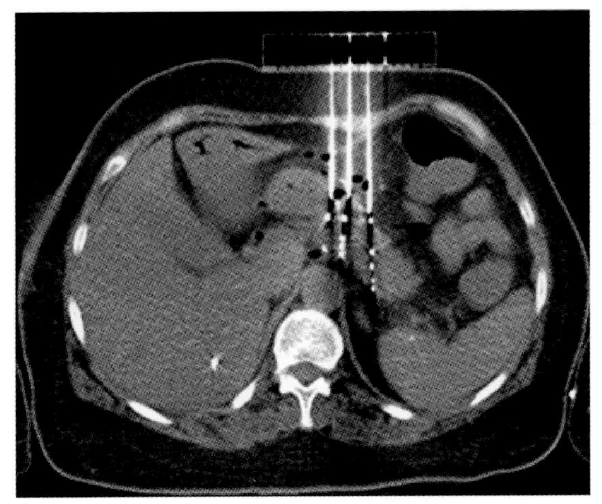

图 14-13　完成第三层面粒子植入

11. 大范围扫描，观察粒子的分布情况（图 14-14），必要时进行粒子补种。

12. 术毕，术区纱布加压包扎，将患者移至平车上，护送回病房。

五、术后处理

1. 禁食 48 h，全胃肠外营养支持。
2. 抗炎、止血治疗 3~5 天。
3. 应用抑制胃酸及胰酶分泌药物治疗 3~5 天。
4. 术后 1 周内隔天检测胰淀粉酶。

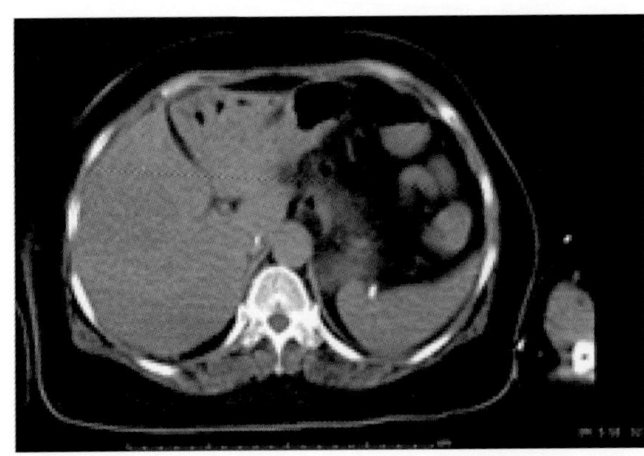

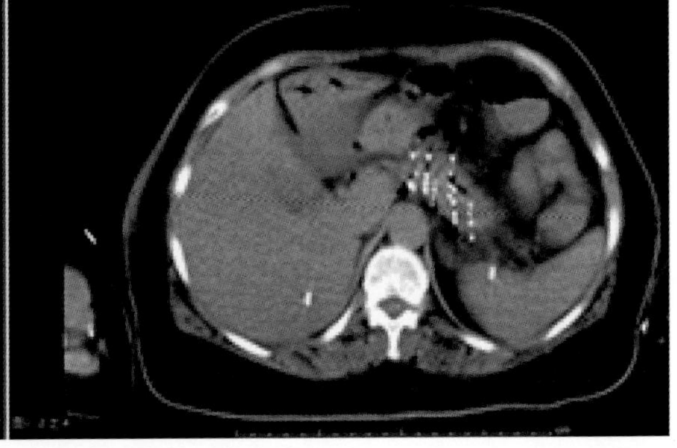

图 14-14　观察粒子分布情况

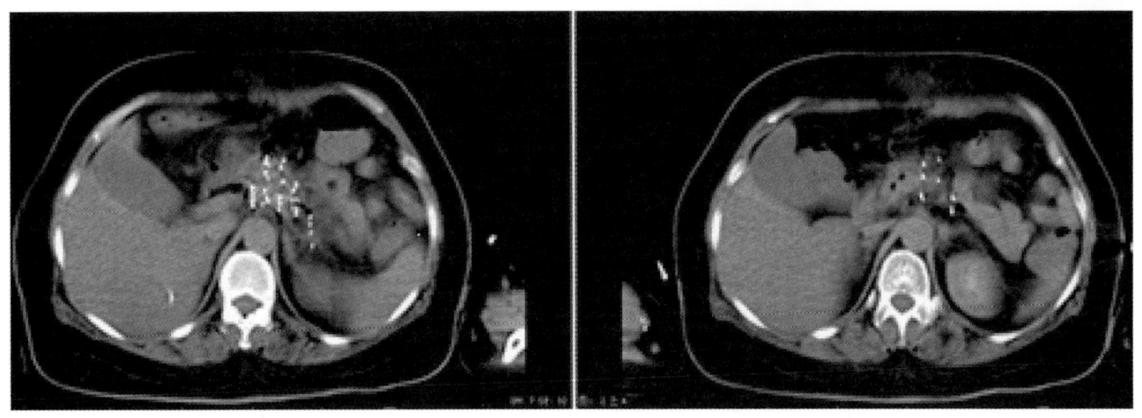

图 14-14 （续）

六、术后剂量验证

根据术后即刻 CT 扫描的图像，参考术前的强化 CT 图像，输入 TPS，勾画靶区，拾取粒子，进行术后剂量验证（图 14-15 和图 14-16）。

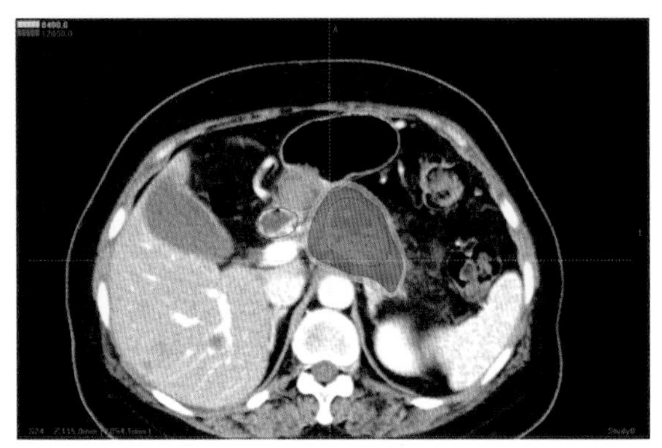

图 14-15 术后等剂量分布图

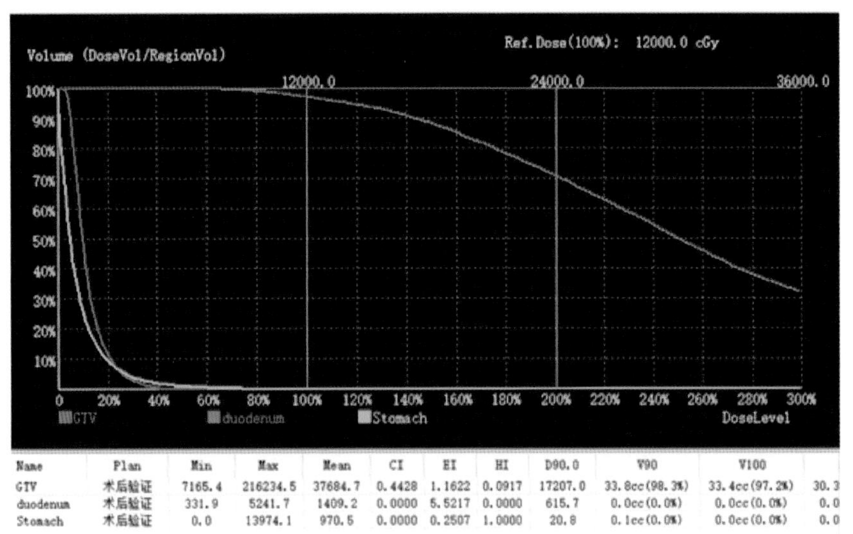

Name	Plan	Min	Max	Mean	CI	EI	HI	D90.0	V90	V100	
GTV	术后验证	7165.4	216234.5	37684.7	0.4428	1.1622	0.0917	17207.0	33.8cc(98.3%)	33.4cc(97.2%)	30.3
duodenum	术后验证	331.9	5241.7	1409.2	0.0000	5.5217	0.0000	615.7	0.0cc(0.0%)	0.0cc(0.0%)	0.0
Stomach	术后验证	0.0	13974.1	970.5	0.0000	0.2507	1.0000	20.8	0.1cc(0.0%)	0.0cc(0.0%)	0.0

图 14-16 术后 DVH 图

七、随访

术后 1、3、6 个月复查强化 CT，观察肿瘤的消退情况，评价治疗效果（图 14-17）。

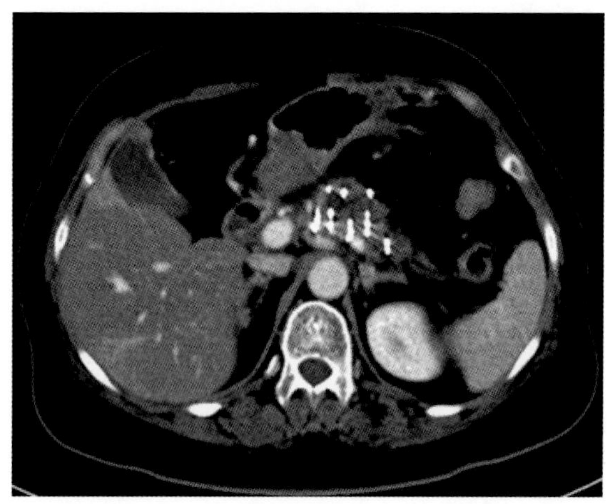

图 14-17　术后 3 个月复查，肿瘤缩小

第四节　注意事项

1. 胰腺穿刺常要经过胃和肠道，术前进行充分的肠道准备是预防和降低术后并发症的关键。

2. 一定先校准模板，再进行穿刺。

3. 模板与皮肤尽量紧密贴合，防止插植时模板移动影响进针精度。

4. 如果用斜面针，注意各针斜面保持一致，最大限度减少“偏针”现象。

5. 因为要经过胃肠道穿刺，当采用斜面针穿刺时，尽量不要旋转进针，防止损伤空腔脏器和切割血管。

6. 晚期胰腺癌常侵犯腹腔干以及肠系膜上动静脉的分支，当肿瘤内部有细小的分支血管时一般不会引起大出血，当退针出现针道出血时，可向后退针 0.5 cm，停留 1~2 分钟，再植入粒子。

7. 当肿瘤表面有大的“悬空”血管时，一定要避开血管分布的层面，可以根据 TPS 的设计，通过调整相邻层面的粒子间距，术中实时计划优化满足术前剂量学的要求。

8. 如果瘤体内部有囊性变，先抽出囊液，再植入粒子，以防止粒子聚拢。

9. 如果合并梗阻性黄疸，应先放胆道支架或外引流，待黄疸消退以后再植入粒子。

（张开贤　王俊杰）

参考文献

[1] Siegel RL, Miller KD, Jemal A. Cancer statistics, 2019. CA Cancer J Clin, 2019, 69（1）: 7-34.

[2] Feng RM, Zong YN, Cao SM, et al. Current cancer situation in China: good or bad news from the 2018 Global Cancer Statistics? Cancer Commun（Lond）, 2019, 39（1）: 22.

[3] 盖宝东．放射性粒子植入治疗胰腺癌中国专家共识（2017 年版）．中华内分泌外科杂志，2017,11（6）: 444-445.

[4] 王俊杰，修典容，冉维强．放射性 ^{125}I 粒子组织间植入治疗无法切除胰腺癌．消化外科，2003. 2(5): p. 339-342.

[5] Wong ZM, Yu L, Liu FJ, et al. Clinical efficacy of CT-guided iodine-125 seed implantation therapy in patients with advanced pancreatic cancer. Eur Radiol, 2010, 20（7）: 1786-1791.

[6] Yu YP, Yu Q, Guo JM, et al. Effectiveness and security of CT-guided percutaneous implantation of（125）I seeds in pancreatic carcinoma. Br J Radiol, 2014, 87（1039）: 20130642.

[7] Han Q, Deng MH, Lv Y, et al. Survival of patients with advanced pancreatic cancer after iodine125 seeds implantation brachytherapy: A meta-analysis. Medicine（Baltimore）, 2017, 96（5）: 5719.

[8] 汪浩，霍彬，霍小东．CT 引导下放射性 ^{125}I 粒子植入治疗中晚期胰腺癌的有效性和安全性的 Meta 分析．中华放射医学与防护杂志，2017，37（7）: 543-549.

[9] 邢超，张开贤，袁倩倩，等．3D 打印共面模板

辅助放射性粒子植入治疗恶性肿瘤剂量学研究．中华放射医学与防护杂志，2017, 37（7）: 514-517.

[10] 黄蔚，陆健，陈克敏．3D 打印共面模板在胰腺癌 ^{125}I 粒子植入治疗中的初步应用．介入放射学杂志，2017, 26（11）: 999-1003.

[11] 陆健，黄蔚，贡桔．模板辅助 CT 引导放射性粒子植入治疗胰腺癌的临床应用价值．中华放射学杂志，2017, 51（12）: 966-970.

[12] Huang W, Lu J, Chen KM, et al. Preliminary application of 3D-printed coplanar template for iodine-125 seed implantation therapy in patients with advanced pancreatic cancer. World J Gastroenterol, 2018, 24（46）: 5280-5287.

第十五章　放射性粒子治疗复发直肠癌

目前结直肠癌在全球恶性肿瘤中发病率排名第 3 位，死亡率排名第 2 位[1]。远处转移及局部复发是其治疗失败的主要原因。随着肿瘤的早期诊断、辅助性放化疗的开展及 TME 手术的应用，直肠癌术后局部复发率由既往 30%~40% 下降至 15% 左右。其中多数局部复发发生于术后 2 年以内。

直肠癌局部复发最常见症状为疼痛（40%~80%）和出血。疼痛有时伴有下肢放射痛，该疼痛一般为坐骨神经受侵，多提示不能手术切除[2]。梅奥诊所（Mayo Clinic）根据复发的部位（前、骶、左、右）、复发肿瘤数目（F0~F3）及与周围器官关系来对复发直肠癌进行分类[3]。Wanebo 等将肠腔内复发定义为 TR1、TR2；吻合口周围复发、局限性周围浸润为 TR3；侵及周围器官及骶前组织侵犯为 TR4；侵及骶骨或盆壁为 TR5[4]。美国纪念斯隆 - 凯特琳癌症中心（Memorial Sloan-Kettering Cancer Center, MSKCC）则针对复发部位将复发直肠癌划分为中央、前部、后部和侧部[5]。

第一节　临床分期与治疗原则

一、分期

美国癌症联合委员会（AJCC）/ 国际抗癌联盟（UICC）结直肠癌 TNM 分期系统（2017 第八版）[6] 见表 15-1。

表 15-1　结直肠癌分期

T、N、M 定义	
原发肿瘤（T）	
Tx	原发肿瘤无法评价
T0	无原发肿瘤证据
Tis	原位癌，黏膜内癌（侵犯固有层，未穿透黏膜肌层）
T1	肿瘤侵犯黏膜下层
T2	肿瘤侵犯固有肌层
T3	肿瘤穿透固有肌层，至浆膜下
T4a	肿瘤穿透脏腹膜（包括通过肿瘤的肠穿孔和通过脏腹膜表面的炎症区域的连续侵入）
T4b	肿瘤直接侵入或黏附于邻近器官和结构
区域淋巴结（N）	
Nx	区域淋巴结不能评价
N0	无区域淋巴结转移
N1	有 1~3 个区域淋巴结转移（转移灶 ≥ 0.2 mm）；或者存在任何数量的肿瘤结节（tumor deposit，TD）且所有可识别的淋巴结均阴性
N1a	有 1 个区域淋巴结阳性
N1b	有 2~3 个区域淋巴结阳性

续表

T、N、M 定义	
N1c	无区域淋巴结阳性，但是在浆膜下、肠系膜或者无腹膜覆盖的结直肠周围组织中发现肿瘤结节
N2	≥4 个区域淋巴结转移
N2a	4~6 个区域淋巴结转移
N2b	≥7 个区域淋巴结转移
远处转移（M）	
M0	无远处转移（影像学证实的）
M1	
M1a	有 1 个位置或 1 个器官转移，无腹膜转移
M1b	有 2 个或更多的位点 / 器官转移，无腹膜转移
M1c	有腹膜转移，伴 / 不伴其他器官转移

解剖分期 / 预后组别

期别	T	N	M	Dukes*	MAC*
0	Tis	N0	M0		
Ⅰ	T1	N0	M0	A	A
	T2	N0	M0	A	B1
ⅡA	T3	N0	M0	B	B2
ⅡB	T4a	N0	M0	B	B2
ⅡC	T4b	N0	M0	B	B3
ⅢA	T1~T2	N1/N1c	M0	C	C1
	T1	N2a	M0	C	C1
ⅢB	T3~T4a	N1/N1c	M0	C	C2
	T2~T3	N2a	M0	C	C1/C2
	T1~T2	N2b	M0	C	C1
ⅢC	T4a	N2a	M0	C	C2
	T3~T4a	N2b	M0	C	C2
	T4b	N1~N2	M0	C	C3
ⅣA	任何 T	任何 N	M1a	-	-
ⅣB	任何 T	任何 N	M1b	-	-
ⅣC	任何 T	任何 N	M1c	-	-

Tis：包括肿瘤细胞局限于腺体基底膜（上皮内）或黏膜固有层（黏膜内），未穿过黏膜肌层到达黏膜下层。

T4b：T4b 的直接侵犯包括穿透浆膜、侵犯其他肠段，并得到镜下诊断的证实（如盲肠癌侵犯乙状结肠），或者位于腹膜后或腹膜下肠管的肿瘤穿破肠壁固有基层后直接侵犯其他的脏器或结构，例如降结肠后壁的肿瘤侵犯左肾或侧腹壁，或者中下段直肠癌侵犯前列腺、精囊腺、宫颈或阴道。肿瘤肉眼上与其他器官或结构粘连则分期为 cT4b。但是，若显微镜下该粘连处未见肿瘤存在则分期为 pT3。

TD：淋巴结有转移时，肿瘤种植的结节数目不纳入淋巴结计数，单独列出。

*Dukes B 期包括预后较好（T3N0M0）和预后较差（T4N0M0）两类患者，Dukes C 期也同样（任何 TN1M0 和任何 TN2M0）。MAC 是 Astler-Coller 分期的改良分期。

二、治疗原则

直肠癌的治疗是以外科手术为主的综合治疗，包括手术、放疗、全身化疗及靶向治疗等。

1. 早期直肠癌　可单纯手术治疗，术后不需要辅助放化疗。

2. 临床分期为Ⅱ、Ⅲ期的直肠癌　建议予以新辅助同步放化疗后行手术治疗，术后辅助化疗。术前未行同步放化疗，术后分期为Ⅱ、Ⅲ期直肠癌者，行术后同步放化疗后，再行辅助全身化疗。可根据 KRAS 等基因检测结果，考虑是否联合靶向治疗。

3. 晚期直肠癌（Ⅳ期）以全身化疗为主。对于寡转移Ⅳ期直肠癌，仍可考虑新辅助治疗后手术治疗。

三、术后复发直肠癌的治疗原则

术后复发包括盆腔局部复发及远处复发

（转移）。远处复发治疗原则参照Ⅳ期直肠癌，下面主要讨论术后局部复发直肠癌的治疗。

因局部复发的异质性，文献报道很难有统一标准，关于再次手术的适应证及禁忌证尚无统一规定，但多数学者认为，符合下列条件的可以考虑手术：①孤立的吻合口周围或会阴复发；②肿瘤侵及邻近器官如膀胱、前列腺或阴道；③后位肿瘤黏附或侵及骶骨远端（S2以下）；④无侧盆壁、上位骶骨、盆腔神经侵犯；⑤无肾盂积水等输尿管累及征象。而下列条件之一者为手术禁忌：①骨盆外转移；②肿瘤固定于侧盆壁或冰冻骨盆（除非接受术前放疗）；③侵及坐骨神经而致的大腿疼痛；④双侧输尿管梗阻；⑤单侧的大腿肿胀；⑥静脉梗阻；⑦S2以上骶骨受侵；⑧小肠多袢肠管受侵[7-11]。有报道挽救性手术R0切除率30%~40%[8-12]，中位生存期为10~25个月，R0切除术后13.5~15个月内局部再复发率为33%~48%。

早在20世纪80年代末，美国MSKCC应用术中植入^{125}I粒子治疗局部复发直肠癌，共入组36例，中位生存期为27个月，4年生存率为25%，局部失败率为22%。20世纪90年代，美国Martinez-Monge等应用^{125}I粒子治疗局部复发直肠癌29例，其中5例联合粒子植入后外放疗、1、2和4年局部控制率分别为38%、17%和17%，中位局部进展时间11个月，1、2和4年生存率分别为70%、35%和21%[13]。国内学者对^{125}I粒子治疗局部复发直肠癌进行了积极的探索，并取得了较好的临床效果。北京大学第三医院王俊杰等采用CT引导技术，对直肠癌盆腔局部复发患者行放射性粒子植入治疗，1、2年局部控制率分别为16.2%、8.1%，1、2年生存率分别为42.9%、10.7%。姑息止痛效果明显[14]。该文献被NCCN指南所引用，其将放射性粒子植入治疗作为直肠癌局部复发的推荐治疗手段之一[15]。

尽管尚无足够证据，但随访过程中发现直肠癌远处转移率高，建议应用全身化疗。

第二节　粒子植入治疗适应证和剂量学参数

一、适应证

1. 无法手术治疗的局部复发病例

（1）外科评估不能达到R0切除患者。

（2）患者不能耐受手术。

（3）患者不接受手术治疗。

2. 无法行外放疗

（1）既往盆腔放疗史，无法足量放疗。

（2）不耐受或不接受外放疗。

3. 外放疗后肿瘤残存，放射性粒子可作为局部补量手段。化疗后肿瘤残存，放射性粒子可作为挽救性治疗手段。肿瘤直径≤5 cm。

4. 肝肺寡转移合并局部复发的姑息性治疗。

5. 术前评估有合适的经皮穿刺路径。

二、禁忌证

1. 一般情况差，预计生存期小于3个月。

2. 严重肝肾功能异常。

3. PLT低或凝血功能差，穿刺出血风险高者。

4. 存在麻醉禁忌证。

5. 复发部位及预计穿刺部位合并活动性感染者。

6. 复发累及邻近膀胱、阴道，发生膀胱瘘、阴道瘘风险较高者，为相对禁忌证。

三、粒子植入治疗剂量学参数

1. 推荐剂量：根据 AAPM TG-43 结论及国内外经验，推荐复发肿瘤靶区剂量 D_{90} 为 140~160 Gy。作为外放疗局部补量手段时，推荐粒子处方剂量不低于 120 Gy。

2. 推荐 ^{125}I 粒子活度：0.6~0.7 mCi。

第三节 3D 打印模板辅助 CT 引导粒子植入治疗技术流程

3D 打印模板辅助 CT 引导粒子植入治疗复发直肠癌的技术流程见图 15-1。

一、术前模拟 CT 定位

1. 术前讨论 再次明确适应证，评估手术安全和难度，确定穿刺体位、穿刺路径。

2. 定位前准备

（1）手术体位练习：训练患者俯卧位。

（2）根据具体情况进行术前准备：禁食，备皮，肠道准备，肠道造影，OB 栓。必要时予止咳、止痛等。建议排空膀胱，尤其采用仰卧位者。

（3）体位固定器的选择：真空垫。必要时联合定位膜等其他固定器。

3. 模拟 CT 扫描（图 15-2）

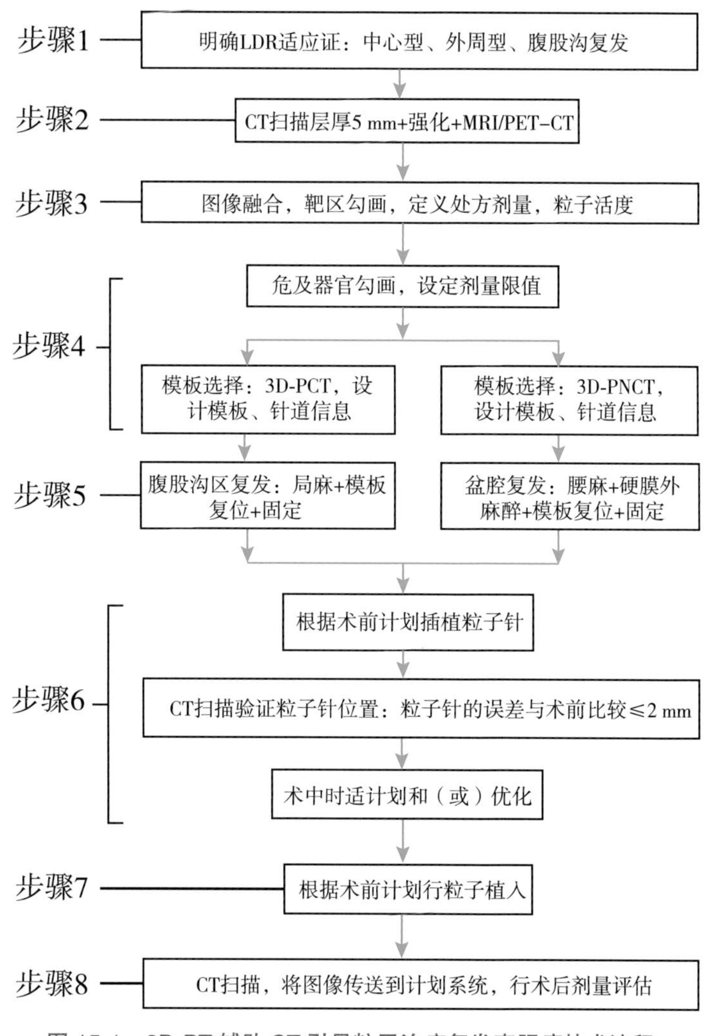

图 15-1 3D-PT 辅助 CT 引导粒子治疗复发直肠癌技术流程

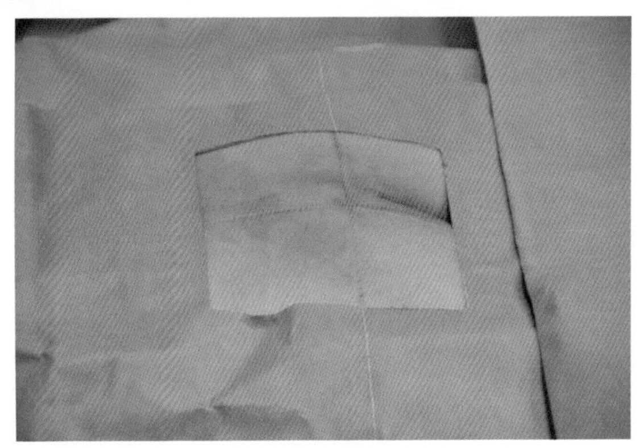

图 15-2　CT 模拟定位，激光定位标记点

（1）体位固定：选择便于操作的体位，兼顾患者舒适性及耐受性。

（2）CT 平扫：确定肿瘤范围。原则上选择最大层面，肿瘤中心垂直对应的皮肤点为定位针标记点。必要时头尾向可增加定位针。

（3）体表标记：患者体表和体位固定器表面勾画出进床、升床、左右激光线。手术需要局麻的患者体表勾画出肿瘤体表轮廓。完成定位后进行体表金属标记。

（4）CT 增强扫描：体表标记与体内肿瘤坐标匹配。

二、术前计划设计

1. 传输定位 CT 图像及相关影像资料至计划系统。

2. 勾画靶区及危及器官。

3. 医师和物理师共同进行计划和 3D 模板设计（图 15-3，图 15-4）。

4. 两名医师审核计划。

三、3D 模板打印

根据术前计划打印模板（图 15-5），标记激光径线，针标号。术前验证预留引导柱的植入孔通畅。

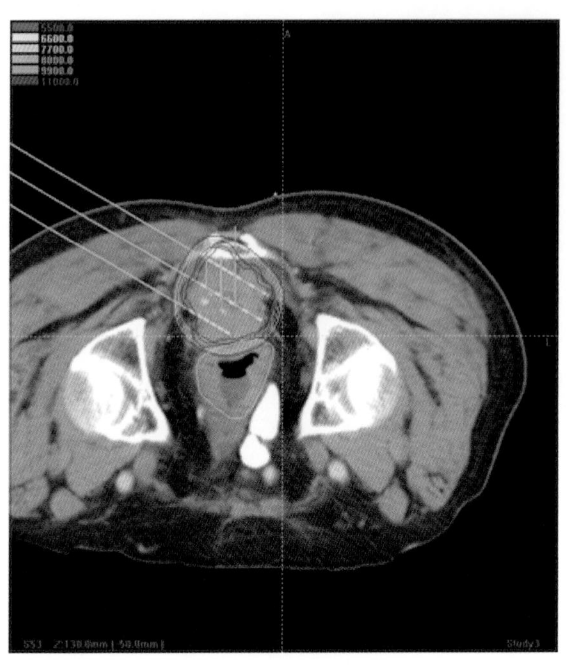

图 15-3　术前计划与针道设计

四、粒子植入技术流程

1. 椎管内麻醉：预约麻醉，手术当日禁食，插尿管。

2. 复位：参照体表与体位固定器表面激光标记摆位。（图 15-6）

3. 调整 3D 模板位置：插入固定针（建议 2~3 根），CT 扫描，确定位置重复性。（图 15-7）

4. 穿刺前 CT 扫描：将植入针置入引导柱后增强扫描，根据针的伪影判断穿刺路径是否会伤及大血管。若周围无大血管等危及器官，可省略增强扫描，直接插入植入针。

5. 插入植入针：适度进针，保留预定深度 1~2 cm。

6. 穿刺中 CT 扫描：复扫 CT 确定植入针位置，根据术中计划调整进针方向及深度（图 15-8）。

7. 放射性粒子植入：按照术前计划和术中优化进行放射性粒子植入（图 15-9）。

北京大学第三医院

放射性粒子治疗计划报告单　标识：

姓名：		性别：	男	年龄：	
临床诊断：	直肠癌	计划名：	术前计划	计划时间：	2019-11-18

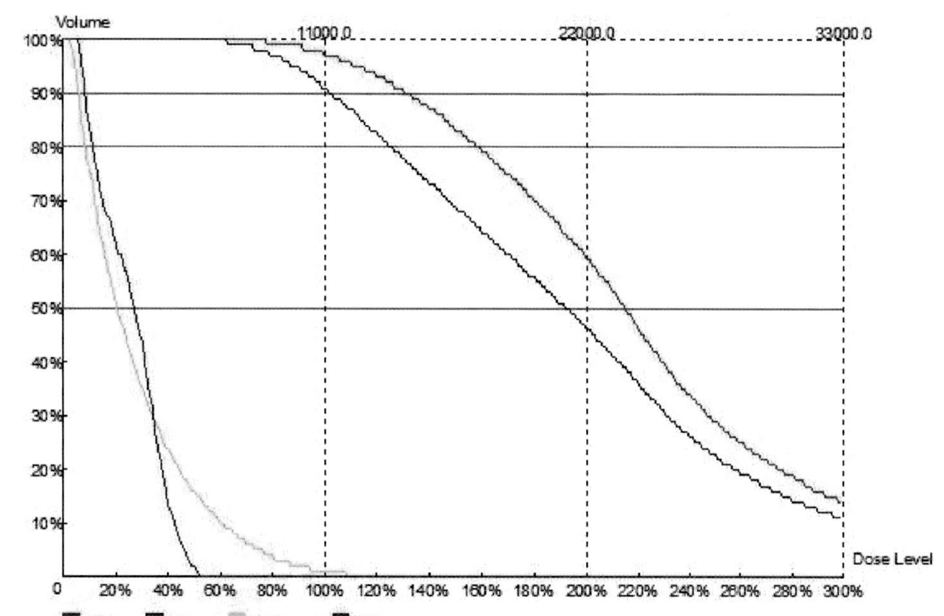

处方剂量(PD)：	11000.0 cGy	最大剂量：	154936.8 cGy
粒子类型：	I_125(6711_1985)	粒子活度：	0.56 mCi
模板个数：	22	粒子总数：	91

组织名称	体积(cc)	最小剂量	最大剂量	平均剂量	CI	EI	HI	D2.00cc
GTV	83.6	6409.3	154936.8	26053.4	0.66	0.47	0.14	61903.4
CTV	113.0	5028.6	154936.8	23197.0	0.78	0.16	0.24	64424.7
Bladder	41.6	212.2	16441.5	3029.5	0.00	2.89	1.00	8283.6
尿道	1.2	632.0	6018.0	2816.9	0.00	97.86	0.00	632.0

组织名称	D1.00cc	D0.10cc	D90.0	D100.0	V100	V150	V200	
GTV	102406.3	149670.5	14504.0	6409.3	81.5(97.4%)	69.8(83.5%)	49.7(59.4%)	
CTV	107873.5	149670.5	11287.6	5028.6	102.9(91.0%	77.9(68.9%)	52.4(46.4%)	
Bladder	9530.1	12840.4	626.5	212.2	0.4(1.0%)	0.0(0.0%)	0.0(0.0%)	
尿道	1176.7	4747.6	911.7	632.0	0.0(0.0%)	0.0(0.0%)	0.0(0.0%)	

图 15-4　术前计划报告

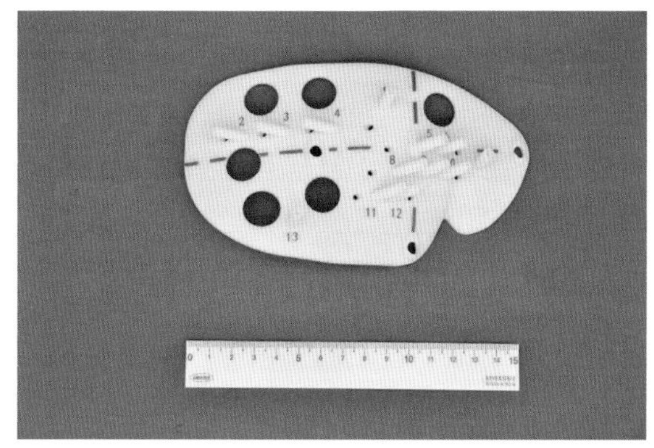

图 15-5　3D 打印模板制作

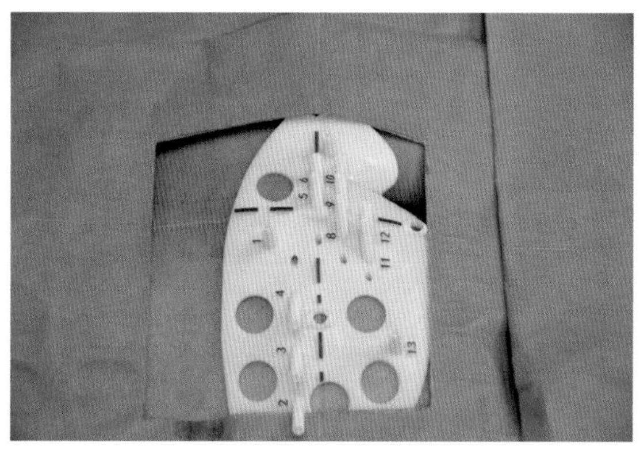

图 15-6　患者与模板复位

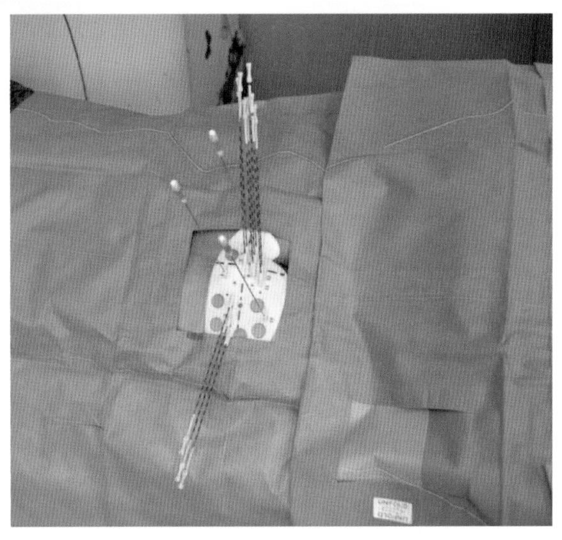

图 15-7 插植固定针和其他粒子针

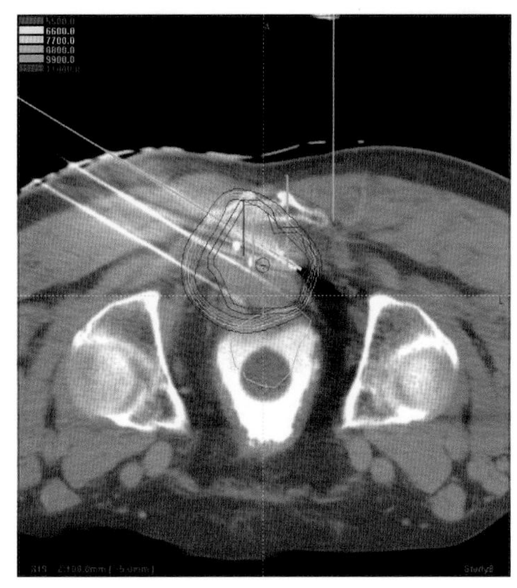

图 15-8 CT 扫描验证粒子针位置，术中时适优化

北京大学第三医院

放射性粒子治疗计划报告单 标识：

姓名： 性别： 男 年龄：
临床诊断： 直肠癌 计划名： 术中计划 计划时间： 2019-11-20

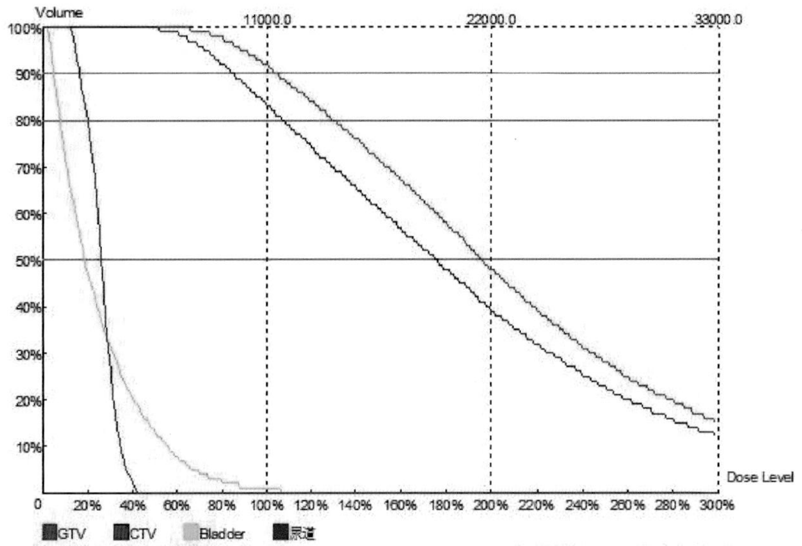

处方剂量(PD)： 11000.0 cGy 最大剂量： 221348.3 cGy
粒子类型： I_125(6711_1985) 粒子活度： 0.56 mCi
模板个数： 22 粒子总数： 91

组织名称	体积(cc)	最小剂量	最大剂量	平均剂量	CI	EI	HI	D2.00cc
GTV	82.8	5192.3	221348.3	24416.4	0.58	0.54	0.22	58684.0
CTV	111.3	3929.4	221348.3	22035.6	0.64	0.25	0.27	62263.1
Bladder	40.9	191.5	17958.4	2768.4	0.00	2.93	0.98	7469.3
尿道	0.6	1368.0	4678.1	2842.9	0.00	197.00	0.00	1368.0

组织名称	D1.00cc	D0.10cc	D90.0	D100.0	V100	V150	V200	
GTV	87556.7	153588.1	11452.3	5192.3	75.7(91.5%)	59.4(71.7%)	39.7(48.0%)	
CTV	100605.0	153588.1	9306.0	3929.4	92.7(83.2%)	68.1(61.2%)	43.7(39.3%)	
Bladder	8729.0	12778.8	549.8	191.5	0.3(0.8%)	0.0(0.0%)	0.0(0.0%)	
尿道	1368.0	3553.8	1781.4	1368.0	0.0(0.0%)	0.0(0.0%)	0.0(0.0%)	

图 15-9 术中剂量优化

8. 复扫 CT，确定粒子分布情况。

五、术后剂量验证

术后 CT 图像传至计划系统，勾画靶区及危及器官后进行术后剂量验证并出具报告（图 15-10，图 15-11）。

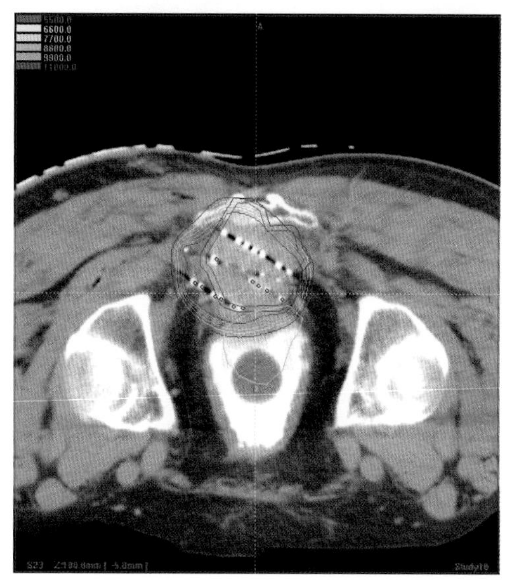

图 15-10　粒子植入术后 CT 扫描，明确粒子位置，进行剂量学评估

北京大学第三医院

放射性粒子治疗验证报告单　标识：

姓名：　　性别：男　　年龄：
临床诊断：直肠癌　　计划名：术后计划　　计划时间：2019-11-20

Volume　11000.0　22000.0　33000.0
100%　90%　80%　70%　60%　50%　40%　30%　20%　10%
0　20%　40%　60%　80%　100%　120%　140%　160%　180%　200%　220%　240%　260%　280%　300%　Dose Level
GTV　CTV　Bladder　尿道

处方剂量(PD)：11000.0 cGy　　最大剂量：163478.6 cGy
粒子类型：I_125(6711_1985)　　粒子活度：0.56 mCi
粒子总数：96

组织名称	体积(cc)	最小剂量	最大剂量	平均剂量	CI	EI	HI	D2.00cc
GTV	82.8	5253.2	163478.6	22940.5	0.51	0.67	0.21	50333.4
CTV	111.3	4218.0	163478.6	20991.0	0.58	0.35	0.26	55293.6
Bladder	40.9	293.3	25707.4	4029.7	0.00	3.12	0.90	11028.0
尿道	0.6	2096.2	7423.6	4434.4	0.00	212.38	0.00	2096.2

组织名称	D1.00cc	D0.10cc	D90.0	D100.0	V100	V150	V200	
GTV	68638.8	148853.0	10863.6	5253.2	74.2(89.6%)	58.3(70.5%)	39.8(48.1%)	
CTV	73500.5	149626.6	8849.2	4218.0	91.2(82.0%)	67.8(60.9%)	44.5(40.0%)	
Bladder	12801.9	18074.1	830.7	293.3	2.0(4.9%)	0.2(0.5%)	0.0(0.0%)	
尿道	2096.2	5600.4	2677.1	2096.2	0.0(0.0%)	0.0(0.0%)	0.0(0.0%)	

图 15-11　术后剂量评估报告

第四节　注意事项

一、患者选择

建议采用多学科协作形式讨论病例，严格遵循放射性粒子植入治疗直肠癌盆腔局部复发适应证，合理应用该技术。

二、术前、术后计划

术前计划可以预判放射性粒子的活度、数量，初步判断肿瘤剂量及周围危及器官剂量，从而指导治疗，规避风险。术后计划是对该治疗真实的评价，可以计算出肿瘤剂量及周围危及器官剂量，为后续治疗提供依据。对于肿瘤与膀胱、肠管等空腔脏器边界不清者，尽量选择较低活度的粒子，并与上述危及器官保持适度的距离。必要时可计划肿瘤缩小后予再程放射性粒子植入。

三、围术期处理

术前严格按照相关规范进行血常规、凝血等检查。常规行术前肠道准备，必要时进行肠道造影。向患者说明操作步骤，取得患者配合。对于已累及输尿管或与输尿管边界欠清者，先行输尿管支架置入治疗，支架术中显示输尿管位置，避免粒子伤及输尿管。因操作过程多采用椎管内麻醉，多数疼痛仅表现为术后轻度疼痛，不需特殊处理或予临时止痛药物。

四、操作技术的改进

直肠癌的盆腔局部复发多与膀胱、肠管、血管、神经等毗邻。操作过程中，穿刺针尽量避免危及器官。植入针应采用钝性操作，后退针芯等确保进针安全。对于特殊部位的复发病例，需不断改进进针路径或方法等。

五、粒子植入相关并发症及处理

插植相关并发症包括出血、感染、疼痛等。严格遵循适应证及技术操作流程，多可避免穿刺伤及周围邻近器官（如血管、肠管、膀胱、神经等），或即使伤及也症状轻微，不需特殊处理。

根据粒子植入后相关并发症文献报道，复发直肠癌放射性粒子植入后肠瘘发生率约10%。根据北京大学第三医院经验，未发现肠瘘、尿瘘、血肿、明显放射性膀胱炎、肠炎等副反应。考虑与术前严格遵循适应证、术前模拟计划、围术期处理充分、术中CT精确引导等降低了副反应的发生有关。但病例样本数不够多也可能是原因之一。

（王　皓　李学敏　王俊杰）

参考文献

[1] Bray F, Ferlay J, Soerjomataram I, et al. Global cancer statistics 2018: GLOBOCAN estimates of incidence and mortality worldwide for 36 cancers in 185 countries. CA Cancer J Clin, 2018, 68（6）: 394-424.

[2] Tanis PJ, Doeksen A, van Lanschot JJ. Intentionally curative treatment of locally recurrent rectal cancer: a systematic review. Can J Surg, 2013, 56（2）:135-144.

[3] Mohiuddin M, Marks G, Marks J. Long-term results of reirradiation for patients with recurrent rectal carcinoma. Cancer, 2002, 95:1144-1150.

[4] Shoup M, Guillem JG, Alektiar KM, et al. Predictors of survival in recurrent rectal cancer after resection and intraoperative radiotherapy. Dis Colon Rectum, 2002, 45 : 585-592.

[5] Ferenschild FT, Vermaas M, Nuyttens JJ, et al. Value of intraoperative radiotherapy in locally advanced rectal cancer. Dis Colon Rectum, 2006, 49 : 1257-1265.

[6] Amin MB, Edge SB, Greene FL, et al. AJCC Cancer Staging Manual. 8th ed. Chicago: Springer, 2017.

[7] Dresen RC, Gosens MJ, Martijn H, et al. Radical resection after IORT-containing multimodality treatment is the most important determinant for outcome in patients treated for locally recurrent rectal cancer. Ann Surg Oncol, 2008, 15 : 1937-1947.

[8] Turley RS, Czito BG, Haney JC, et al. Intraoperative pelvic brachytherapy for treatment of locally advanced or recurrent colorectal cancer. Tech Coloproctol, 2013, 17（1）:95-100.

[9] 易福梅，王皓，袁慧书，等．CT 引导 125I 放射性粒子植入治疗局部复发性直肠癌的疗效分析．中华放射医学与防护杂志，2014, 34（1）:30-33.

[10] Wang Z, Lu J, Liu L, et al. Clinical application of CT-guided（125）I seed interstitial implantation for local recurrent rectal carcinoma. Radiat Oncol, 2011, 6:138.

[11] The Beyond TME Collaborative. Consensus statement on the multidisciplinary management of patients with recurrent and primary rectal cancer beyond total mesorectal excision planes. Br J Surg, 2013, 100（8）:1009-1014.

[12] 张亮，范卫君，黄金华，等．CT 导向下 125I 粒子植入治疗直肠癌术后局部复发．中华医学杂志，2008, 88（19）:1335-1338.

[13] Mart′inez-monge R, Nag S, Martin EW. 125Iodine brachytherapy for colorectal adenocarcinoma recurrent in the pelvis and paraortics. Int J Radiat Oncol Biol Phys, 1998, 42（3）: 545-550.

[14] Wang JJ, Yuan HS, Li JN, et al. CT-guided radioactive seed implantation for recurrent rectal carcinoma after multiple therapy. Med Oncol, 2010, 27（2）: 421-429.

[15] National Comprehensive Cancer Network. NCCN Clinical Practice Guidelines in Oncology: rectalcancer. Version 1[R]. Washington: National Comprehensive Cancer Network, 2015.

第十六章　放射性粒子治疗复发宫颈癌

宫颈癌是来源于宫颈上皮的恶性肿瘤，世界范围内宫颈癌是女性第四位常见肿瘤[1]。中国每年宫颈癌新发病例接近10万，约3万例将死于宫颈癌[2]。超过3/4的宫颈癌复发于首次治疗后的2年以内。已然明确的独立预后因素包括肿瘤分期、肿瘤大小、淋巴结转移、脉管浸润和手术切及宫旁累及。国际妇产科联合会（International Federation of Gynecology and Obstetrics，FIGO）发布的ⅡB期的5年复发率大约为23%，Ⅲ期提升至42%，ⅣA期则高达74%[3]。广泛性子宫切除术后的患者中，肿瘤直径＜2 cm复发率只有1.2%，而≥2 cm的患者则有21%的复发率[4-12]。

近距离治疗具有局部剂量高、周围正常组织受量低的特点，是盆腔复发患者的有效治疗手段。近距离治疗技术包括^{192}Ir高剂量率组织间插植治疗和低剂量率^{125}I粒子永久性植入治疗[13-21]。盆腔放疗后累及盆壁复发者目前尚无相关推荐。北京大学第三医院的研究结果表明低剂量率^{125}I粒子永久性植入治疗是盆壁复发的有效局部治疗手段，可以获得中位局部无复发生存12个月，明显优于中央型复发粒子植入治疗的中位局部无复发生存期（6个月）。因此，应根据盆腔复发部位不同，采取不同近距离治疗方式：中央型复发推荐^{192}Ir高剂量率组织间插植/腔内治疗；盆壁型复发推荐低剂量率^{125}I粒子永久性植入治疗。

第一节　临床分期与治疗原则

一、分期

根据最新的2019年NCCN宫颈癌临床实践指南，宫颈癌分期采用FIGO 2018年临床分期，见表16-1。

表16-1　宫颈癌分期

FIGO临床分期（2018）
Ⅰ期：病灶局限于宫颈
ⅠA
ⅠA1：病灶浸润宫颈基质深度＜3 mm;
ⅠA2：3 mm ≤病灶浸润宫颈基质深度＜5 mm
ⅠB
ⅠB1：病灶浸润宫颈基质深度≥5 mm，但肿瘤最大径＜2 cm;
ⅠB2：2 cm ≤浸润性生长的肿瘤最大径＜4 cm;
ⅠB3：浸润性生长肿瘤最大径≥4 cm
Ⅱ期：恶性肿瘤浸润范围超出宫颈范围，但未及阴道下1/3或未达盆壁
ⅡA：肿瘤侵及阴道上2/3，无宫旁浸润
ⅡA1：浸润肿瘤最大径＜4 cm
ⅡA2：浸润肿瘤最大径≥4 cm

续表

FIGO 临床分期（2018）
ⅡB: 宫旁浸润但未达盆壁
Ⅲ期：恶性肿瘤浸润达下 1/3 阴道和（或）宫旁浸润达盆壁和（或）肿瘤所致肾积水或肾无功能和（或）盆腔淋巴结受累和（或）腹主动脉旁淋巴结受累
ⅢA：恶性肿瘤浸润达下 1/3 阴道，宫旁浸润未达盆壁
ⅢB：恶性肿瘤浸润达盆壁和（或）肾积水或肾无功能（除外肿瘤因素所致）
ⅢC：盆腔淋巴结和（或）腹主动脉旁淋巴结转移
ⅢC1：盆腔淋巴结转移
ⅢC2：腹主动脉旁淋巴结转移
Ⅳ期：恶性肿瘤浸润超出真骨盆范围或侵及直肠或膀胱黏膜（病理活检证实）
ⅣA：恶性肿瘤侵及盆腔周围器官
ⅣB：恶性肿瘤远处转移

淋巴脉管间隙侵犯（LVSI）并不改变 FIGO 分期。怀疑膀胱或直肠侵犯时应进行膀胱镜或直肠镜检查。

二、治疗原则

1. 对于ⅠA1 期的初始治疗，无淋巴管间隙受侵，保留生育功能者可行锥切，不保留生育功能者可行单纯子宫切除、术后随访，无需行术后辅助治疗；A1 期的初始治疗有淋巴管间隙浸润者，锥切加腹腔镜下盆腔前哨淋巴结（SLN）显影和淋巴结清扫。

2. 根治性子宫切除术加双侧盆腔淋巴结清扫术是ⅠA2、ⅠB1、ⅠB2、ⅡA1 期患者首选的治疗方法；术后根据肿瘤大小、残端、浸润宫颈间质深度、脉管癌栓及淋巴结转移情况给予盆腔放疗 + 近距离放疗 ± 顺铂同期化疗。

3. ⅠB3 和ⅡA2 期患者治疗首选根治性盆腔同步顺铂放化疗 + 近距离治疗（A 点累积剂量达 85 Gy）（Ⅰ类询证医学证据）。也可以推荐广泛子宫切除术 + 盆腔淋巴结清扫 ± 主动脉旁淋巴结取样，术后根据肿瘤大小、残端、浸润宫颈间质深度、脉管癌栓及淋巴结转移情况给予盆腔放疗 + 近距离放疗 ± 顺铂同期化疗（Ⅱ类询证医学证据）。根据具体情况ⅠB3 和ⅡA2 期患者根治性同步放化疗 + 近距离治疗后可以辅助根治性手术治疗（Ⅲ类询证医学证据）。ⅡB 期、ⅢA 期、ⅢB 期、ⅣA 期治疗原则参照ⅠB3 和ⅡA2 期推荐的治疗方案。

第二节　粒子植入治疗适应证与剂量学参数

一、粒子植入治疗适应证

1. 身体一般情况尚可（KPS > 70 分），重要脏器功能可耐受放射性粒子植入。

2. 无法手术 / 再手术，无法放疗 / 再放疗的患者；不耐受手术 / 放疗患者；不接受手术 / 放疗的患者；肿瘤直径≤ 5 cm。

3. 病理证实为盆壁复发恶性肿瘤。

4. 有合适的穿刺路径；无穿刺禁忌证。

5. 预计生存期超过 6 个月。

二、剂量学参数

必须符合 AAPM 的相关要求。^{125}I 粒子活度：0.4~0.6 mCi，处方剂量推荐 D_{90} 为 105~150 Gy，D_{100} ≥ 55 Gy，V_{100} ≥ 91%[20]。

第三节　3D 打印模板指导粒子植入治疗技术流程

放射性粒子植入治疗肿瘤的流程包括适应证的选择、术前定位、治疗计划的审核实施、插入植入针、植入粒子、术后计划验证等步骤，每个步骤都有严格的操作规范和质量控制要求，必须符合AAPM的相关规定。北京大学第三医院放射治疗科目前治疗技术流程见图16-1，CT定位申请单见图16-2。

一、病情评估

病情评估的重点为评估适应证、禁忌证，其他还包括评估病例的一般情况（体位、穿刺路径、风险、预期效果）及特殊情况（如术前特殊准备、辅助固定器、造影剂过敏、抗凝药应用等）术前签署知情同意书。医生提交定位申请单（图16-2）。

二、定位前准备

1. 体位训练：指导患者进行手术体位练习。根据具体情况行相关准备：备皮，必要时予止咳、止痛药等。体位固定器的预选择：真空垫。必要时联合应用定位膜等其他固定器。

2. 模拟CT扫描：CT平扫（建议如无特殊情况采取增强扫描），建议采用PET-CT/MRI等图像融合确定靶区边界。确定肿瘤范围、定位针位置。建议选择肿瘤最大层面上肿瘤中心垂直对应的皮肤点为定位针标记点。体表勾画出进床、升床、左右激光线。手术需要局麻的患者体表需勾画出肿瘤体表轮廓。

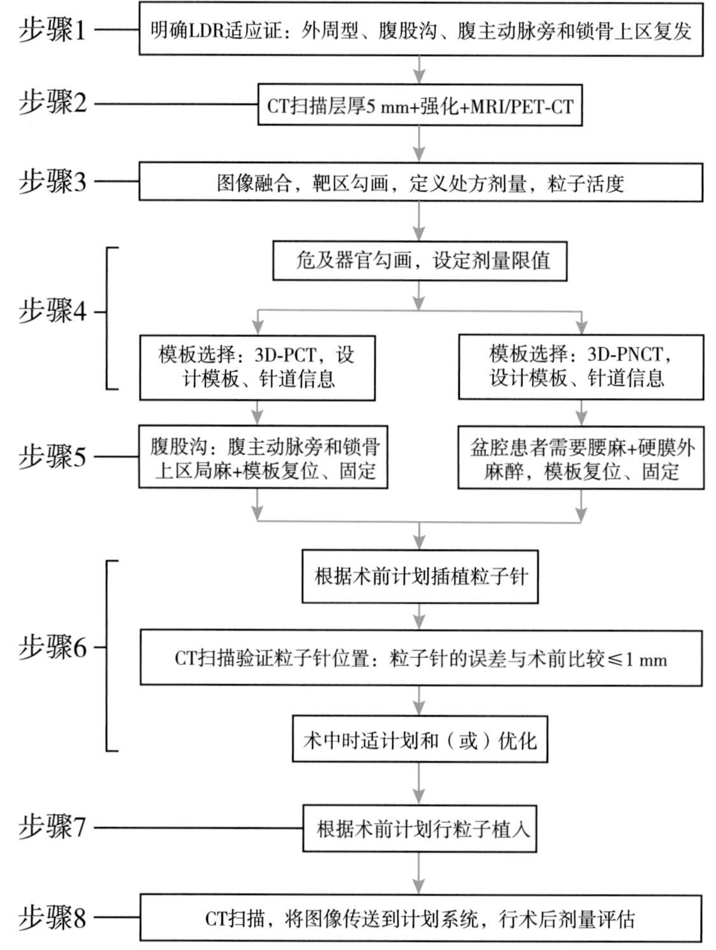

图16-1 3D-PT辅助CT引导放射性粒子治疗复发子宫颈癌技术路线与流程

北京大学第三医院放射治疗科

预约时间：

3D 打印模板辅助放射性粒子 CT 定位申请单

病案号：

患者信息 Patient Information

姓名 Name	性别 Gender	体重　　kg Weight	出生日期　年　月　日 Birth date
拼音 Phoneticize	身份证号 ID		电话 Tel.
临床诊断： Clinical Diagnosis		分期：	病理
既往史 Past History	□既往粒子植入　间隔时间＿＿＿＿＿　□传染病		

定位扫描条件 Fixed-Scan Condition

定位前准备 Positioning preparation	□ 导尿　□ 憋尿　□ OB 栓　□ 肠道准备 □ 口服造影剂（时间＿＿量＿＿浓度＿＿）　□ 真空垫 □ 备皮（□头颈部（左、右）□胸部 □腋下（左、右）□会阴部） □ 其他＿＿＿＿＿＿＿＿
定位部位 Fixed-position	□ 头颈部　□ 胸部　□ 椎体/椎旁（C/T/L/S） □ 腹部　□ 盆腔　□ 肢体 □ 其他：＿＿＿＿
定位体位 Position	□ 头向机架　□ 脚向机架 □ 仰卧　□ 俯卧　□ 左侧卧　□ 右侧卧 □ 垫枕（□头下 □肩下 □胸下 □腿下） □ 其他＿＿＿＿＿＿＿＿
固定方式 Fixator	□ 真空垫　□ 头枕 A B C D E F　□ 脚踏 □ 垫枕（头、肩、胸、腹、腘窝）（左、右） □ 其他＿＿＿＿＿＿＿＿
扫描方式 Scan Protocol	□ 平扫　□ 增强一期　□ 增强二期 □ 延时　□ 呼吸指令（吸气、呼吸） □ 其他＿＿＿＿＿＿＿＿

粒子植入信息　Information of seeds implantation

粒子植入条件 Scan conditions	平扫层厚＿＿mm　3D 重建扫描层厚＿＿mm　床高＿＿ 中心固定针层面＿＿　扫描范围＿＿ 至 ＿＿ 纵向激光线（左、右）位移＿＿cm　肿瘤范围（上下：＿＿ 至 ＿＿；左右：＿＿＿＿） 其他＿＿＿＿＿＿＿＿

技师：　物理师：　住院医师：　主治医师：　主任医师：

年　月　日

图 16-2　CT 模拟定位申请单

体位固定器上做激光标记，同时做体表金属标记。

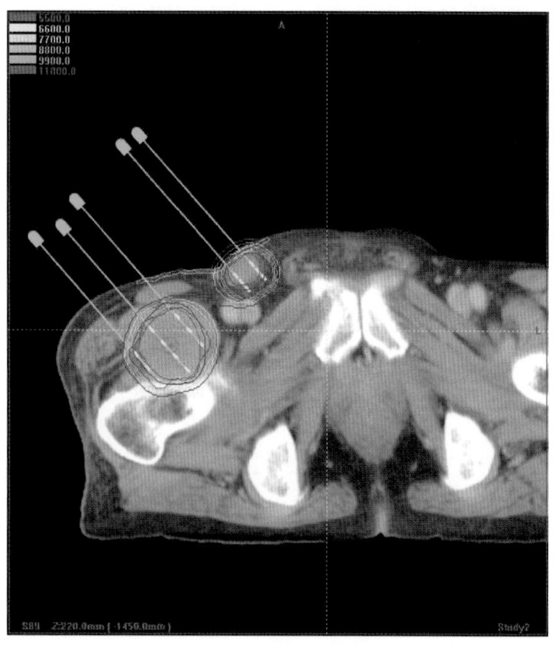

图 16-3　术前计划设计

3. 复扫 CT（有必要建议增强扫描）：传输定位 CT 图像及相关影像资料至计划系统。勾画靶区及危及器官。医师和物理师共同进行计划设计，两名医师审核计划（图 16-3）。

4. 打印 3D 个体化模板，根据术前计划打印模板，标记激光径线（图 16-4）。

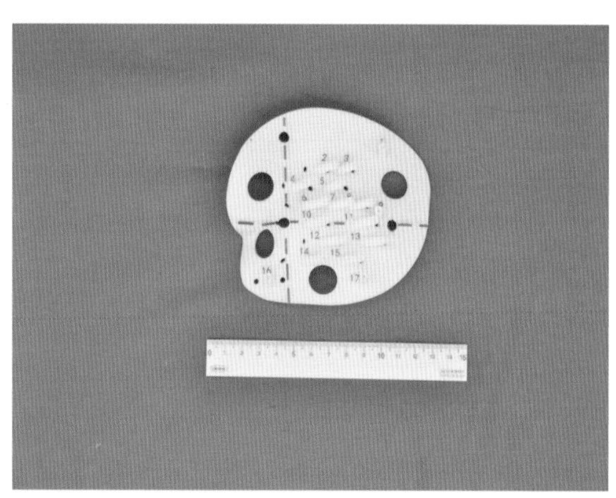

图 16-4　3D- 打印模板

三、粒子治疗技术流程

1. 复位：包括术前定位体位的拟合及 3D 个体化模板的拟合。参照体表与体位固定器表面激光标记摆位，调整 3D 模板位置（图 16-5）。插入固定针（建议 2 根以上），CT 扫描，再次确定位置（图 16-6）。

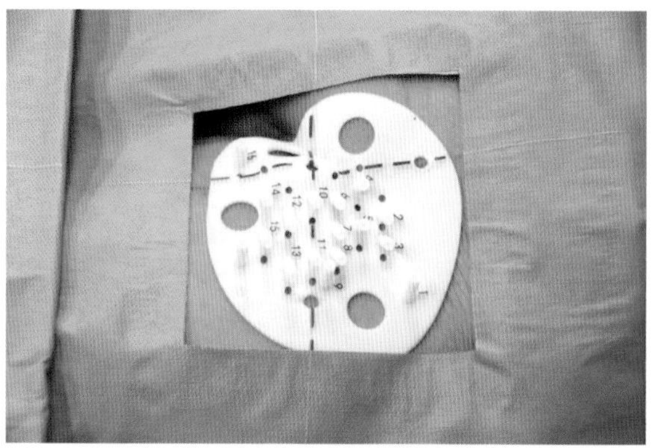

图 16-5　模板复位

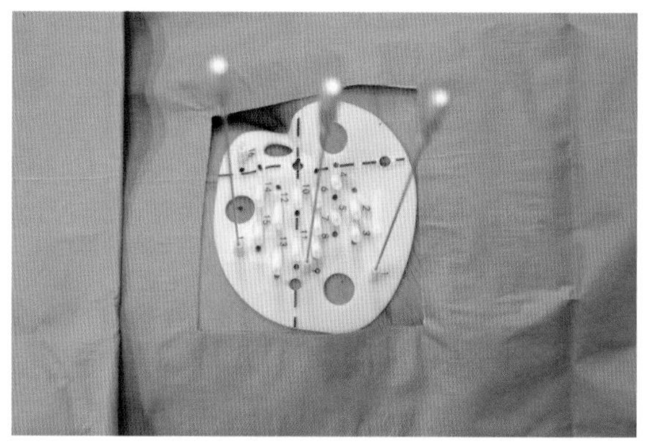

图 16-6　插植固定针

2. 将植入针置入引导柱，增强扫描，根据针的伪影判断穿刺路径是否会伤及大血管（若周围无大血管等危及器官，可省略增强扫描，直接插入植入针）。

3. 插入植入针（适度进针，保留预定深度 3~5 cm）（图 16-7）。复扫 CT，调整并确定植入针位置（图 16-8）。

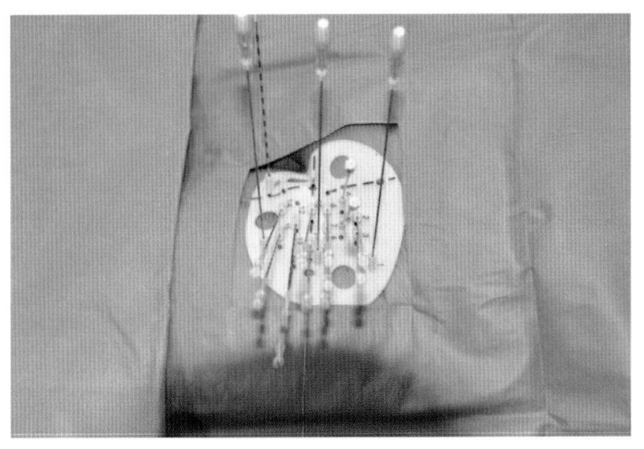
图 16-7 插植粒子针

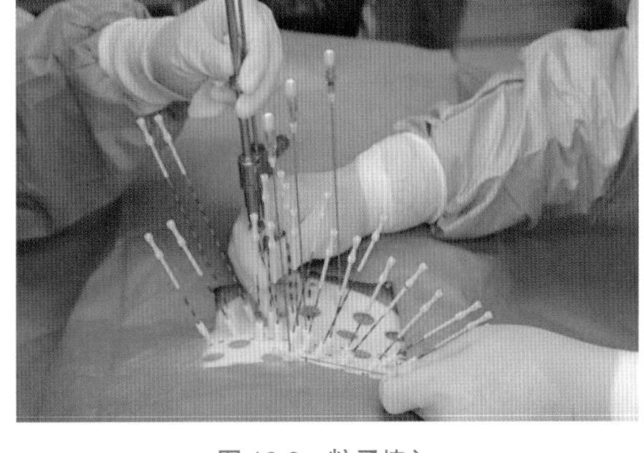
图 16-9 粒子植入

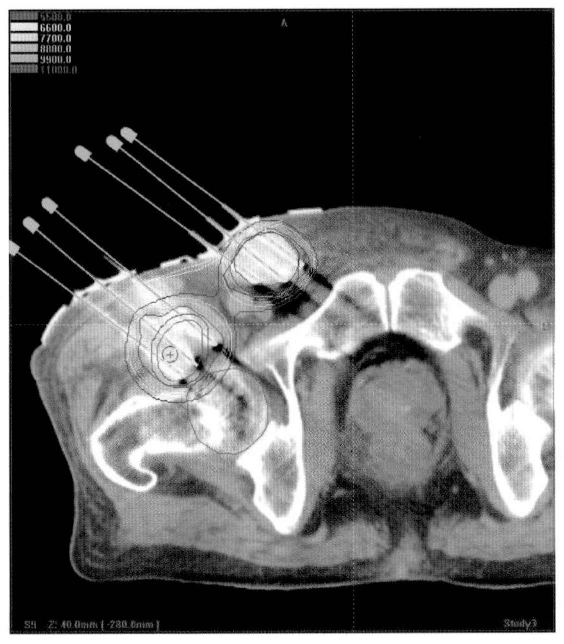
图 16-8 CT 扫描验证粒子针分布

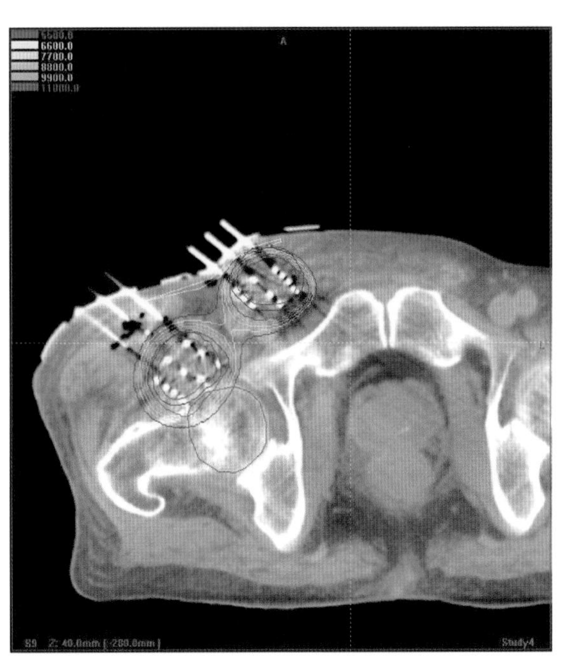
图 16-10 术后 CT 扫描，进行剂量学评估

4. 按照术前计划进行粒子植入（图 16-9）。

5. 复扫 CT，确定粒子分布情况并进行剂量学评估（图 16-10）。

四、术后剂量验证并出具报告

1. 术后 CT 图像传至计划系统。

2. 勾画靶区及危及器官，GTV 建议术前靶区拷贝至术后 CT，以减少勾画靶区误差。

3. 拾取粒子，计算靶区及危及器官剂量，并出具术后 TPS 报告。

第四节 注意事项

放射性 ^{125}I 粒子粒子组织间植入治疗复发宫颈癌安全、有效、微创、并发症少。3D 打印模板辅助 CT 引导下粒子植入能够提高粒子植入操作效率，可使术前计划与实际术后计划高精确度吻合，是实现近距离治疗质量控制的良好方式，值得推广。由于盆腔中央型复发部位粒子植入治疗存在粒子阴道脱落、膀胱 - 阴道瘘、直肠 - 阴道瘘、放射性直肠炎等相关并发症，建议慎重选择此类患者。推荐盆腔照射后盆壁复发宫颈癌患者可以选择放射性 ^{125}I 粒子粒子组织间植入治疗。

（江　萍　王俊杰）

参考文献

[1] Vici P, Mariani L, Pizzuti L, et al. Emerging biological treatments for uterine cervical carcinoma. J Cancer, 2014, 5（2）: 86-97.

[2] Chen W, Zheng R, Baade PD, et al. Cancer statistics in China, 2015. CA Cancer J Clin, 2016, 66（2）: 115-132.

[3] Perez CA, Grigsby PW, Nene SM, et al. Effect of tumor size on the prognosis of carcinoma of the uterine cervix treated with irradiation alone. Cancer, 1992, 69（11）: 2796-2806.

[4] Marchiole P, Buenerd A, Benchaib M, et al. Clinical significance of lympho vascular space involvement and lymph node micrometastases in early-stage cervical cancer: a retrospective case-control surgico-pathological study. Gynecol Oncol, 2005, 97（3）: 727-732.

[5] Peters WR, Liu PY, Barrett RN, et al. Concurrent chemotherapy and pelvic radiation therapy compared with pelvic radiation therapy alone as adjuvant therapy after radical surgery in high-risk early-stage cancer of the cervix. J Clin Oncol, 2000, 18（8）: 1606-1613.

[6] Morris M, Eifel PJ, Lu J, et al. Pelvic radiation with concurrent chemotherapy compared with pelvic and para-aortic radiation for high-risk cervical cancer. N Engl J Med, 1999, 340（15）: 1137-1143.

[7] Keys HM, Bundy BN, Stehman FB, et al. Cisplatin, radiation, and adjuvant hysterectomy compared with radiation and adjuvant hysterectomy for bulky stage IB cervical carcinoma. N Engl J Med, 1999, 340（15）: 1154-1161.

[8] Whitney CW, Sause W, Bundy BN, et al. Randomized comparison of fluorouracil plus cisplatin versus hydroxyurea as an adjunct to radiation therapy in stage IIB-IVA carcinoma of the cervix with negative para-aortic lymph nodes: a Gynecologic Oncology Group and Southwest Oncology Group study. J Clin Oncol, 1999, 17（5）: 1339-1348.

[9] Rose PG, Bundy BN, Watkins EB, et al. Concurrent cisplatin-based radiotherapy and chemotherapy for locally advanced cervical cancer. N Engl J Med, 1999, 340（15）: 1144-1153.

[10] Sturdza A, Potter R, Fokdal LU, et al. Image guided brachytherapy in locally advanced cervical cancer: Improved pelvic control and survival in RetroEMBRACE, a multicenter cohort study. Radiother Oncol, 2016, 120（3）: 428-433.

[11] Adegoke O, Kulasingam S, Virnig B. Cervical cancer trends in the United States: a 35-year population-based analysis. J Womens Health（Larchmt）, 2012, 21（10）: 1031-1037.

[12] Fagundes H, Perez CA, Grigsby PW, et al. Distant metastases after irradiation alone in carcinoma of the uterine cervix. Int J Radiat Oncol Biol Phys, 1992, 24（2）: 197-204.

[13] Elit L, Fyles AW, Devries MC, et al. Follow-up for women after treatment for cervical cancer: a systematic review. Gynecol Oncol, 2009, 114（3）: 528-535.

[14] Peiretti M, Zapardiel I, Zanagnolo V, et al. Management of recurrent cervical cancer: a review of the literature. Surg Oncol, 2012, 21（2）: e59-e66.

[15] Sardain H, Lavoue V, Foucher F, et al. Curative pelvic exenteration for recurrent cervical carcinoma in the era of concurrent chemotherapy and radiation therapy. A systematic review. J Gynecol Obstet Biol Reprod（Paris）, 2016, 45（4）: 315-329.

[16] Dornhofer N, Hockel M. New developments in the surgical therapy of cervical carcinoma. Ann NY Acad Sci, 2008, 1138: 233-252.

[17] Legge F, Chiantera V, Macchia G, et al. Clinical outcome of recurrent locally advanced cervical cancer（LACC）submitted to primary multimodality therapies. Gynecol Oncol, 2015, 138（1）: 83-88.

[18] Sommers GM, Grigsby PW, Perez CA, et al. Outcome of recurrent cervical carcinoma following definitive irradiation. Gynecol Oncol, 1989, 35（2）: 150-155.

[19] Leath CR, Straughn JJ. Chemotherapy for advanced and recurrent cervical carcinoma: results from cooperative group trials. Gynecol Oncol, 2013, 129（1）: 251-257.

[20] Mabuchi S, Takahashi R, Isohashi F, et al. Reirradi-

ation using high-dose-rate interstitial brachytherapy for locally recurrent cervical cancer: a single institutional experience. Int J Gynecol Cancer, 2014, 24 (1): 141-148.

[21] Qu A, Jiang P, Sun H, et al. Efficacy and dosimetry analysis of image-guided radioactive ^{125}I seed implantation as salvage treatment for pelvic recurrent cervical cancer after external beam radiotherapy. J Gynecol Oncol, 2019, 30 (1): e9.

第十七章　放射性粒子治疗软组织肉瘤

软组织肉瘤是一组具有不同临床和病理学特征的间叶来源的恶性实体肿瘤，发病率低。美国癌症协会报告2019年新诊断软组织肉瘤12 750例，死亡5270例[1]。软组织肉瘤约占成人恶性肿瘤的1%，占儿童恶性肿瘤的15%，平均年龄50~55岁，男女发病率比约为1.4∶1。

软组织肉瘤可发生于全身各部位，最常见于四肢。美国外科医师协会报道了4550例软组织肉瘤的发病部位，46%发生于臀、股及腹股沟区，13%发生于上肢，18%发生于躯干，18%发生于腹膜后，9%发生于头颈部[2-4]。软组织肉瘤最常见的临床症状为逐渐增大的无痛性肿物，常见的病理类型包括恶性纤维组织细胞瘤、脂肪肉瘤、滑膜肉瘤、平滑肌肉瘤等[5-6]。不同的病理类型通常意味着不同的临床表现和转归，如年轻人常见滑膜肉瘤而老年人常见脂肪肉瘤和恶性纤维组织细胞瘤。脂肪肉瘤、滑膜肉瘤、恶性纤维组织细胞瘤的局部控制率依次下降。临床中常用的预后因素是组织学分级。常用的分级系统包括美国国家癌症中心（National Cancer Institute，NCI）[7]和法国癌症中心联合会（Federation Nationale des Centers de Lutte Contre Cancer，FNCLCC）发布的分级标准[8]。目前AJCC分期系统应用FNCLCC分级系统。FNCLCC分级由三个参数确定：分化、核分裂能力和坏死程度，由得分数相加确定分级（表17-1）。

表17-1　软组织肉瘤FNCLCC分级系统

肿瘤分化		有丝分裂数 有丝分裂最活跃的区域，应用40倍物镜评估10个连续的高倍视野（HPF）		肿瘤坏死 大体标本检查评估和组织切片验证	
1	与正常成人间充质组织非常相似的肉瘤	1	核分裂数0~9/HPF	0	无坏死
2	组织学类型确定的肉瘤	2	核分裂数10~19/HPF	1	肿瘤坏死＜50%
3	胚胎型和未分化肉瘤、双相型肉瘤、滑膜肉瘤、软组织骨肉瘤、尤文肉瘤/软组织原始神经外胚层肿瘤（PNET）	3	核分裂数≥20/HPF	2	肿瘤坏死≥50%

第一节　分　期

目前软组织肉瘤临床分期推荐使用 AJCC 分期系统（表 17-2）。

软组织肉瘤经过规范的系统性治疗后，仍有 10%~20% 的局部复发率[9-11]。复发软组织肉瘤可根据既往治疗，选择再程手术、再程放化疗等，但有局部控制率下降、副反应高的风险[12-14]。对于既往接受过外照射治疗的复

表 17-2　软组织肉瘤 AJCC 分期系统（2017 年第 8 版）

原发肿瘤（T）			
	头颈部	躯干和肢体 / 腹膜后	腹部 / 胸部内脏器官
Tx	原发肿瘤无法评估		
T0	—	无原发肿瘤的证据	—
T1	肿瘤最大径≤ 2 cm	肿瘤最大径≤ 5 cm	局限在器官内
T2	2 cm ＜肿瘤最大径≤ 4 cm	5 cm ＜肿瘤最大径≤ 10 cm	浸润器官以外的组织 T2a：侵犯浆膜或脏腹膜 T2b：浸润超出浆膜（肠系膜）
T3	肿瘤最大径＞ 4 cm	10 cm ＜肿瘤最大径≤ 15 cm	侵犯其他器官
T4	肿瘤侵袭邻近结构 T4a：侵犯眼眶、颅底 / 硬脑膜、中央区脏器、面部骨骼或翼状肌 T4b：侵犯脑实质、颈动脉包膜、椎前肌或通过周围神经浸润中枢神经系统	肿瘤最大径＞ 15 cm	多个部位侵犯 T4a：2 部位 T4b：3~5 部位 T4c：＞ 5 部位
区域淋巴结（N）			
N0	无区域淋巴结转移或淋巴结状态未知		
N1	区域淋巴结转移		
远处转移（M）			
M0	无远处转移		
M1	远处转移		
FNCLCC 组织学分级（G）			
Gx	分级无法评估		
G1	2 或 3		
G2	4 或 5		
G3	6、7 或 8		

解剖分期 / 预后分组（躯干和肢体 / 腹膜后软组织肉瘤）				
ⅠA 期	T1	N0	M0	G1，Gx
ⅠB 期	T2	N0	M0	G1，Gx
	T3	N0	M0	G1，Gx
	T4	N0	M0	G1，Gx

续表

解剖分期 / 预后分组（躯干和肢体 / 腹膜后软组织肉瘤）				
Ⅱ期	T1	N0	M0	G2，G3
ⅢA 期	T2	N0	M0	G2，G3
ⅢB 期	T3	N0	M0	G2，G3
	T4	N0	M0	G2，G3
Ⅳ期	任何 T	N1	M0	任何 G
	任何 T	任何 N	M1	任何 G

注：根据 AJCC 第 8 版分期，头颈部软组织肉瘤是一个新的分类，需要在定义分期、分组之前收集数据；腹部 / 胸部内脏器官软组织肉瘤不推荐行预后分期、分组。

发患者，近距离治疗可以尽可能提高局部控制率，既往报道的局部控制率在 23%~100%[15]。放射性 ^{125}I 粒子是常用的近距离治疗方式，已被证实对复发软组织肉瘤有效，局部控制率能够达到 60%~83%[16-22]。3D 打印模板的研发与引入进一步提高了治疗的精度，使治疗流程标准化、同质化。目前软组织肉瘤粒子植入治疗已经能够较好地实现术前预设计划[23-24]，达到精准消融的目的。

第二节　治疗原则

一、位于肢体 / 躯干浅表 / 头颈的Ⅰ期软组织肉瘤

对于Ⅰ期软组织肉瘤患者，广泛切除术是首选治疗方式，以获得合适的切缘距离。如果无法手术，可以选择其他治疗手段或术后放疗。

二、位于肢体 / 躯干浅表 / 头颈可手术的Ⅱ/Ⅲ期软组织肉瘤

对于Ⅱ期软组织肉瘤患者，手术、手术联合辅助放疗、新辅助放疗联合手术是推荐的治疗方式；Ⅲ期患者则推荐在此治疗的基础上酌情增加术前新辅助化疗或术后辅助化疗。若Ⅱ/Ⅲ期患者原发病灶不可切除或切除后功能预后不良，则可优先行放疗、放化疗，或化疗后评估是否有保留功能的手术切除的可能，如果可能，可行手术联合或不联合放化疗；如果新辅助治疗后仍考虑切除后功能不良，可选择截肢术、根治性放疗；如果新辅助治疗后原发病灶无法切除，则优先考虑根治性放疗，对于已经进行了新辅助放疗的患者，可考虑姑息性手术、化疗或最佳支持治疗，对于无症状者，也可观察。

三、局限的腹膜后或腹腔内软组织肉瘤

对于局限的腹膜后或腹腔内软组织肉瘤患者，优先选择手术获得合适的解剖边界，如果条件允许，可尝试术中放疗；也可以先行术前新辅助放化疗，再行手术联合或不联合术中放疗。术后根据切缘距离及既往接受的治疗选择放疗或化疗。

四、Ⅳ期软组织肉瘤患者

对于Ⅳ期软组织肉瘤患者，如果转移灶局限，且转移灶可行局部治疗，则原发灶的处理原则同局限期的治疗方案，同时给予孤立的

转移灶手术、立体定向放射治疗、消融、栓塞等局部治疗；如果转移灶广泛，则应以全身治疗为主，给予对症的局部治疗和相应的支持治疗。

五、局部复发软组织肉瘤

局部复发软组织肉瘤患者仍应优先考虑手术治疗，同时根据既往治疗方案设计手术、放疗、化疗综合治疗方案。对于难以手术切除、既往已经接受足量放疗的患者，局部进行近距离治疗、立体定向放射治疗，消融、栓塞等也是有效的局部治疗手段。放射性粒子植入作为常用的近距离治疗手段，也常用于术后放疗后复发的软组织肉瘤。

六、全身转移的软组织肉瘤

治疗原则与Ⅳ期软组织肉瘤基本相同，应在充分考虑既往治疗方案的前提下选择安全有效的全身治疗方案。

第三节　粒子治疗适应证及剂量学参数

一、粒子植入治疗复发软组织肉瘤的适应证与禁忌证（表 17-3）

表 17-3　粒子植入治疗复发软组织肉瘤的适应证与禁忌证

适应证	禁忌证
• 经病理学确诊 • 有影像学可评价的病灶，直径≤ 7 cm • 既往曾接受过手术或放射治疗，不能耐受再次手术和（或）外放疗，或拒绝再次手术和（或）放射治疗者 • 能够耐受麻醉 • 能够耐受穿刺 • 年龄 18~80 岁 • KPS ≥ 70 分 • 充足的血液储备：白细胞计数≥ 3×10^9/ml；粒细胞计数≥ 1.5×10^9/ml；血红蛋白≥ 90g/L；血小板＞ 50×10^9/L • 肝功能良好：血清总胆红素浓度≤正常上限的 1.5 倍；血清转氨酶和碱性磷酸酶≤正常上限的 2.5 倍 • 心功能良好：左心室射血分数≥ 50% • 预期生存期＞ 3 个月	• 无合适穿刺路径 • 术前计划设计不能满足临床要求 • 有严重出血倾向者，如血小板≤ 50×10^9/L，凝血酶原时间＞ 18 s，凝血酶原活动度＜ 40%，以及抗凝治疗和（或）抗血小板凝聚药物在粒子植入治疗前未停用≥ 1 周 • 有导致临床风险的严重并发症（如严重高血压、糖尿病等） • 肿瘤所致皮肤破溃者 • 活动性感染性疾病、创伤、脑卒中和严重创伤患者 • 有精神障碍者 • 妊娠或者哺乳期妇女 • 对碘对比剂过敏患者

二、粒子植入治疗的剂量学参数

1. 处方剂量设置　粒子植入治疗复发软组织肉瘤的处方剂量设置尚缺乏高级别证据支持。参考既往发表的放射性粒子植入治疗复发软组织肉瘤的回顾性分析文章，推荐处方剂量如下。

单纯粒子治疗剂量：140~160 Gy，联合外照射：120~140 Gy，^{125}I 粒子活度：0.4~0.6 mCi[25-27]。

粒子治疗 CTV=GTV+6~8 mm。

2. 危及器官剂量限制　复发软组织肉瘤可发生于全身各处，多位于四肢、躯干。根据复发部位不同，危及器官也有所不同，可参考头颈、胸腹部肿瘤的剂量限值。当复发肿瘤邻近大血管、脊髓或者侵犯大血管、脊髓时，应考虑大出血、神经损伤的可能。建议粒子与脊髓间隔≥ 1 cm，粒子活度控制在 0.5 mCi 以下。

第四节 3D 打印模板辅助 CT 引导粒子植入治疗技术流程

3D-PT 辅助 CT 引导放射性 ^{125}I 粒子植入治疗复发软组织肉瘤的技术流程包括术前评估、CT 模拟定位、术前计划设计、3D 模板打印、3D 模板复位、插植粒子针和粒子植入、术后剂量学评估、术后护理及定期随访共 8 个环节。每一个步骤均需要严格的质量控制和质量管理，确保粒子植入治疗高质量完成[28]。

一、术前评估

术前评估包括采集病史，进行体格检查，完善化验检查（血常规、凝血、生化等）及影像学检查（CT、MRI、PET-CT）等，全面评估患者的肿瘤情况、一般状况和重要脏器的功能，确定患者具备放射性粒子植入术的适应证，除外禁忌证。术前充分与患者沟通，同时进行多学科讨论，确定治疗方案并评估粒子植入风险。

二、CT 模拟定位

复发软组织肉瘤可发生于全身各个部位，根据肿瘤位置、大小、形状等选择合适的体位，如仰卧位、俯卧位、侧卧位等，进行体位训练。使用负压真空垫进行体位固定，必要时联合面网、体网或其他固定装置，充分考虑手术的可操作性，兼顾患者的舒适性和耐受性。利用激光定位技术标记进床、升床、左右定位线位置。增强 CT 扫描（若肿瘤邻近肠道，CT 扫描前需口服造影剂增加肠道对比度），于体表标记肿瘤上下、左右范围，选择肿瘤中心或骨性结构投射到皮肤表面的位置作为标记点，建立 X-Y 坐标系。

三、术前计划设计

定位 CT 图像上传至 B-TPS 系统，必要时融合 MRI、PET-CT 图像。医师勾画靶区及危及器官、设计针道并定义处方剂量和危及器官剂量。医师和物理师共同完成计划设计及评估（图 17-1，图 17-2）。

四、3D 模板打印

在 B-TPS 系统中完成计划设计后，根据三维重建图像设置模板范围，即可生成个体化模板图像，该图像包含模板板体、预留针道、穿刺针引导柱等信息。将该信息传至 3D 打印数据处理及建模系统进一步处理，添加定位基准线、模板序号、针道序号等信息后，传输至激光快速成型机中进行 3D 打印（图 17-3）。

五、3D 模板复位

消毒，铺巾，麻醉。根据手术方案选择合适的麻醉方式，局部麻醉、硬膜外麻醉或全

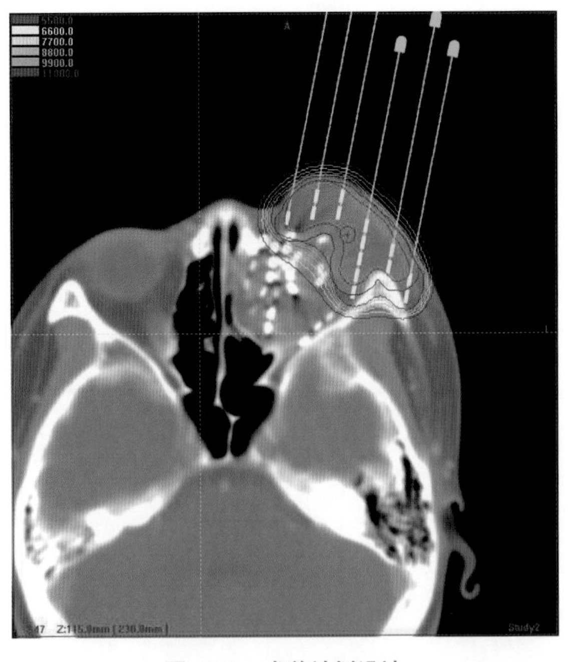

图 17-1　术前计划设计

北京大学第三医院

放射性粒子治疗计划报告单　标识：

姓名：		性别：	女	年龄：	12
临床诊断：	眼眶横纹肌肉瘤	计划名：	术前计划	计划时间：	2020-04-02

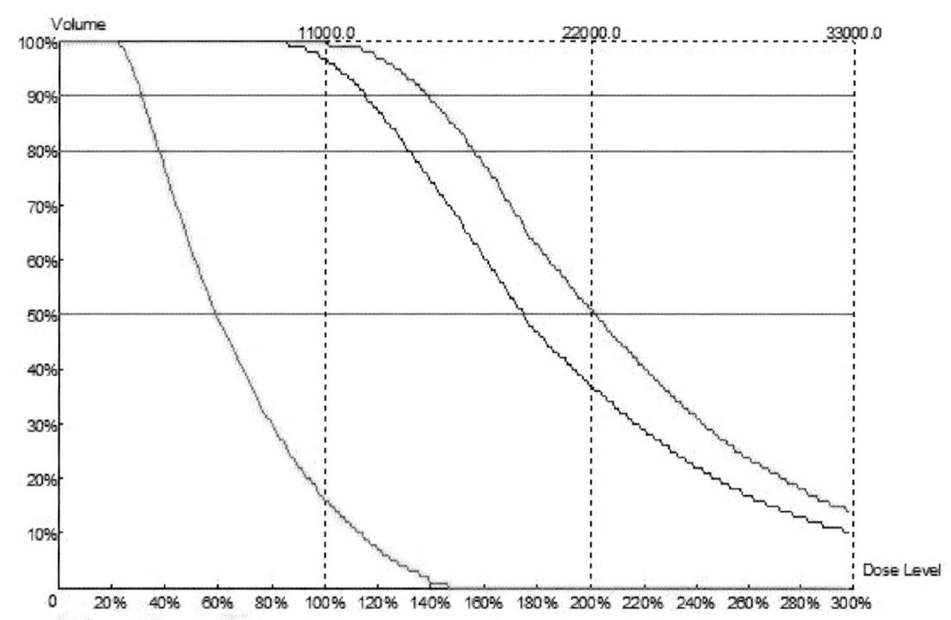

GTV　CTV　Eye

处方剂量(PD)：	11000.0 cGy	最大剂量：	133023.4 cGy
粒子类型：	I_125(6711_1985)	粒子活度：	0.50 mCi
模板个数：	17	粒子总数：	29

组织名称	体积(cc)	最小剂量	最大剂量	平均剂量	CI	EI	HI	D2.00cc
GTV	9.1	8176.4	133023.4	26913.0	0.40	1.48	0.16	29288.9
CTV	14.9	7914.1	133023.4	23548.7	0.62	0.55	0.30	30482.6
Eye	6.2	2193.8	17365.6	7257.1	0.01	3.45	0.99	8482.4

组织名称	D1.00cc	D0.10cc	D90.0	D100.0	V100	V150	V200	
GTV	35816.4	125567.4	15202.6	8176.4	9.1(99.5%)	7.6(83.8%)	4.6(50.7%)	
CTV	39889.1	125663.7	12641.4	7914.1	14.4(96.6%)	10.0(67.5%)	5.5(36.9%)	
Eye	11049.8	15275.2	3446.0	2193.8	1.0(16.4%)	0.0(0.2%)	0.0(0.0%)	

图 17-2　术前计划报告单

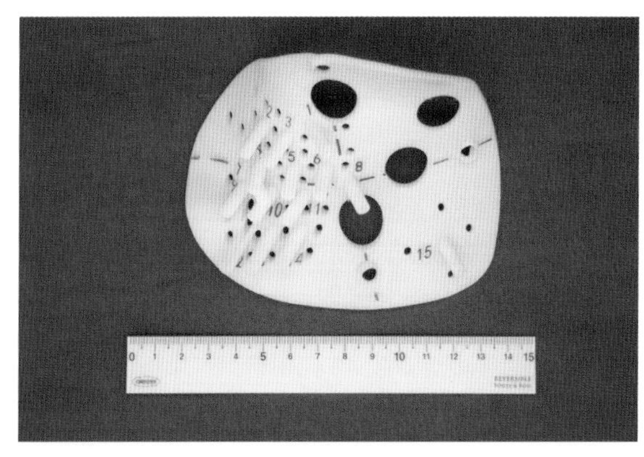

图 17-3　3D 打印模板打印

身麻醉。患者 X-Y 轴激光线位置与 3D-PT 坐标系吻合。

六、插植粒子针和粒子植入

插植固定针，CT 扫描确认固定针与靶区的位置关系，确保与术前计划吻合。若有偏差需进行调整，建议误差≤2 mm，最好误差≤1 mm。将粒子针按照术前计划全部插入预设位置，CT 扫描判断针道位置与进针深度并进行调整，建议误差≤2 mm，最好误差≤1 mm。若靶区移动或针道偏移超过2 mm，需进行术中实时优化。根据术前或术中实时计划植入粒子（图17-4，图17-5）。

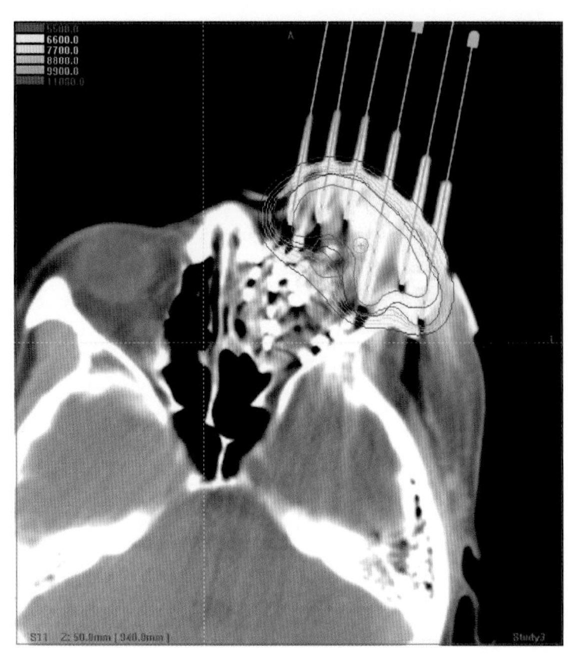

图17-4　术中CT扫描显示粒子针分布

七、术后剂量学评估

术后即刻行CT扫描并将图像传输至B-TPS，明确靶区内粒子分布，评估剂量学情况（图17-6，图17-7）。

八、术后护理及随访

术后应密切监测患者的生命体征，观察局部有无出血、渗液等，进行常规穿刺操作后护理，并按照放射防护规定采取防护措施。

北京大学第三医院

放射性粒子治疗计划报告单　标识：

姓名：		性别：	女	年龄：	12
临床诊断：	眼眶横纹肌肉瘤	计划名：	术中计划	计划时间：	2020-04-08

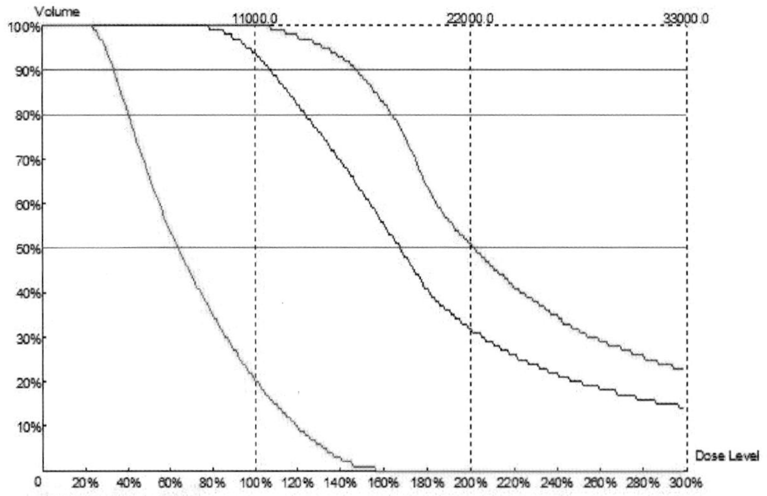

处方剂量(PD)：	11000.0 cGy	最大剂量：	133445.7 cGy
粒子类型：	I_125(6711_1985)	粒子活度：	0.50 mCi
模板个数：	17	粒子总数：	29

组织名称	体积(cc)	最小剂量	最大剂量	平均剂量	CI	EI	HI	D2.00cc
GTV	9.9	10515.7	133445.7	30843.9	0.44	1.26	0.11	35078.7
CTV	18.6	7540.0	133445.7	24583.6	0.73	0.26	0.33	39087.6
Eye	6.2	2389.6	21892.5	7772.0	0.01	3.38	0.95	9219.9

组织名称	D1.00cc	D0.10cc	D90.0	D100.0	V100	V150	V200	
GTV	53103.3	129477.5	16229.4	10515.7	9.9(99.9%)	8.8(88.9%)	5.0(50.6%)	
CTV	59411.2	129477.5	11834.7	7540.0	17.5(93.7%)	11.7(62.7%)	5.9(31.8%)	
Eye	11788.6	15863.6	3663.1	2389.6	1.3(20.2%)	0.1(1.0%)	0.0(0.0%)	

图17-5　术中实时剂量优化

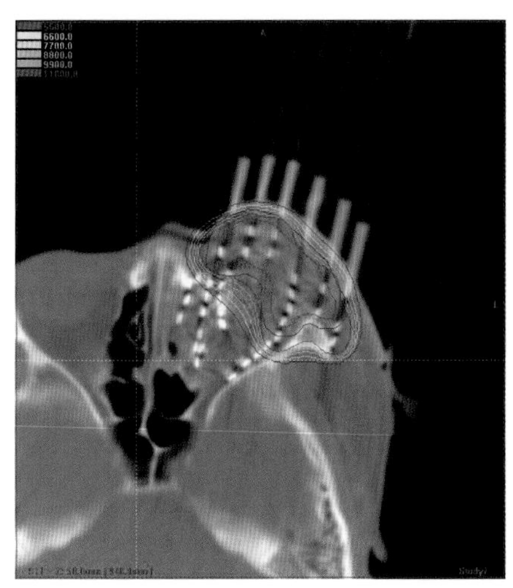

图 17-6　术后剂量学评估和报告

术后依据肿瘤学随访要求，第一次随访应设置在术后 1 个月，之后每 3 个月随访一次，2 年后，改为每 6 个月随访一次，至满 5 年，5 年后每年随访一次。随访内容包括症状、体征、血液学检查（外周血、生化、肿瘤标志物等）、影像学检查（肿瘤局部的 CT 或 MRI，X 线胸片 / 胸部 CT、腹部超声 / CT、全身浅表淋巴结超声，必要时可完善颅脑 MRI、骨扫描、PET-CT 等检查）。每次随访结果应详细记录并及时调整治疗策略。整个技术流程与管理见图 17-8。

北京大学第三医院

放射性粒子治疗验证报告单　标识：

姓名：		性别:	女	年龄:	12
临床诊断:	眼眶横纹肌肉瘤	计划名:	未补粒子	计划时间:	2020-04-09

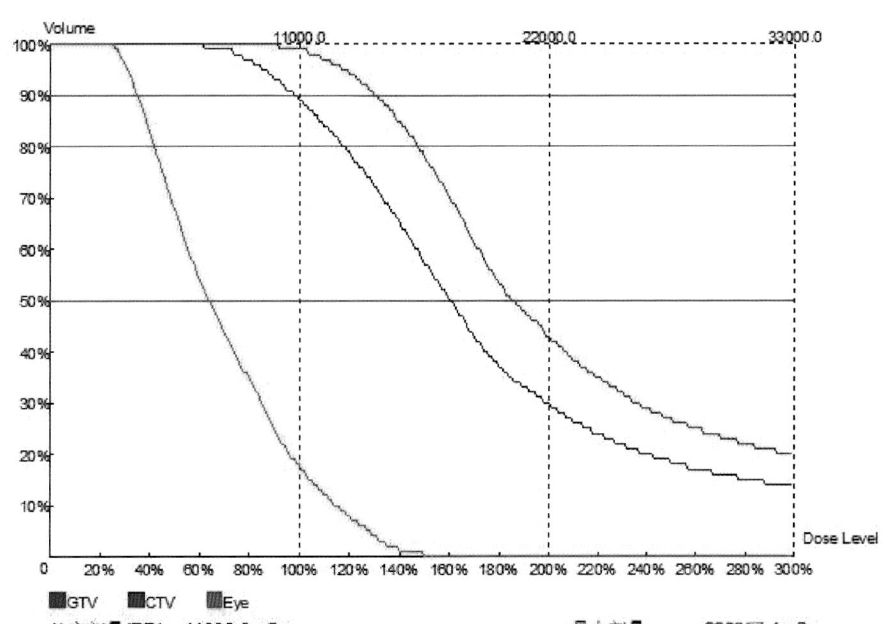

GTV　CTV　Eye

处方剂量(PD):　11000.0 cGy　　最大剂量:　229357.4 cGy
粒子类型:　I_125(6711_1985)　　粒子活度:　0.50 mCi
粒子总数:　30

组织名称	体积(cc)	最小剂量	最大剂量	平均剂量	CI	EI	HI	D2.00cc
GTV	9.9	7763.0	229357.4	29394.6	0.42	1.36	0.21	32412.4
CTV	18.6	5406.7	229357.4	24022.1	0.64	0.36	0.36	37910.6
Eye	6.2	2552.1	18153.2	7681.8	0.01	3.56	0.98	9092.6

组织名称	D1.00cc	D0.10cc	D90.0	D100.0	V100	V150	V200	
GTV	52049.6	129217.5	14355.5	7763.0	9.8(98.9%)	7.7(77.8%)	4.2(42.9%)	
CTV	63897.7	129217.5	10789.5	5406.7	16.6(89.1%)	10.7(57.4%)	5.5(29.5%)	
Eye	11311.1	15294.2	3840.4	2552.1	1.1(17.6%)	0.0(0.4%)	0.0(0.0%)	

图 17-7　术后剂量学评估报告单

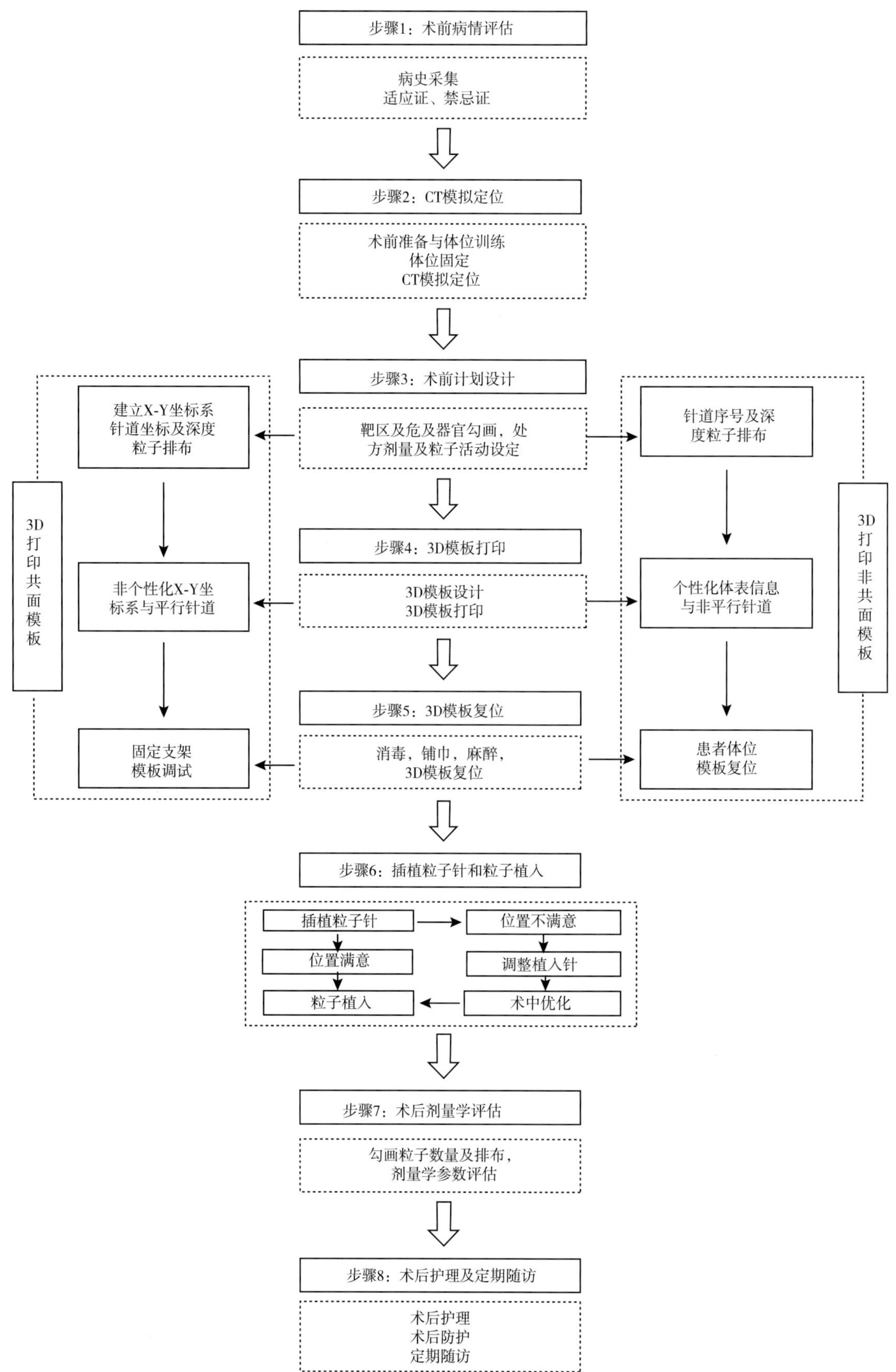

图 17-8　3D 打印模板辅助 CT 引导放射性粒子植入治疗软组织肉瘤技术流程图

第五节　注意事项

软组织肉瘤通常与血管、神经等重要结构关系密切，可能造成神经、血管损伤。在计划设计与手术操作中，应避开重要血管、神经，放射性粒子应与重要的血管神经间距≥1 cm。如术后出现血管、神经损伤，应尽早给予对症治疗，必要时需外科处理。

部分软组织肉瘤位置浅表，与皮肤距离较近，放射性粒子植入术后可能引起皮肤反应。放射性粒子应距离皮肤至少 1 cm，可降低皮肤反应的发生。术后出现皮肤损伤酌情给予对症治疗，严重时可能需要皮瓣移植。

软组织肉瘤通常肿瘤体积较大，侵犯 / 包绕骨、血管、神经等重要脏器，导致放射性粒子很难到达理想位置，从而影响肿瘤靶区内的剂量分布，因此需要操作者具有特殊的专业技能和丰富的临床经验。

（李学敏　王俊杰）

参考文献

[1] Siegel R L, Miller KD, Jemal A. Cancer statistics, 2019. CA Cancer J Clin, 2019, 69（1）: 7-34.

[2] Lawrence WJ, Donegan WL, Natarajan N, et al. Adult soft tissue sarcomas. A pattern of care survey of the American College of Surgeons. Ann Surg, 1987, 205（4）: 349-359.

[3] Fong Y, Coit DG, Woodruff JM, et al. Lymph node metastasis from soft tissue sarcoma in adults. Analysis of data from a prospective database of 1772 sarcoma patients. Ann Surg, 1993, 217（1）: 72-77.

[4] Christie-Large M, James SL, Tiessen L, et al. Imaging strategy for detecting lung metastases at presentation in patients with soft tissue sarcomas. Eur J Cancer, 2008, 44（13）: 1841-1845.

[5] Jo VY, Fletcher CD. WHO classification of soft tissue tumours: an update based on the 2013（4th）edition. Pathology, 2014, 46（2）: 95-104.

[6] Murray F, Brennan CRAA. Management of soft tissue sarcoma. New York: Springer, 2013.

[7] Costa J, Wesley RA, Glatstein E, et al. The grading of soft tissue sarcomas. Results of a clinicohistopathologic correlation in a series of 163 cases. Cancer, 1984, 53（3）: 530-541.

[8] Trojani M, Contesso G, Coindre JM, et al. Soft-tissue sarcomas of adults: study of pathological prognostic variables and definition of a histopathological grading system. Int J Cancer, 1984, 33（1）: 37-42.

[9] Weitz J, Antonescu CR, Brennan MF. Localized extremity soft tissue sarcoma: improved knowledge with unchanged survival over time. J Clin Oncol, 2003, 21（14）: 2719-2725.

[10] Pisters PW, Leung DH, Woodruff J, et al. Analysis of prognostic factors in 1,041 patients with localized soft tissue sarcomas of the extremities. J Clin Oncol, 1996, 14（5）: 1679-1689.

[11] Coindre JM, Terrier P, Bui NB, et al. Prognostic factors in adult patients with locally controlled soft tissue sarcoma. A study of 546 patients from the French Federation of Cancer Centers Sarcoma Group. J Clin Oncol, 1996, 14（3）: 869-877.

[12] Eilber FC, Rosen G, Nelson SD, et al. High-grade extremity soft tissue sarcomas: factors predictive of local recurrence and its effect on morbidity and mortality. Ann Surg, 2003, 237（2）: 218-226.

[13] Ramanathan RC, A’Hern R, Fisher C, et al. Prognostic index for extremity soft tissue sarcomas with isolated local recurrence. Ann Surg Oncol, 2001, 8（4）: 278-289.

[14] Torres MA, Ballo MT, Butler CE, et al. Management of locally recurrent soft-tissue sarcoma after prior surgery and radiation therapy. Int J Radiat Oncol Biol Phys, 2007, 67（4）: 1124-1129.

[15] Naghavi AO, Fernandez DC, Mesko N, et al. American Brachytherapy Society consensus statement for soft tissue sarcoma brachytherapy. Brachytherapy, 2017, 16（3）: 466-489.

[16] 姜伟娟，王俊杰，林蕾，等．图像引导放射性 ^{125}I 粒子植入治疗复发性软组织肉瘤疗效以及临床预后因素分析．中华放射医学与防护杂志，

2018, 38（6）：429-433.

［17］Chen Y, Jiang Y, Ji Z, et al. Efficacy and safety of CT-guided（125）I seed implantation as a salvage treatment for locally recurrent head and neck soft tissue sarcoma after surgery and external beam radiotherapy：A 12-year study at a single institution. Brachytherapy, 2020, 19（1）：81-89.

［18］Yao L, Wang J, Jiang Y, et al. Permanent interstitial ^{125}I seed implantation as a salvage therapy for pediatric recurrent or metastatic soft tissue sarcoma after multidisciplinary treatment. World J Surg Oncol, 2015, 13：335.

［19］Meng N, Zhang X, Liao A, et al. Management of recurrent alveolar soft-part sarcoma of the tongue after external beam radiotherapy with iodine-125 seed brachytherapy. Head Neck, 2014, 36（12）：e125-e128.

［20］朱丽红，王俊杰，袁惠书，等．放射性 ^{125}I 粒子组织间植入治疗软组织肿瘤．中国微创外科杂志，2008, 8（3）：246-248.

［21］王苗．^{125}I 粒子植入治疗晚期复发软组织肉瘤疗效的初步临床研究 // 河北医科大学．河北医科大学硕士学位论文．2012.

［22］Li J, Wang J, Meng N, et al. Image-guided percutaneous（125）I seed implantation as a salvage treatment for recurrent soft tissue sarcomas after surgery and radiotherapy. Cancer Biother Radiopharm, 2011, 26（1）：113-120.

［23］李学敏，彭冉，姜玉良，等．3D 打印模板辅助 CT 引导放射性 ^{125}I 粒子植入治疗软组织肉瘤的剂量学研究．中华放射医学与防护杂志，2018, 38(5)：350-354.

［24］中华医学会放射肿瘤治疗学分会，中国医师学会放射治疗专业委员会，中国研究型医院放射治疗专业委员会，等．3D 打印非共面模板辅助 CT 引导放射性 ^{125}I 粒子植入治疗技术流程与 QC 的专家共识．中华放射肿瘤学杂志，2017, 26（5）：495-500.

［25］Chen Y, Jiang Y, Ji Z, et al. Efficacy and safety of CT-guided（125）I seed implantation as a salvage treatment for locally recurrent head and neck soft tissue sarcoma after surgery and external beam radiotherapy：A 12-year study at a single institution. Brachytherapy, 2020, 19（1）：81-89.

［26］Yao L, Wang J, Jiang Y, et al. Permanent interstitial ^{125}I seed implantation as a salvage therapy for pediatric recurrent or metastatic soft tissue sarcoma after multidisciplinary treatment. World J Surg Oncol, 2015, 13：335.

［27］Li J, Wang J, Meng N, et al. Image-guided percutaneous（125）I seed implantation as a salvage treatment for recurrent soft tissue sarcomas after surgery and radiotherapy. Cancer Biother Radiopharm, 2011, 26（1）：113-120.

［28］王俊杰，柴树德，郑广钧．3D 打印模板辅助 CT 引导放射性 ^{125}I 粒子植入治疗肿瘤专家共识．中华放射医学与防护杂志，.2017, 37（3）：161-170.

第十八章　放射性粒子治疗椎体转移瘤

骨骼为恶性肿瘤常见远处转移灶之一，25%~85% 的恶性肿瘤患者在死后尸检可发现有骨转移，骨转移瘤可发生于全身各处骨骼，其中以脊柱转移最为常见[1]。骨转移瘤往往导致骨相关事件（skeletal related event，SRE）的发生[2]。椎体转移瘤患者常因椎体骨质破坏、病理性骨折、肿瘤生长压迫脊髓和神经，从而出现剧烈疼痛、运动功能障碍甚至瘫痪，不仅严重影响患者的生活质量，还大大降低了患者的生存率，给患者家庭带来沉重负担[3]。目前椎体转移瘤的治疗以缓解患者疼痛、改善患者运动及神经功能、提高患者的生存质量为主。

第一节　临床治疗原则

根据美国癌症治疗指南（NCCN 2019）建议：对于无症状的椎体转移瘤患者，应每 2~3 个月复查脊柱 MRI 直到病灶性质确定，治疗上可采用外科手术、局部放疗或化疗。当椎体转移瘤出现脊髓压迫时，可先采用激素治疗，然后考虑外科手术 + 放疗、单纯放疗或行初始化疗（化疗敏感肿瘤）。未出现脊髓压迫时，如有病理性骨折或椎体不稳定，应在内固定术或椎体填充扩张术后行放疗；椎体稳定时，可选择放疗（首选）或手术（选择性病例）+ 放疗或化疗（化疗敏感肿瘤），对放疗期间进展、出现顽固性疼痛的患者可考虑外科手术或立体定向放疗。放疗剂量推荐为总剂量 45~54 Gy，分割剂量 1.8 Gy。对于治疗后复发的椎体转移瘤，NCCN 指南推荐再次手术或放疗[4]。

目前常规的放疗因人体正常组织和脊髓耐受剂量的限制，治疗剂量无法进一步提高，往往难以达到肿瘤致死剂量，肿瘤易复发。放射性 ^{125}I 粒子植入术作为一种近距离放疗技术，已证明对几乎所有实体肿瘤有效。由于其低能和低剂量率的特点，邻近肿瘤的正常组织受到的辐射损伤少，有更好的耐受性，而且植入方式为经皮穿刺，创伤小，恢复快，患者可以耐受多部位、多次 ^{125}I 粒子植入治疗。根据以往研究结果及 2016 年版肿瘤放射性粒子治疗规范，^{125}I 粒子植入术是治疗椎体转移瘤的一种安全、有效的方法[5-8]。另外，若与椎体成形术相联合，既能控制局部肿瘤生长，又能预防骨折、稳定椎体[9]，起到 1+1 > 2 的效果。通过 3D 打印模板的引导，可大大提高粒子植入的准确度，使得术后剂量分布与术前计划的吻合度更高。

第二节 放射性粒子治疗适应证与剂量学参数

一、椎体转移瘤粒子植入治疗适应证

1. 经病理确诊的恶性肿瘤椎体转移患者。

2. 手术或外放疗后复发或拒绝手术、外放疗的患者。

3. 全身主要脏器功能正常或无明显异常，凝血功能正常者。

4. 身体一般状况尚可，可耐受放射性粒子植入术。

5. 预计生存期大于 3 个月者。

二、剂量学参数

根据肿瘤类型及病灶的部位，设定处方剂量（prescription dose, PD）为 10 000~16 000 cGy，术前经放射性粒子植入治疗计划系统（treatment plan system，TPS）模拟进针位点、进针路径、粒子空间分布情况，并绘制出剂量 - 体积直方图（dose volume histogram, DVH），计算每个病灶所需的剂量、粒子活度及数量，获得术前相应剂量学指标。

推荐 ^{125}I 粒子活度：椎体及椎旁 0.6~0.8 mCi/ 粒，椎管及椎间孔 0.4~0.5 mCi/ 粒。

第三节 放射性粒子植入技术流程

3D 打印模板引导放射性粒子植入技术流程见图 18-1，包括术前评估、术前定位、术前计划、打印模板、复位、插植穿刺针、粒子植入、术后验证和随访观察等。

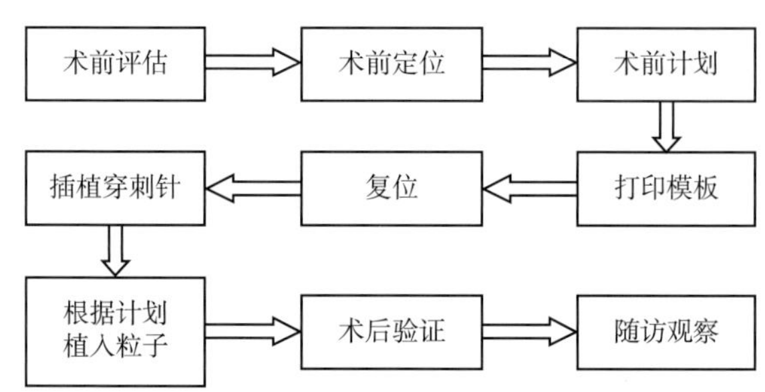

图 18-1 椎体转移瘤 3D 打印模板引导放射性粒子植入技术流程

一、术前评估

术前采集病史、完善相关检查，所有患者术前需行相应转移椎体部位 MRI 增强扫描，明确肿瘤部位、大小、范围及与周围正常组织关系，在明确肿瘤情况及危及器官（organs at risk, OAR）后，初步确定手术体位、穿刺位点及穿刺路径。

二、术前定位

一般于术前 1 周内进行，若间隔时间过长，肿瘤可能会进展，导致病灶的实际情况与原计划出现偏差，影响疗效。根据病灶的位置和患者的舒适程度选取便于操作的体位，同时体位的选择应遵循穿刺路径“共面 + 最短 + 无遮挡”的原则，胸椎和腰椎一般选取俯卧位，颈椎可根据具体情况选择俯卧位或仰卧位。通常采用真空垫进行体位固定，固定后立即行螺旋 CT 扫描获得 2 mm 层厚及层间距影像，确定肿瘤的范围后，利用 CT 激光定位坐标，于体表相应部位勾画摆位中心线、定位线及定位点，定位点可尽量选择活动度小的骨性标志点（图 18-2）。

三、术前计划

将术前定位后扫描获得的 CT 图像及相关影像学资料传输至 TPS，将图像重建后，

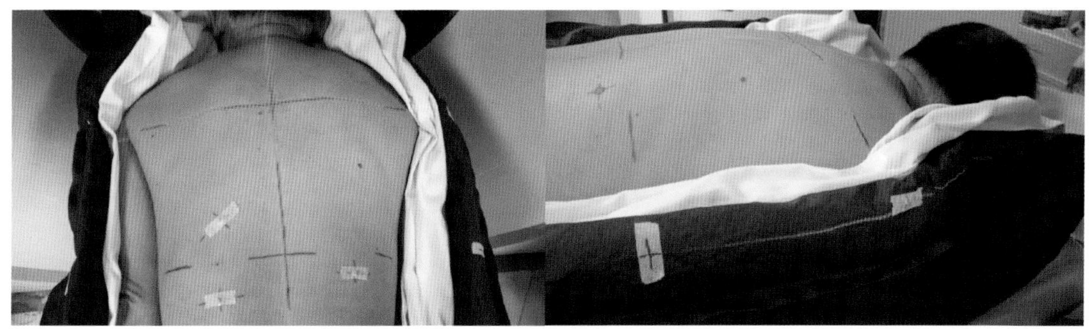

图 18-2　利用真空垫进行体位固定

根据 CT 影像或融合图像，确定肿瘤范围并勾画肿瘤靶体积（gross target volume, GTV），其边界向外 5~10 mm 为计划靶体积（plan target volume, PTV）。因为 CT 图像对于脊髓边界显示欠佳，特别是在 ^{125}I 粒子植入后，由于伪影、局部出血、水肿等的影响，更难明确真实的脊髓边界，所以根据以往研究数据及本中心经验，可将整个椎管作为 OAR，其上下界离病灶层面 1 cm。根据肿瘤类型及转移的部位，设定处方剂量、进针位点、进针路径、粒子空间分布情况，计算需要的粒子数量及活度，获得术前计划的相关参数（图 18-3，图 18-4）。

四、打印 3D 个体化模板

根据 CT 图像及术前计划制作 3D 打印模板，并标记针道、针号（图 18-5），针道旁预留侧孔，方便复位出现误差时调整针道。

五、复位

手术前需先复位，利用 CT 激光将各坐标线及定位点对齐，按真空垫、人体、3D 打印模板顺序依次复位（图 18-6）。真空垫、人体复位准确后，消毒、铺巾，将已消毒的 3D 打印模板按定位点复位于体表，立即行螺旋 CT 扫描，查看位置是否准确，若误差在 2 mm 以上，需继续调整模板位置，若误差在 2 mm 以下则认为模板位置已基本准确，可以开始手术。

六、插植穿刺针

麻醉满意后将穿刺针依次沿模板预设针道按术前计划插植至指定位置，针道与术前计划偏差较大时，则需要根据偏差情况手工调整或选择通过预留侧孔重新植入穿刺针，必要时还可进行术中实时验证并优化计划。

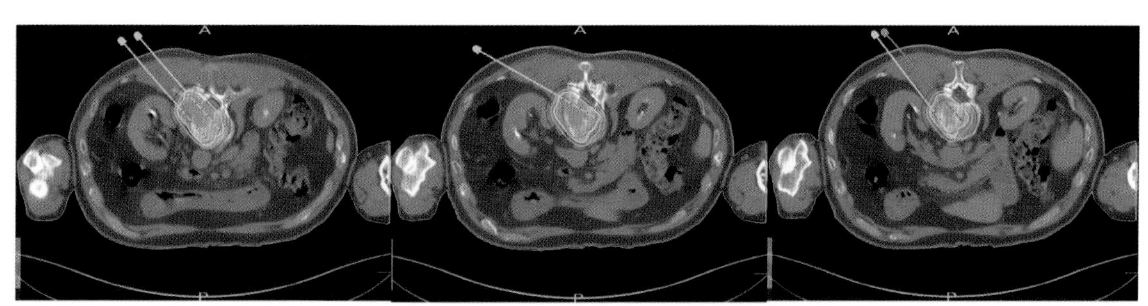

图 18-3　勾画靶区，设定进针位点及针道计划

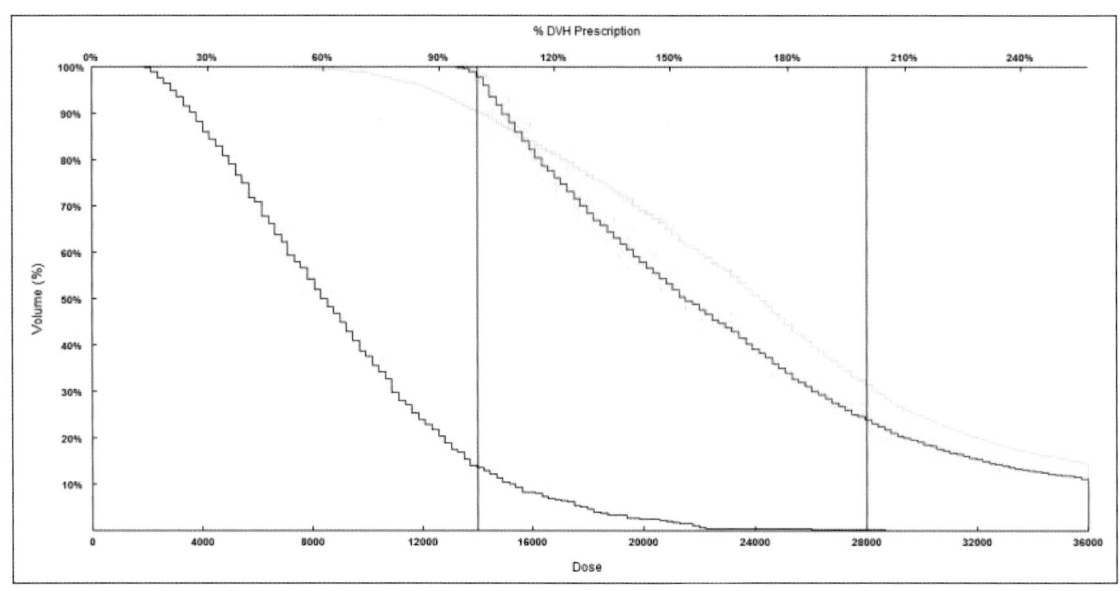

Histogram Mode: Integrated
DVH Prescription: 14000.0 cGy
Dose Level: 28020.0 cGy

Prescription:	***14000.0 cGy to the 14000.0 isodose line***	Plan Name:	*Brachy StereoSeed Plan*
Isotope:	*Sample I125-6711-99 (Permanent)*	Template:	*0.6cm*
Activity:	*0.800 mCi (1645.642 mCi-hrs)*	Total Sources:	*56*
Vendor:	*Amersham*	Total Needles:	*13*

Sample I125-6711-99 **1645.642 mCi-hrs**
Spacer **--**

Needle Number	Hole Location	Depth (cm)	Number Seeds
3	Free	10.51	7 (1)
4	Free	10.11	7 (1)
6	Free	10.26	8 (1)
7	Free	10.56	7 (1)
11	Free	11.42	5 (1)
13	Free	5.32	3 (1)
14	Free	5.52	3 (1)
16	Free	5.92	3 (1)
18	Free	7.16	4 (1)
19	Free	6.95	2 (1)
20	Free	8.10	2 (1)
27	Free	9.50	3 (1)
31	Free	8.42	2 (1)

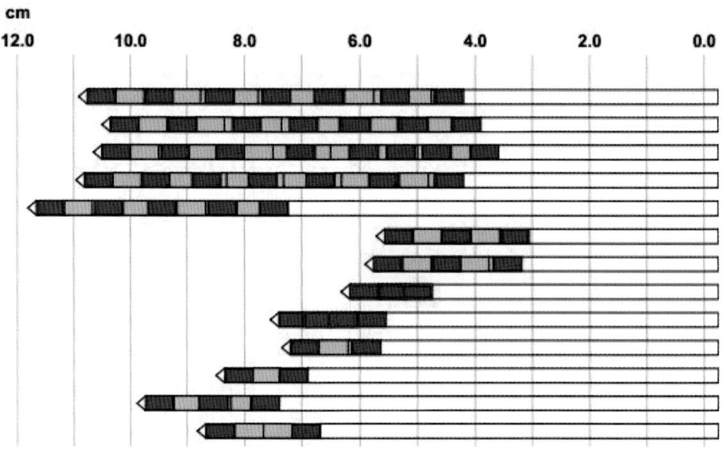

图 18-4　术前 DVH 与针道粒子分布情况

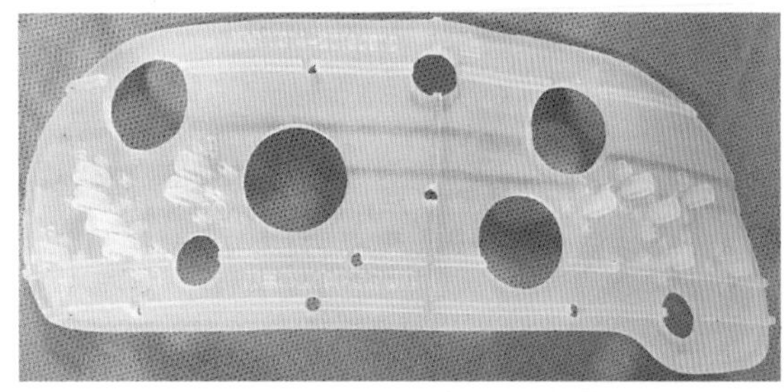

图 18-5　根据术前计划制作 3D 打印模板

七、根据计划植入粒子

行螺旋 CT 扫描确认所有穿刺针均准确到达计划位置后，按术前计划向病灶内植入粒子（图 18-7）。

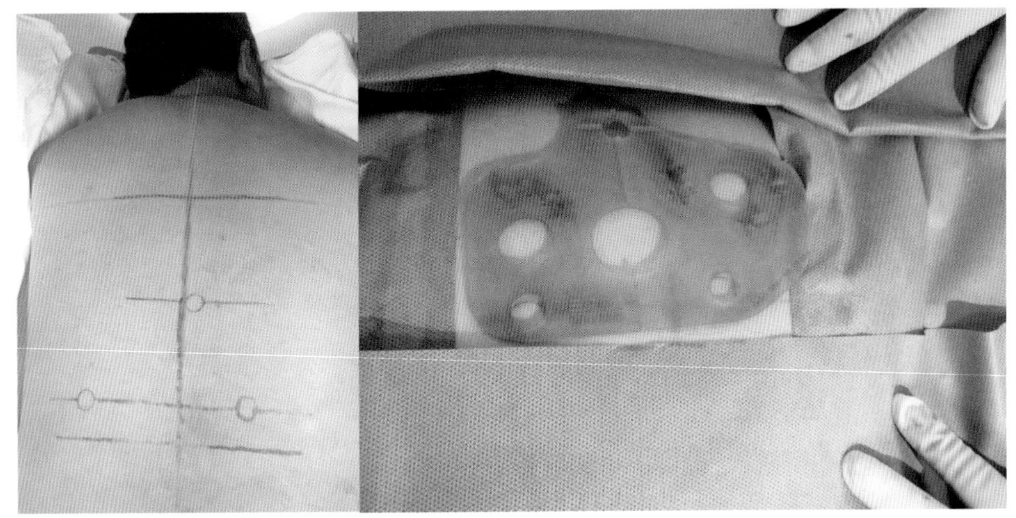

图 18-6　术前复位

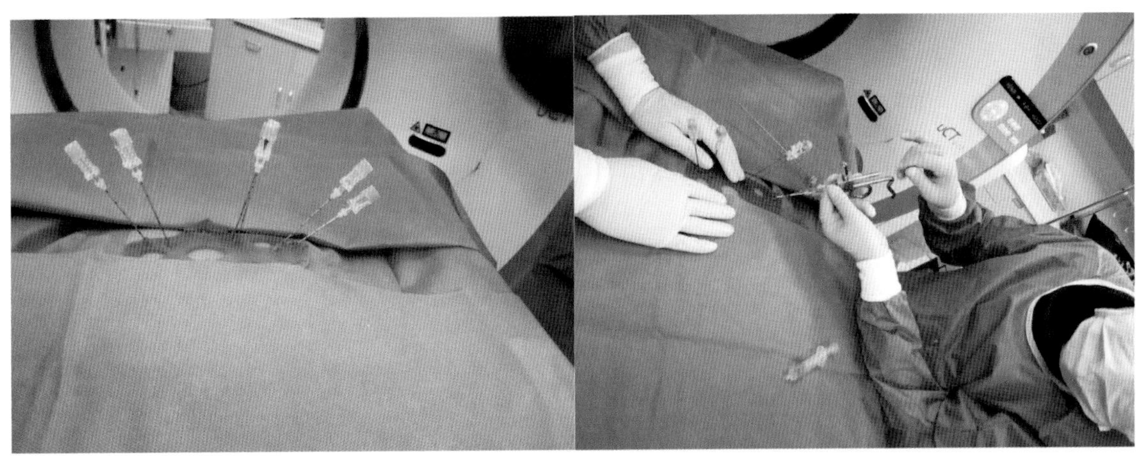

图 18-7　穿刺到位后，根据术前计划植入粒子

八、术后验证

粒子植入完成后即刻行螺旋 CT 扫描，层厚及层间距 2 mm，查看粒子分布情况及有无出血、气胸等并发症发生，将图像传输至 TPS，行术后剂量学验证，得到 DVH（图 18-8）与相关剂量学参数，并与术前计划进行对比。若剂量分布与术前计划基本一致，手术结束；若剂量与术前计划存在较大误差，则根据具体情况决定是否补种粒子。

九、随访

包括临床和影像学随访，所有患者于术后第 1 个月及第 3 个月各随访一次，此后每 3 个月进行一次随访，1 年后每 6 个月进行一次随访，随访时复查 CT 或 MRI，评价肿瘤情况，同时记录疼痛及神经功能改善情况。

第四节　注意事项

1. 转移肿瘤边界以影像学边界为准，MRI 增强检查对确定靶区和脊髓边界更有意义。

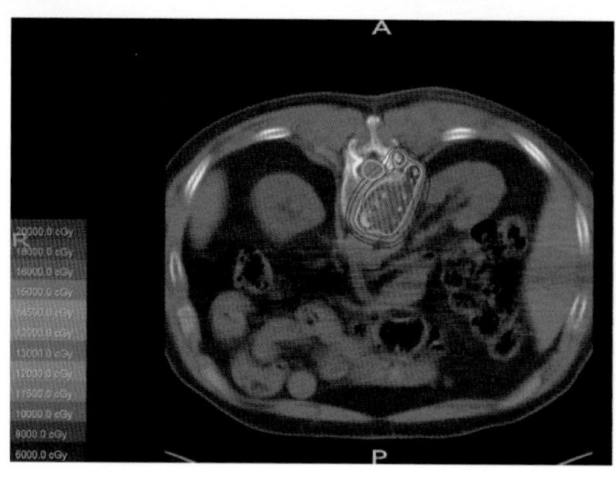

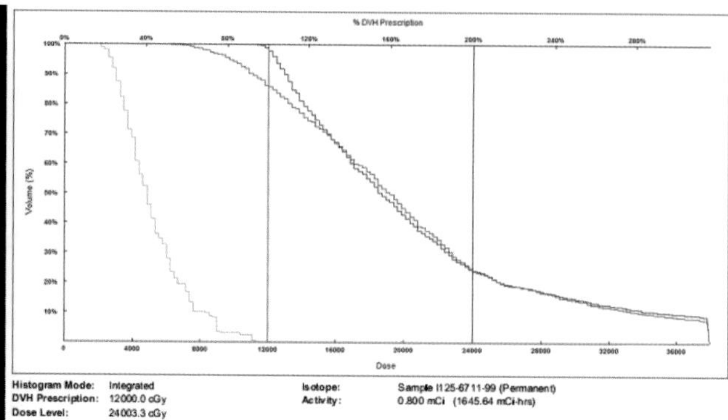

图 18-8 术后 DVH

2. 根据肿瘤所在的部位和区域选择合适的体位及入路。

3. 设计进针路径时尽量避开骨骼，避免针道交叉，这样可减少术中针道移位。

4. 打印模板时应注意力学稳定性及与体表贴合度，避免出现模板形变或模板复位后与体表贴合不佳，影响手术效果。

5. 定为、复位应尽量精准。

6. 术后需即刻行剂量验证，推荐以 D_{90} 作为主要参数，同时参考其他参数，避免误差过大。

7. 对于已有骨折或有骨折趋势的不稳定椎体转移肿瘤，术后 1 个月行椎体成形术可显著缓解疼痛并预防骨折。

（黄学全　王俊杰　陈玉潇）

参考文献

[1] Sutcliffe P, Connock M, Shyangdan D, et al. A systematic review of evidence on malignant spinal metastases：natural history and technologies for identifying patients at high risk of vertebral fracture and spinal cord compression. Health Technol Assess，2013, 17（42）：1-274.

[2] Maranzano E, Bellavita R, Rossi R, et al. Short-course versus split-course radiotherapy in metastatic spinal cord compression：results of a phase III, randomized, multi- center trial. J Clin Oncol, 2005, 23（15）：3358-3365.

[3] Choi D, Crockard A, Bunger C, et al. Review of metastatic spine tumour classification and indications for surgery：the consensus statement of the Global Spine Tumour Study Group. Eur Spine J, 2010, 19（2）：215-222.

[4] National comprehensive cancer network. NCCN clinical practice guidelines in oncology-central nervous system cancers（version 2.2019）[DB/OL]. http：//www.nccn.org.

[5] 黄学全，蔡萍，张琳，等 . CT 引导下 ^{125}I 籽源植入近距离放射治疗多发性椎体转移癌 . 介入放射学杂志 , 2007, 12：834-837.

[6] 陈玉潇，何闯，杨丽，等 . CT 引导下 ^{125}I 粒子植入术治疗肝细胞癌脊柱转移的临床分析 . 第三军医大学学报 , 2018, 40（12）：1130-1135.

[7] Liu Y, He C, Li Y, et al. Clinical efficacy of computed tomography-guided iodine-125 seed implantation therapy for patients with metastatic epidural spinal cord compression：A retrospective study. J Cancer Res Ther, 2019, 15（4）：807-812.

[8] 王俊杰，张福君，张建国，等 . 肿瘤放射性粒子治疗规范 . 北京：人民卫生出版社 , 2016：142-146.

[9] He C, Quan HX, Li Y. CT-guided percutaneous vertebroplasty combined with ^{125}I seed implantation for metastatic vertebral carcinoma：primary study. Brachytherapy, 2016,15（1）：S64-S65.

第十九章　放射性粒子治疗前列腺癌

前列腺癌是美国等西方发达国家男性最常见的恶性肿瘤。2020 年美国有 191 930 人被诊断为前列腺癌，33 330 人死于前列腺癌[1]。早期前列腺癌治疗手段包括：根治性切除术、外放疗（external beam radiotherapy，EBRT）、暂时性和永久性近距离治疗、内分泌治疗以及观察等待[2]。经直肠超声（transrectal ultrasound，TRUS）引导模板辅助永久性前列腺癌粒子植入治疗（permanent prostate brachytherapy，PPB）可在门诊进行。现代 PPB 采用密封 ^{125}I 粒子源、平面插植模板辅助和经直肠 TRUS 引导等[3-4]。PPB 治疗后 10~15 年的前列腺特异抗原（prostate serum antigen，PSA）生化控制率高，而并发症发生率低[5-10]。对于低危前列腺癌，PPB 已被认为是标准治疗术式。美国国家癌症研究所（National Cancer Institute，NCI）、美国癌症协会（American Cancer Society，ACS）、美国国立综合癌症网络（National Comprehensive Cancer Network，NCCN）、美国泌尿外科协会（American Urological Association，AUA）和美国放射肿瘤学会（American Society for Therapeutic Radiology and Oncology，ASTRO）已将该技术作为标准推荐[2]。

PPB 经直肠超声引导和经会阴植入的方法是在临床实践中逐步建立起来的。十余年间美国超过 250 000 名患者、全世界超过 500 000 名患者接受了粒子近距离放疗。美国肿瘤放射治疗协作组（Radiation therapy Oncology group, RTOG）、美国外科学会肿瘤组（American College Of Surgeons Oncology Group, ACSOG）、美国中北部癌症治疗协作组（North Central Cancer Treatment Group, NCCTG）和美国癌症和白血病 B 协作组（Cancer and Leukemia Group B, CLGB）等完成多项临床试验。近十年来发表相关文章 500 余篇，内容涉及适应证、技术、治疗策略和剂量计算方法等。

第一节　患者评估

术前患者评估包括病史和检查，确定分期和风险分组，确定合适的治疗方案。

一、病史

通过病史评估决定前列腺癌患者是否适合行 PPB（表 19-1）。

国际前列腺癌症状登记标准评分（international prostate score symptom，IPSS）对评价尿路刺激和梗阻症状有较高价值。PPB 后可加重这些症状。泌尿系病史包括：既往经尿道或开放式手术或其他侵入式前列腺手术或有创操作记录。用药史（特别是使用 α- 阻断剂或抗凝药物）需要明确记录。

表 19-1　PPB 病史评估内容

1. 泌尿系病史
（1）既往经尿道或开放式切除前列腺或其他尿道手术史
（2）既往治疗良性前列腺增生过程，经尿道射频消融或微波治疗
（3）药物治疗尿道梗阻症状
（4）勃起功能
2. 既往癌症史，特别是膀胱癌或直肠癌
3. 既往盆腔放疗史、手术史、外伤史
4. 炎性肠病
5. 结缔组织疾病
6. 对国际前列腺功能症状评分的记录
7. 对勃起功能的记录，国际勃起功能指数评分参考

PPB 之前需要明确：病理活检 Gleason 评分、血清 PSA、临床肿瘤分期。患者危险分期和临床分期，与治疗计划相关的因素等。表 19-2 提供了前列腺癌粒子植入术后剂量评估流程，包括前列腺大小，患者能否采用截石位，是否适合全麻或腰麻。如果治疗中心有局麻下近距离治疗经验，局麻也可行。

表 19-2　PPB 术前准备与评估

1. 在行 PPB 之前的 12 个月内病理活检证实为前列腺癌；其他重要信息包括 Gleason 分级、活检标本中癌细胞的百分比
2. 治疗前血清 PSA
3. 直肠指检，临床肿瘤分期，T 分期
4. 前列腺体积大小，经直肠超声的参考值
5. 患者截石位耐受情况的评估
6. 是否适合全麻或腰麻的评估

二、禁忌证

PPB 患者需要术前行前列腺活检。非低危风险患者需行转移风险评估。表 19-3 和表 19-4 提供了相对禁忌证和绝对禁忌证评价标准。

（一）绝对禁忌证

门诊治疗不能耐受全麻或腰麻者或出现并发症的患者不建议行 PPB。目前的标准没有给出绝对年龄限制，但患者需要一般基本身体状况允许穿刺和麻醉，预计生存期大于 10 年或 10 年以上者。

有 2~3 个中危或高危因素对评价区域或远处转移非常重要。骨扫描和腹盆腔影像学检查是必要的。有远处转移的患者不适合行根治性 PPB。如果一般状况好，预期寿命长，肥胖并不是禁忌证。PPB 比其他治疗手段更适合肥胖患者。由于既往有腹部会阴手术史而缺少直肠者不适合行 TRUS 引导。

表 19-3　TRUS 引导 PPB 绝对禁忌证

限制性预期生存期
不能接受手术风险
远处转移
无直肠 TURS 引导无法实现
经尿道切除术后有较大缺损，不能接受粒子植入和放疗剂量分布
共济失调性毛细血管扩张症

（二）相对禁忌证

每位患者治疗前记录 IPSS 评分，便于评价插植治疗后尿道症状。IPSS 评分高的患者，即有尿道刺激或梗阻症状的，插植后出现尿潴留风险增加。大量研究已证实 IPSS 评分高与 PPB 毒性呈正相关。IPSS 评分＜20，尿道毒性反应尚可接受。对 IPSS 评分过高的患者，分析患者的记录，确定评分是否真实。尿频相关的内科疾病，如糖尿病、应用利尿剂，均可增加 IPSS 评分，但这与前列腺形态学和尿道梗阻无关。这些患者接受 PPB 后不会使 PPB 术后毒性反应风险增加。IPSS 评分过高需要考虑其他因素，包括：①前列腺体积；②尿动力学：排尿量、峰流量；③应进行膀胱镜检查以明确有无解剖梗阻，如狭窄、膀胱颈痉挛、前列腺中叶突出梗阻膀胱尿口等。分析尿流量，以确定患者插植前尿道梗阻程度和随后发生急性尿潴留的风险。如果峰流率＜10 ml/s 或残尿量> 100 ml，需小心操作。

既往有盆腔放疗史如直肠癌放疗，可能会增加插植术后毒性反应风险。然而，选择PPB以外的治疗方法也会有很高的并发症风险。既往有盆腔放疗史需要仔细考虑前列腺、直肠、膀胱的剂量和直肠、泌尿生殖的晚期放疗毒性反应。

既往有经尿道切除术（transurethral resection of the prostate，TURP）史可影响PPB，但它不是绝对禁忌证。因为既往有TURP史与增加PPB技术难度有关。这类患者应经仔细评估。TURP后缺损较大，不允许粒子遍布整个腺体，会引起照射剂量不能耐受。TURP后缺损不清楚可采用充气硅胶填补，在前列腺影像图下看清缺失范围，评价PPB的可行性。TURP后应适当推迟2~4个月再行PPB，以利于愈合。

耻骨弓干扰取决于许多因素，如盆腔解剖、前列腺大小、患者摆位和操作技术。当患者前列腺> 60 cm^3，耻骨弓干扰，需要短期3~4个月内分泌药物治疗，前列腺体积可缩小30%。PPB没有规定前列腺体积的绝对上限值。大体积前列腺（体积> 100 cm^3）操作技术上有难度，但毒性反应和肿瘤控制尚可接受。通过调整TRUS探头方向，使用模板，采取开大的截石位等均是避开耻骨弓干扰的方法。经验少的从业者对大体积前列腺或是盆腔解剖受限的患者避免采用PPB。既往有盆腔外伤史、非正常盆腔解剖或阴茎假体，超声、CT、MRI可帮助评估耻骨弓，但不能完全相信它们能预测耻骨弓干扰。

表19-4列举的项目是确定合适人选的重要条件，但其本身不是为了阻碍治疗。已发表的文献证实，如果由经验丰富的治疗团队恰当地评估后，拥有相对禁忌证的患者也可能可以行PPB。

表 19-4　TRUS 引导 PPB 的相对禁忌证

1. IPSS 评分高（> 20）
2. 既往有盆腔放疗病史
3. 经尿道切除术后前列腺有缺失
4. 中叶突出
5. 植入时腺体> 60 cm^3
6. 炎性肠病

三、疾病特点、分期和分组

局限期前列腺癌患者拟行PPB需要考虑以下因素：Gleason评分（病理活检确定）、治疗前血清PSA、临床肿瘤分期。这些预后因素结合在一起确定患者是属于低危、中危还是高危组。

ABS推荐采用NCCN指南规定的标准。

低危组：Gleason评分≤6，PSA < 10 ng/ml，临床分期T1，T2a。

中危组：Gleason评分= 7，PSA > 10 ng/ml，< 20 ng/ml，临床分期T2b，T2c。

高危组：Gleason评分8~10，PSA > 20 ng/ml，临床分期T3a。

精囊受侵（SVI）、临床肿瘤分期T3b被认为是高危患者。评价中危、高危组患者需要考虑精囊活检。

第二节　放射性粒子治疗原则

一、低危组

低危组前列腺癌适合单纯PPB治疗。已发表文献证实，选择最佳剂量参数可获得理想的长期临床结果。ABS认为PPB联合EBRT没有必要，联合ADT也无必要，除非想使前列腺体积缩小，或某些因素提示可能存在疾病进展，如活检标本中癌细胞比例多，PSA升高迅速。对于首选PPB的低危组患者，如果没有达到最佳剂量，可以补充 EBRT 治疗（只要邻近正常组织受照剂量可以耐受）。

表 19-5 PPB 治疗前列腺的建议

危险分组（NCCN）	单独近距离治疗	联合 EBRT	联合内分泌治疗
低	是	不支持	不支持
中	选择性	选择性	选择性
高	否	是	支持

二、中危组

中危组存在 1 个或多个中危因素与不良病理特征，包括：潜在前列腺包膜外侵（extra-prostatic extension，EPE）、精囊侵犯（seminal vesicle invasion，SVI）或隐匿性淋巴结转移。某些中危组患者具有低危组特征，如体积小，只有 1 个不良病理特征，可单纯 PPB 治疗，不需补充 EBRT 或 ADT。

单纯 PPB 治疗适应证取决于许多因素，其中包括治疗边界。对已切除前列腺组织标本的病理研究发现，临床诊断局限于器官内的前列腺癌，包膜外侵半径通常＞5 mm。如果病灶位于前列腺后外侧，则 EPE 发生风险更高，治疗边界需要扩大但是又不能增加邻近器官的剂量。Sengupta 等分析发现许多中危组前列腺癌具有不良病理特征，如明显 EPE、SVI、淋巴结受累等[11]。因此，推荐中危组前列腺癌病灶各方向外扩 5 mm（除了直肠方向）形成 PTV，包全多数隐匿性 EPE 病灶。

已经发表的样本量最多的关于单纯 PPB 的治疗经验是多中心 2 693 例前列腺癌分析，其中 960 例中危组，8 年生化控制率 70%[12]。但是，大多数患者治疗发生在 1999 年之前，有正式植入术后质量评估的患者不足 25%。术后剂量验证 ^{125}I 粒子 D_{90}＞130 Gy，^{103}Pd D_{90}＞115 Gy，8 年无生化复发生存率 92%~93%。在近期一项 144 例中危组患者采用 PPB 单纯治疗的研究中，12 年无特异生存率和无生化进展生存率分别为 100% 和 96%。

Frank 等调查了 18 位开展粒子植入治疗的医生，他们累计操作经验＞10 000 次，分析他们向中危组患者推荐粒子治疗的影响因素，结果选择单纯 PPB 治疗的因素包括：①危险分层 3 个标准危险因素：临床肿瘤分期、PSA、Gleason 评分；②活检标本中癌细胞阳性百分比；③活检标本中存在周围神经受侵[13]。这些因素的各种不同组合显示：超过半数医生治疗中危组患者采用单纯 PPB 方式。这些调查说明经验丰富的医生对中危组患者的单纯 PPB 治疗采取认真而谨慎的态度。ABS 推荐由经验丰富的医生决定哪些前列腺癌中危组患者可采用单纯 PPB 治疗。

三、高危组

多中心随机前瞻性试验表明 EBRT 联合抗雄激素治疗（androgen-deprivation therapy，ADT）可使高危组患者获益。高危组患者有潜在 EPE 风险，因此，临床隐匿癌超出 PPB 治疗范围。早期对高危组前列腺癌行单纯 PPB 治疗时治疗效果不如现在的治疗效果好。目前 EBRT 联合 PPB 治疗是高危组患者的标准治疗。单中心和多中心回顾性研究表明 EBRT 联合 PPB 有利于提高前列腺癌局部控制率和无远处转移生存率。能证实 ADT 提高高危组前列腺癌患者临床结局的数据不多。Merrick 报道联合 ADT 时疾病特异生存率和总生存率无明显提高[14]，高危组 10 年无生化进展有提高。Stone 报道一项多中心研究结果[15]，给予患者更高生物等效剂量，可提高 Gleason8~

10分患者总生存率和无远处转移生存率。根据这些数据，可恰当地选择ADT联合EBRT+PPB治疗高危患者。

四、精囊受累

精囊受累时应纳入PPB综合治疗，目前尚没有标准技术可推荐，因为外放疗时精囊位置确定的可重复性和精囊植入时体积范围尚不能明确。高危组患者推荐采用PPB联合EBRT治疗，所以精囊作为靶区的一部分，内、外两种放疗时均要采用。肿瘤发生在前列腺底部时精囊最容易受累，PPB插植时靶区应包括这部分。精囊插植技术上是可行的，精囊也可以耐受较高剂量照射。精囊受累时，整个精囊照射是必需的。

第三节　放射性粒子治疗剂量学要求

一、治疗计划

ABS推荐粒子植入前先行预计划。插植前的治疗计划既可以作为预计划，也可以作为术中动态计划。采用TRUS为标准影像模式制订治疗计划，也可采用其他影像数据（如CT或MRI）制订初始计划。治疗计划应该表明穿刺针的位置，根据模板植入；每根针所用粒子数目、进针深度均需要采用前列腺轴位连续扫描图像确定。对经验丰富的专家而言，植入前计划可采用MRI图像，单独采用CT图像制订计划较TRUS重复性差。推荐源的周边分布（通常是指周边修正或均匀修正），以便于限制接受150%剂量（V_{150}）或更高剂量的尿道体积。要求直肠接受处方剂量体积（RV_{100}）< 1 cm^3，取决于前列腺 - 直肠接触表面和体质指数。

二、技术流程

粒子植入标准流程是在TRUS和模板引导下经会阴植入。如果采用术前计划，患者摆位、TRUS探头角度应尽可能与术前计划一致。TRUS应带有模板网格软件，与会阴模板上刻度一致，超声探头频率5~12 mHz。前列腺癌粒子植入治疗专用双平面超声探头是必备的。X线透视检查通常用于检测粒子的位置，也可以将影像融合技术应用于术中剂量计算。最理想的方法是术中实时优化，克服术前计划设计与术中患者摆位、获取图像和麻醉带来的偏差。

粒子植入包括使用Mick枪、装载针，这些针是根据预计划或装载位置需要术前进行装载。粒子可以单个也可以制成链装，单个粒子与粒子迁移发生率高有关。一项多中心随机研究证明粒子链较单个粒子发生肺迁移的概率小。最近一项回顾性研究表明，植入后4个月内，粒子链有15%概率发生≥5 mm的移动，但是对剂量影响不大[16]。推荐使用粒子链，减少粒子植入后的位置移动。

三、单纯PPB和PPB联合EBRT的推荐处方剂量

ABS支持AAPMTG 43工作报告[17]第137号剂量计算流程。其他关于处方剂量的推荐见表19-6，与ABS推荐一致。

四、剂量选择

未发现关于前列腺癌PPB剂量提升的前瞻性临床试验报道。大量回顾性资料证实剂量提升的重要性。剂量选择是基于既往数据和目前临床经验。

Stock等提出D_{90}概念[18]，即受照前列腺90%体积的最小剂量，也即等剂量线覆盖

90% 前列腺靶体积的剂量。许多研究表明这种标准剂量和前列腺 V_{100}（在插植后 CT 上勾画的靶体积接受 100% 处方剂量的体积百分比）与临床预后相关。

表 19-6 PTV 的处方剂量

^{125}I	
单纯 PPB	140~160 Gy
PPB 联合 EBRT	
EBRT	41.4~50.4 Gy（1.8 Gy/d*）
PPB 剂量	108~110Gy
^{103}pd	
单纯 PPB	110~125Gy
PPB 联合 EBRT	
EBRT	41.4~50.4 Gy（1.8 Gy/d）
PPB 剂量	90~100 Gy

*2Gy/d 也可以接受。

在临床实践中，许多粒子植入治疗专家给予的实际剂量高于表 19-6 所给出的剂量，用来补偿水肿、粒子放置的不确定性以及其他因素影响。Merrick 等检查了 8 个经验丰富的粒子植入治疗专家团队 PPB 插植前后的剂量变化[19]。D_{90} 变化范围是处方剂量的 112%~151%。根据文献报道，插植后 D_{90} 可接受的剂量范围是 130~180Gy，$D_{90} < 130$ Gy 与治疗失败相关。只要正常组织不超量，D_{90} 180~200 Gy 可以耐受，不增加毒性反应。高危前列腺癌可以从 $D_{90} > 180$ Gy 中获益。PPB 技术上要求绝对精准，插植后的剂量变化范围不仅可以接受，而且还可以作为预后的预测指标。$D_{90} < 130$ Gy 者需要补充 EBRT，最终在正常器官耐受情况下获得最佳的治疗效果。

五、粒子活度和总活度

^{125}I 粒子活度是 0.23~0.43 mCi，^{103}Pd 粒子活度是 1.0~2.0 mCi。Aronowitz 分析 3 个临床研究中心 PPB 插植活度变化：大的前列腺总活度变化 25%，小的前列腺总活度变化 40%。一项随机研究比较了低活度（0.31 mCi）和高活度（0.6 mCi）^{125}I 粒子对剂量学的影响，结果发现两组均有较理想的剂量分布。ABS 不推荐特定粒子活度或总活度，但是推荐处方剂量。整个活度变化是根据前列腺体积、形状、治疗边界、粒子放置位置和插植技术决定的。根据我们的经验，前列腺癌粒子治疗的活度 0.35~0.4 mCi 较适宜，低活度粒子对正常组织损伤小，同时，单个粒子植入位置误差对整个前列腺靶区的剂量影响也小。

六、EBRT 和 PPB 的顺序

一般来说，EBRT 在 PPB 之前 0~8 周完成，但是由于缺少循证医学证据，ABS 没有推荐 PPB 与 EBRT 之间的时间关系。关于 PPB 和 EBRT 先后顺序和间隔尚没有结论。目前临床实践和有些正进行的临床试验支持先 EBRT 后 PPB。但是两种顺序实际各有利弊。我们的经验是先行 PPB 比较好，这样 EBRT 作为剂量补充，目的更加明确；另外，如先行 EBRT，PPB 靶区勾画时前列腺边界很难界定，同时 EBRT 后组织纤维化，会带来穿刺困难。

七、核素的选择：^{125}I、^{103}Pd 和 ^{131}Cs

ABS 不推荐使用特殊的放射性核素。已证实 ^{125}I 和 ^{103}Pd 粒子植入治疗的长期随访结果均非常理想。2004 年 ^{131}Cs 开始用于 PPB，半衰期 9.7 天，^{125}I 半衰期 59.4 天，^{103}Pd 半衰期 17 天，^{131}Cs 平均能量略高于 ^{125}I（表 19-7）。^{198}Au 以前曾用于 PPB 治疗，但因防护限制，因此不推荐常规使用。

表 19-7　永久性前列腺癌粒子植入治疗的放射性核素

放射性核素	半衰期（天）	平均能量（keV）	引入时间	单纯粒子（mCi）
^{125}I	59.4	28.4	1965	0.3~0.6
^{103}pd	17	20.7	1986	1.1~2.2
^{131}Cs	9.7	30.4	2004	2.5~3.9

第四节　术前和术后注意事项

一、膀胱镜检查

PPB 可在术前、术中或术后使用膀胱镜，但不是必需的。软性膀胱镜好于硬性膀胱镜，能够减少尿道创伤。PPB 治疗前使用膀胱镜可评价尿道或膀胱异常，如尿道狭窄。PPB 之后采用膀胱镜有助于清除血凝块或移位的粒子。如果膀胱冲洗颜色清亮，X 线片没有发现膀胱内有粒子，可以不使用膀胱镜。

二、辐射防护

应该向患者解释辐射防护的重要性。尽管美国核管理委员会对粒子治疗后的辐射防护没有强制要求，但是通常告诫患者在粒子半衰期内，患者应避免接触儿童和孕妇。

Smathers 等测定了 ^{125}I 或 ^{103}Pd 粒子治疗后皮肤表面照射剂量，表明患者不必担心放射性核素对公众的辐射风险[20]。PPB 患者对家庭成员的辐射暴露也低于美国核管理委员会的最低要求。北京大学第三医院也进行了类似的研究，距离粒子植入患者 1 m 距离时，辐射水平已经完全达到环境安全水平。

术后可预防性使用抗炎药物、抗生素和 α- 受体阻断剂。Elashaisk 等采用安慰剂双盲、随机研究证实，术后 5 周内预防性使用坦索罗辛可以降低泌尿系并发症的发生率。尽管尿道麻醉、解痉药、镇痛药、会阴部冰袋等均有好处，但这些方面证据并不充分，不作为推荐。急性尿潴留不常见，如果持续多天，应考虑间歇性自行导尿、耻骨上膀胱造口术。多数情况下，经上述处理后症状可缓解。术后 6 个月应避免采用经尿道切开术。但是如果持续尿潴留，应考虑前列腺经尿道切开术或小的 TURP。

三、粒子植入术后剂量评估

ABS 推荐以 CT 为基础的术后剂量评估应在粒子植入后 60 天内完成。术后计划评估包括剂量 - 体积直方图。CT 和其他影像融合 2D、3D 等剂量曲线可提供粒子植入治疗详细的术后剂量评估参数。

众所周知，不同观察者之间和同一观察者不同分次之间，在植入后 CT 上勾画前列腺靶区的变化很大，这会导致计算出的前列腺剂量与实际照射剂量不一样。由于水肿程度不同、插植和术后扫 CT 时间间隔不同会引起术后剂量评估的不一致。术后第 0 或第 1 天行 CT 检查时，对患者由于水肿的存在，可能会低估剂量参数。减少水肿造成剂量误差的最佳 CT 扫描时间因放射性核素而不同：^{103}Pd 粒子是 16 ± 4 天，^{125}I 粒子是 30 ± 7 天。为提高术后剂量与术前计划的一致性，采用 MRI-CT 影像融合技术更好。

表 19-8　ABS 推荐的术后剂量参数

前列腺	D_{90}（Gy 和百分数）
	V_{100} 和 V_{150}（百分数）
尿道	UV_{150}（体积）
	UV_5，UV_{30}（百分数）
直肠	RV_{100}（体积）

ABS 采用统一方法来评价器官剂量（表 19-8）。对于尿道剂量，UV_5（尿道体积）接近尿道最大剂量，而 UV_{30} 代表尿道受照射的体积。预计划的目标是 $UV_5 < 150\%$，$UV_{30} < 125\%$。同样，针对直肠剂量，在术后第 1 天理想情况下 $RV_{100} < 1\ cm^3$，术后第 30 天，$RV_{100} < 1.3\ cm^3$。

四、术后随访

术后随访包括直肠指诊、PSA 检查。PPB 治疗之后，最佳监测频率还没有确定，但每 6~12 个月的间隔是合适的。为了比较不同放疗策略之间的结果，ABS 支持采用 Phoenix 定义，该定义认为当 PSA 超过治疗后最低值 2 ng/ml 以上时为治疗失败。对于有高危因素的患者，更频繁的监测是合适的。不推荐常规超声引导下活检。如果出现 PSA 升高，可行前列腺活检，PPB 治疗后前 30 个月活检结果不能定性，可能出现假阳性，实际上是良性 PSA 反弹升高。

采用烧灼治疗直肠出血或活检评价直肠是否异常，都可能会引起医源性直肠尿道瘘。ABS 建议尽可能避免这些检查和治疗。

五、个体化治疗

ACR 和 ABRO 出版了关于 PPB 治疗的指南，包括流程中个人质保和责任。作为有执照的密封源的使用者，放疗专家应重视工作流程、评价、治疗。有资质的物理师也要重视 PPB 的计划和质量保证。多学科团队应包括泌尿外科医师、有资质的剂量师、放射治疗师和其他辅助人员。

ABS 推荐任何执行 PPB 的机构都遵守 ACR-ASRO 指南，并制订相关制度，确保参加 PPB 的人员接受培训并有相应能力。所有医生与物理师应接受培训并获得可以从事相应临床工作的资质。

第五节　小　结

低危患者：适合 PPB 单纯治疗，不需要常规联合 EBRT 或 ADT，除非前列腺体积需要减小，或者有其他特殊情况。

中危患者：可以行 PPB 单纯治疗（考虑风险因素的范围），但通常需要联合 EBRT 或 ADT。

高危患者：推荐 PPB 联合 EBRT 和 ADT。在目前这些治疗方式基础上，今后还需要做前瞻性临床对照试验。

既往有 TURP 病史的患者也许可以行 PPB，取决于 TURP 缺损的大小。总之前列腺大小不是 PPB 的禁忌证。使用 ADT 后 PPB 操作更容易。

自 1999 年出版 ABS 指南以来，前列腺粒子植入治疗得到广泛应用。临床实践普遍采用 CT 评估术后剂量。ABS 强调所有患者都要做术后剂量评估，支持由有经验的从业医生施行 PPB，并通过适当培训以消除不合格的治疗，使粒子植入治疗专家培训和资格更加规范化。我国目前粒子植入治疗属于限制类医疗技术，需要经过 3~6 个月系统化培训，方可开展临床工作。目前国内开展粒子治疗工作的放射治疗科较少，应该加强创新和合作意识，将这一微创和内照射技术系统、全面、科学地普及推广开来。

（王　皓　王若雨）

参考文献

[1] Siegel RL, Miller KD, Jemal A. Cancer statistics, 2020. CA Cancer J Clin, 2020, 70（1）: 7-30.

[2] National Comprehensive Cancer Network. NCCN clinical practice guidelines in oncology. Prostate Cancer V.4.2019. [2020-02-20]. https: //www.nccn.org/professionals/physician_gls/pdf/prostate.pdf.

[3] Taira AV, Merrick GS, Butler WM, et al. Long-term outcome for clinically localized prostate cancer treated with permanent interstitial brachytherapy. Int J Radiat Oncol Biol Phys, 2011, 79: 1336-1342.

[4] National Cancer Institute. Prostate cancer treatment（PDQ®）- health professional version. [2020-02-20]. https: //www.cancer.gov/types/prostate/hp/prostate-treatment-pdq.

[5] American Cancer Society. Radiation therapy for prostate cancer. [2020-02-20]. https: //www.cancer.org/cancer/prostate-cancer/treating/radiation-therapy.html.

[6] Rosenthal SA, Bittner NHJ, Beyer DC, et al. American Society for Radiation Oncology（ASTRO）and American College of Radiology（ACR）practice guideline for the transperineal permanent brachytherapy of prostate cancer. Int J Radiat Oncol Biol Phys, 2011, 79: 335-341.

[7] Bittner NH, Orio PF, Merrick GS, et al. The American College of Radiology and the American Brachytherapy Society practice parameter for transperineal permanent brachytherapy of prostate cancer. Brachytherapy, 2017, 16: 59-67.

[8] Crook JM, Gomez-Iturriaga A, Wallace K, et al. Comparison of health-related quality of life 5 years after SPIRIT: Surgical Prostatectomy Versus Interstitial Radiation Intervention Trial. J Clin Oncol, 2011, 29: 362-368.

[9] Usmani N, Chng N, Spadinger I, et al. Lack of significant intraprostatic migration of stranded iodine-125 sources in prostate brachytherapy implants. Brachytherapy, 2011, 10: 275-285.

[10] Morris WJ, Halperin R, Spadinger I. Point: The relationship between post implant dose metrics and biochemical no evidence of disease following low dose rate prostate brachytherapy: is there an elephant in the room? Brachytherapy, 2010, 9: 289-292.

[11] Sengupta S, Davis BJ, Mynderse LA, et al. Permanent prostate brachytherapy: pathologic implications as assessed on radical prostatectomy specimens of broadening selection criteria for monotherapy, 2006, 68: 810-814.

[12] Zelefsky MJ, Kuban DA, Levy LB, et al. Multi-institutional analysis of long-term outcome for stages T1-T2 prostate cancer treated with permanent seed implantation. Int J Radiat Oncol Biol Phys, 2007, 67: 327-333.

[13] Frank SJ, Grimm PD, Sylvester JE, et al. Interstitial implant alone or in combination with external beam radiation therapy for intermediate-risk prostate cancer: a survey of practice patterns in the United States. Brachytherapy, 2007, 6: 2-8.

[14] Merrick GS, Butler WM, Wallner KE, et al. Androgen-deprivation therapy does not impact cause-specific or overall survival after permanent prostate brachytherapy. Int J Radiat Oncol Biol Phys, 2006, 65: 669-677.

[15] Stone NN, Stock RG, Cesaretti JA, et al. Local control following permanent prostate brachytherapy: effect of high biologically effective dose on biopsy results and oncologic outcomes. Int J Radiat Oncol Biol Phys, 2010, 76: 355-360.

[16] Birckhead BJ, Fossum CC, Deufel CL, et al. Stranded seed displacement, migration, and loss after permanent prostate brachytherapy as estimated by Day 0 fluoroscopy and 4-month postimplant pelvic x-ray. Brachytherapy, 2016, 15: 714-721.

[17] Nath R, Anderson LL, Luxton G, et al. Dosimetry of interstitial brachytherapy sources: recommendations of the AAPM Radiation Therapy Committee Task Group No. 43. American Association of Physicists in Medicine. Med Phys, 1995, 22: 20-234.

[18] Stock RG1, Stone NN, Tabert A, et al. A dose-response study for I-125 prostate implants. Int J Radiat Oncol Biol Phys, 1998, 41: 101-108.

[19] Merrick GS1, Butler WM, Wallner KE, et al. Variability of prostate brachytherapy pre-implant dosimetry: a multi-institutional analysis. Brachytherapy, 2005, 4: 241-251.

[20] Smathers S, Wallner K, Korssjoen T, et al. Radiation safety parameters following prostate brachytherapy. Int J Radiat Oncol Biol Phys, 1999, 45: 397-399.

附　录

附录 1　放射性粒子治疗计划申请单示例

北京大学第三医院放射治疗科

放射性粒子定位□、粒子手术□、活检□、金标□、消融□申请单

患者信息 Patient Information　　　　预约时间：____________

姓名	性别	年龄	病案号：
临床诊断：		分期：	病理
既往史	□ 既往粒子植入　间隔时间 ________　□ 传染病		体重　　kg

扫描条件 Fixed-Scan Condition

术前准备 Positioning preparation	□ 导尿 □ 憋尿 □ 排空膀胱 □ 膀胱注水　　ml □ OB 栓 □ 肠道准备 □ 口服造影剂（时间 ______ 量 ______ 浓度 ______） □ 备皮（头颈部（左、右）胸部、腋下（左、右）会阴部） □ 其他 ____________
部位 Fixed-position	□ 头颈部 □ 胸部 □ 椎体 / 椎旁（C/T/L/S） □ 腹部 □ 盆腔 □ 肢体 □ 其他：____________
体位 Position	□ 头向机架 □ 脚向机架 □ 仰卧 □ 俯卧 □ 左侧卧 □ 右侧卧 □ 其他 ____________
固定方式 Fixator	□ 真空垫 □ 头枕 ABCDEF □ 垫枕（头、肩、胸、腹、腘窝）（左、右） □ 脚踏 □ 放疗定位膜 □ 其他 ____________
扫描方式 Scan Protocol	□ 平扫 □ 平扫层厚 ______ mm □ 增强层厚 ______ mm □ 呼吸指令（吸气末憋气、呼气末憋气） □ 增强一期 □ 增强二期 □ 延时 □ 其他 ____________

粒子植入信息 Information of seeds implantation

粒子植入条件 Scan conditions	床高 ________ 进床归零标记：□ 破骨：□ 扫描范围 ________ 至 ________ 肿瘤范围（上下：________ 至 ________；左右：________ 至 ________） 固定针（1）层面 ________ 深度 ________ （2）层面 ________ 深度 ________ 纵向激光线（左、右）位移 ________ cm □ 共面模板 □ 非共面模板。 其他 ____________

金标植入术中信息 Information of seeds implantation

金标植入术中计划 Scan conditions	□ 穿刺针 1：金标数目：□ 1 颗 □ 2 颗；　□针 2：数目：□ 1 颗 □ 2 颗 □ 穿刺针 3：金标数目：□ 1 颗 □ 2 颗；　□针 4：数目：□ 1 颗 □ 2 颗 模板应用情况：□ 共面模板 □ 非共面模板

参与人员

领台	术者	一助	二助	物理师	器械护士	巡回护士	治疗师	

年　　月　　日

附录 2　放射性粒子治疗计划报告单与验证报告单示例

北京大学第三医院

放射性粒子植入治疗计划报告

（术前）

患者标识：

患者姓名：

计划医师：

计划时间：

北京大学第三医院

放射性粒子治疗计划报告单

标识：

姓名：　性别：男　年龄：
临床诊断：食管癌右颈部淋巴结转移　计划名：术前计划　计划时间：2019-04-04
处方剂量：13000.0 (cGy)　单针布源
针的总数：13　粒子总数：59

针序号	针位置	深度	粒子数
1	d4.0	3.79	2
2	d4.0	4.02	2
3	d4.0	4.46	4
4	d4.0	5.16	4
5	d4.0	5.39	5
6	d4.0	5.69	4
7	d4.0	5.62	7
8	d4.0	7.41	4
9	d4.0	5.38	5
10	d4.0	6.06	4
11	d4.0	5.68	7
12	d4.0	5.06	5
13	d4.0	5.55	6

入针深度单位为cm

0 cm　1 cm　2 cm　3 cm　4 cm　5 cm　6 cm　7 cm　8 cm　9 cm　10 cm

I125　Space

第1页　共3页 · 2019-04-04

北京大学第三医院

放射性粒子治疗计划报告单　　标识：

姓名:		性别:	男	年龄:	
临床诊断:	食管癌右颈部淋巴结转移	计划名:	术前计划	计划时间:	2019-04-04

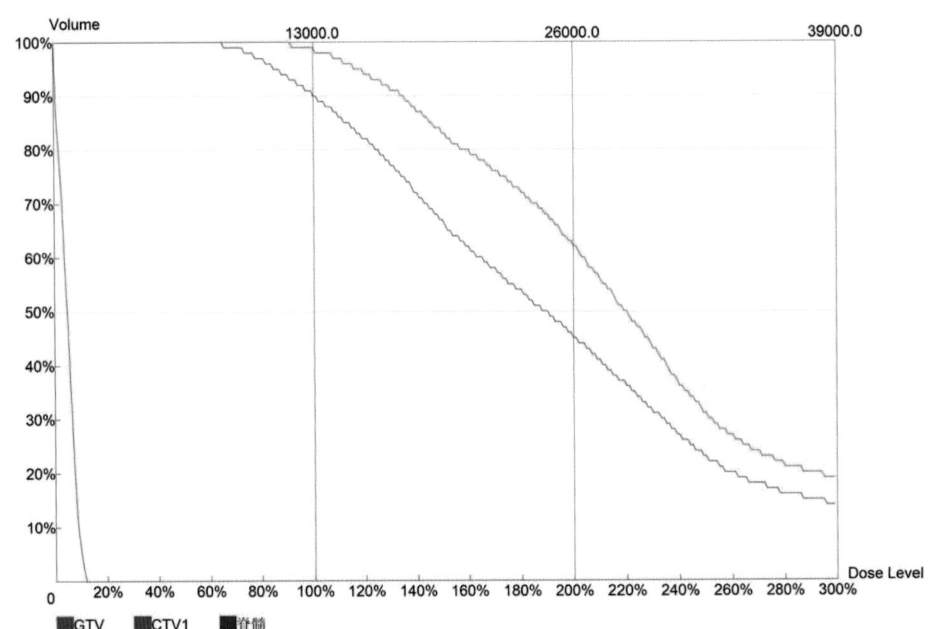

处方剂量(PD):	13000.0 cGy	最大剂量:	150464.3 cGy
粒子类型:	I_125(6711_1999)	粒子活度:	0.48 mCi
模板个数:	13	粒子总数:	59

组织名称	体积(cc)	最小剂量	最大剂量	平均剂量	CI	EI	HI	D90.0
GTV	33.3	9314.5	150464.3	34535.0	0.62	0.60	0.16	17487.1
CTV1	48.8	7428.6	150464.3	29590.3	0.75	0.18	0.26	13080.2
脊髓	7.5	0.0	1720.4	626.8	0.00	7.02	0.00	59.4

组织名称	D100.0	V100	V150	V200				
GTV	9314.5	32.9(98.7%)	27.7(83.2%)	20.7(62.1%)				
CTV1	7428.6	44.1(90.2%)	32.5(66.5%)	22.1(45.2%)				
脊髓	0.0	0.0(0.0%)	0.0(0.0%)	0.0(0.0%)				

第2页　共3页 · 2019-04-04

北京大学第三医院

放射性粒子治疗计划报告单　　标识：

姓名：		性别:	男	年龄:	
临床诊断:	食管癌右颈部淋巴结转移	计划名:	术前计划	计划时间:	2019-04-04

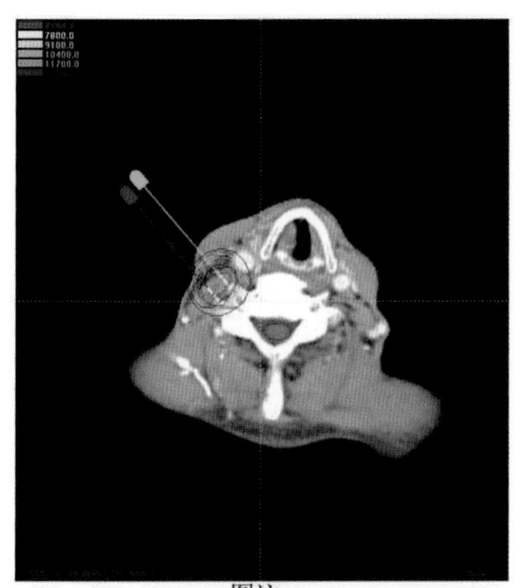

图注:

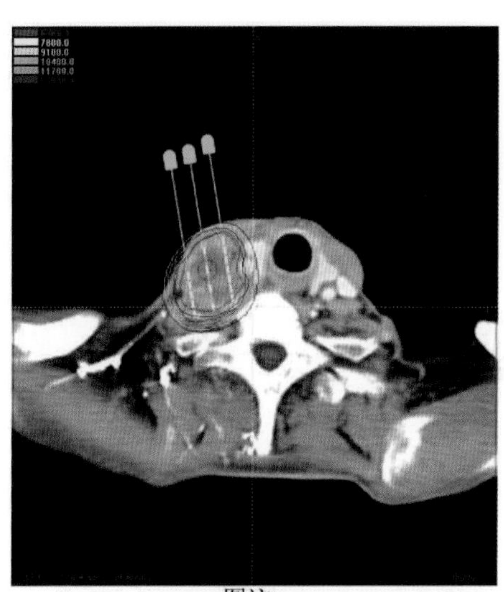

图注:

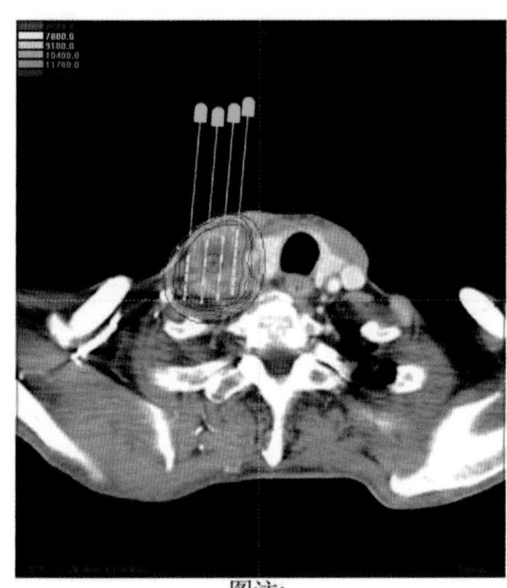

图注:

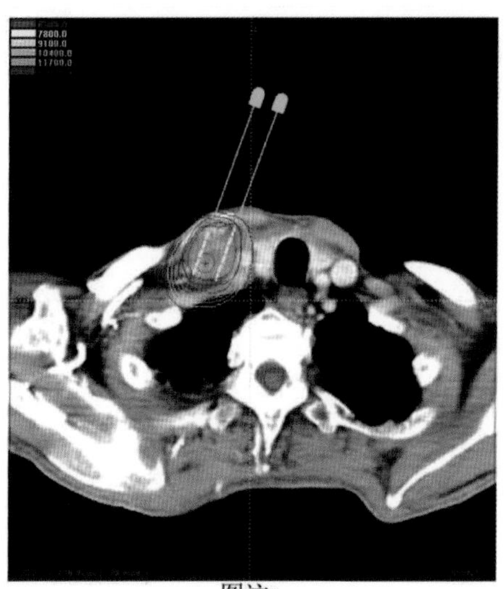

图注:

计划医师签字：　　　　审核医师签字：

第3页　共3页・2019-04-04

北京大学第三医院

放射性粒子植入治疗计划报告

（术中）

患者标识：

患者姓名：

计划医师：

计划时间：

北京大学第三医院

放射性粒子治疗计划报告单　　标识：

姓名：		性别：	男	年龄：	
临床诊断：	食管癌右颈部淋巴结转移	计划名：	术中计划	计划时间：	2019-04-09

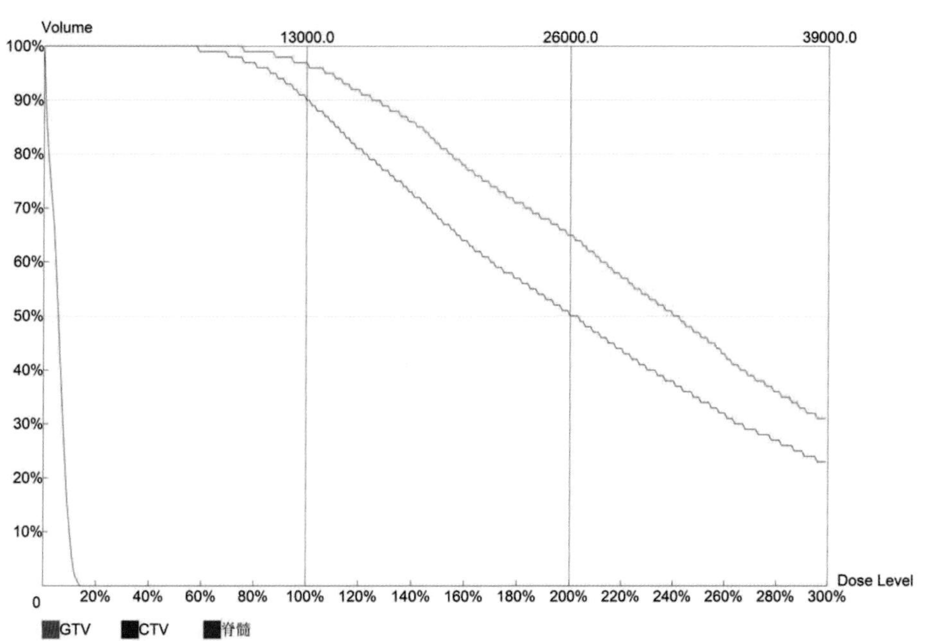

处方剂量(PD)：13000.0 cGy　　最大剂量：165292.1 cGy
粒子类型：I_125(6711_1999)　　粒子活度：0.48 mCi
模板个数：13　　粒子总数：64

组织名称	体积(cc)	最小剂量	最大剂量	平均剂量	CI	EI	HI	D90.0
GTV	32.6	7247.1	165292.1	38364.6	0.55	0.73	0.15	16439.9
CTV	47.8	5465.8	165292.1	32935.6	0.70	0.26	0.24	13036.0
脊髓	6.3	0.0	1842.9	715.9	0.00	8.83	0.00	86.4

组织名称	D100.0	V100	V150	V200				
GTV	7247.1	31.5(96.7%)	26.8(82.0%)	21.2(64.8%)				
CTV	5465.8	43.0(90.1%)	32.7(68.4%)	24.1(50.5%)				
脊髓	0.0	0.0(0.0%)	0.0(0.0%)	0.0(0.0%)				

第1页　共2页 · 2019-04-09

北京大学第三医院

放射性粒子治疗计划报告单　标识：

姓名：		性别：	男	年龄：	
临床诊断：	食管癌右颈部淋巴结转移	计划名：	术中计划	计划时间：	2019-04-09

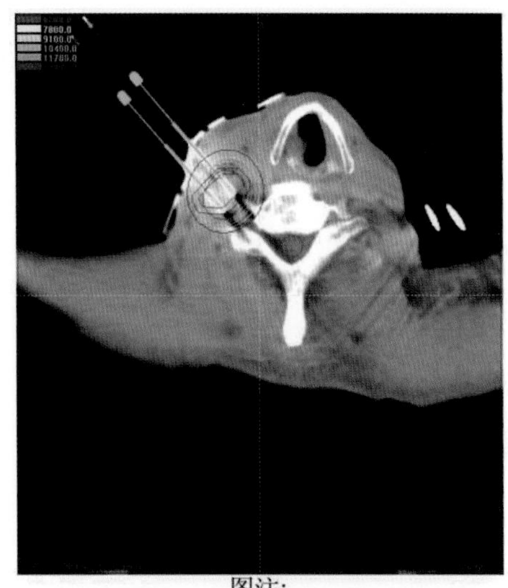

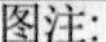

图注：

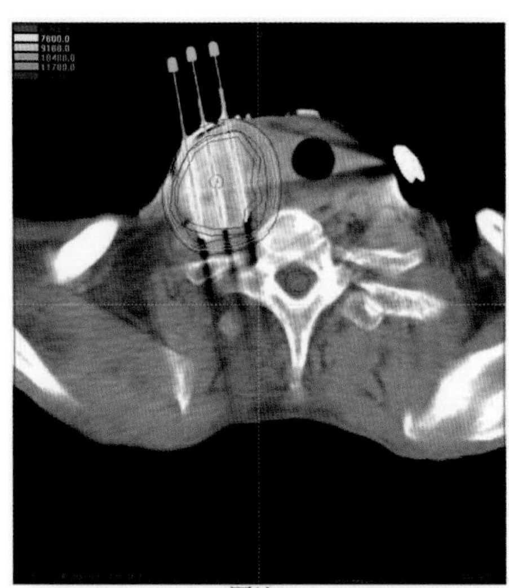

图注：

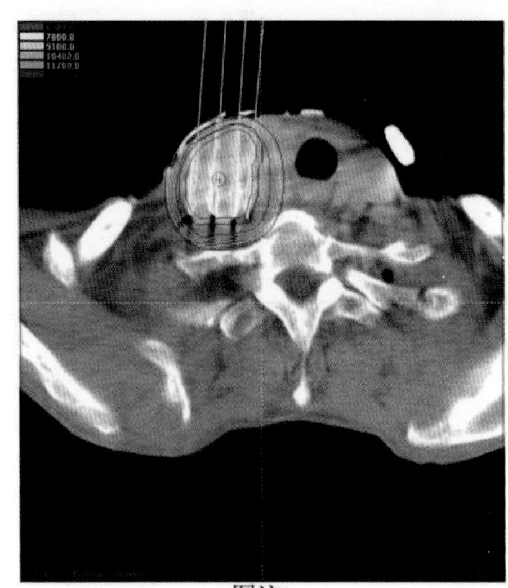

图注：

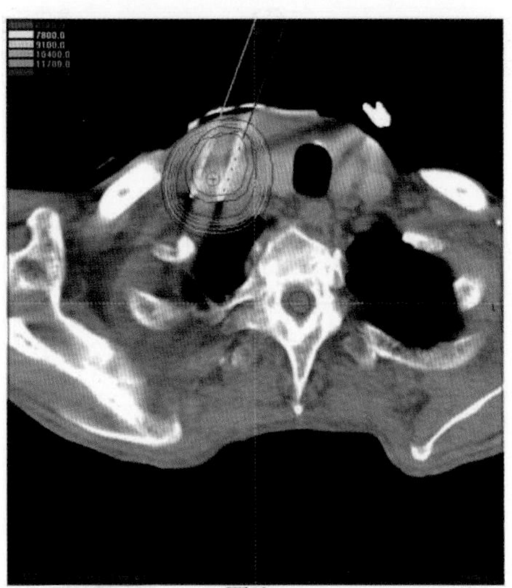

图注：

计划医师签字：　　　　审核医师签字：

第2页　共2页 · 2019-04-09

北京大学第三医院

放射性粒子植入治疗验证报告

（术后）

患者标识：

患者姓名：

计划医师：

计划时间：

北京大学第三医院

放射性粒子治疗计划报告单

标识：

姓名：		性别:	男	年龄:	
临床诊断:	食管癌右颈部淋巴结转移	计划名:	术后计划	计划时间:	2019-04-09

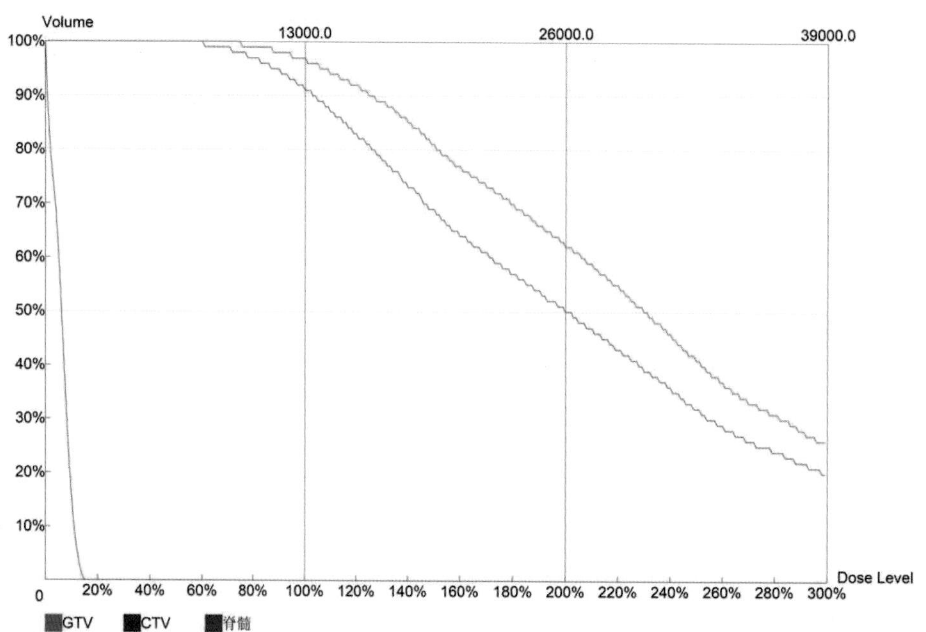

处方剂量(PD)：13000.0 cGy
粒子类型： I_125(6711_1999)
粒子总数： 65

最大剂量： 175620.7 cGy
粒子活度： 0.48 mCi

组织名称	体积(cc)	最小剂量	最大剂量	平均剂量	CI	EI	HI	D90.0
GTV	32.1	8416.2	175620.7	36217.5	0.52	0.84	0.16	16446.4
CTV	47.1	6528.9	175620.7	32021.6	0.68	0.32	0.25	13465.7
脊髓	5.8	4.7	2101.7	784.5	0.00	10.10	0.00	96.9

组织名称	D100.0	V100	V150	V200				
GTV	8416.2	31.0(96.5%)	26.0(80.8%)	20.1(62.4%)				
CTV	6528.9	43.0(91.4%)	32.3(68.6%)	23.6(50.2%)				
脊髓	4.7	0.0(0.0%)	0.0(0.0%)	0.0(0.0%)				

第1页 共2页 · 2019-04-09

北京大学第三医院

放射性粒子治疗计划报告单　标识：

姓名：		性别：	男	年龄：	
临床诊断：	食管癌右颈部淋巴结转移	计划名：	术后计划	计划时间：	2019-04-09

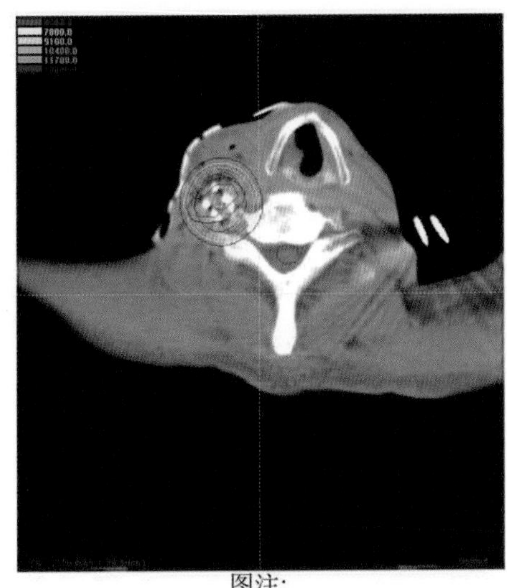

图注：

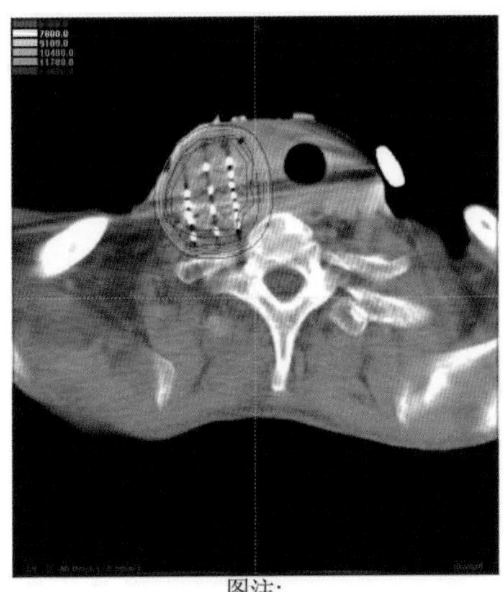

图注：

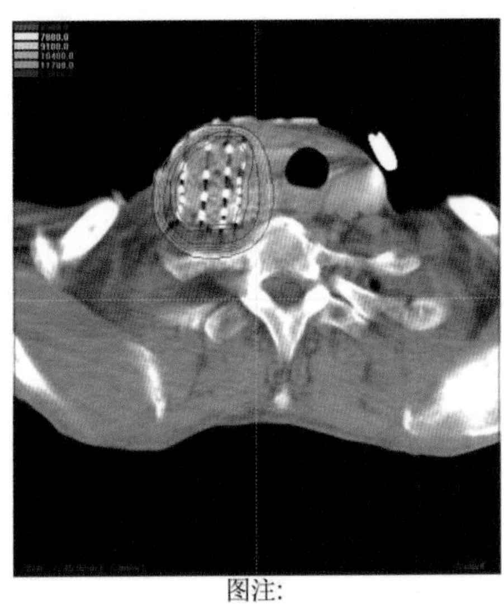

图注：

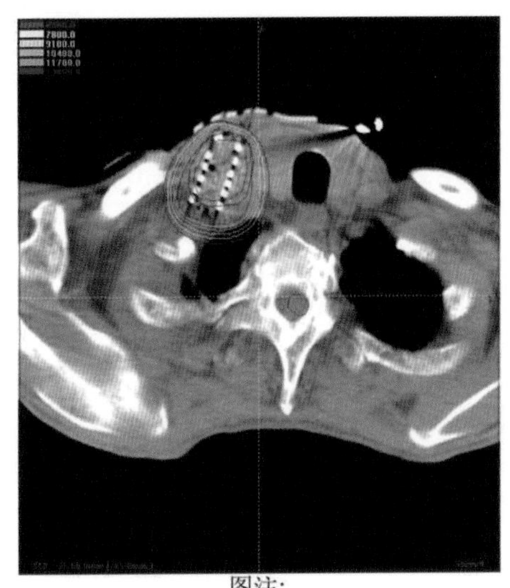

图注：

计划医师签字：　　　　审核医师签字：

第2页　共2页・2019-04-09

附录 3　一般状况评分标准

一、Karnofsky 功能状态评分标准

Karnofsky 评分标准（卡氏评分，KPS）为百分制体力状况评分标准（附表 1）。

附表 1　Karnofsky 评分

体力状况	评分
正常，无症状和体征	100
能进行正常活动，有轻微症状和体征	90
勉强可进行正常活动，有一些症状或体征	80
生活可自理，但不能维持正常生活、工作	70
生活能大部分自理，但偶尔需要别人帮助	60
常需人照料	50
生活不能自理，需要特别照顾和帮助	40
生活严重不能自理	30
病重，需要住院和积极的支持治疗	20
重死亡	10
死亡	0

二、体力状况（performance status）分析标准

ECOG 评分标准（Eastern Cooperative Oncology Group Performance Status Scale）为五分制体力状况评分标准（附表 2）。

附表 2　Zubrod-ECOG-WHO 评分（ZPS 评分，5 分法）

体力状况	分级
正常活动	0
症状轻，生活自在，能从事轻体力活动	1
能耐受肿瘤的症状，生活自理，但白天卧床时间不超过 50%	2
症状严重，白天卧床时间超过 50%，但还能起床站立，部分生活自理	3
病重，卧床不起	4
死亡	5

Karnofsky 评分一般要求不小于 70，ZPS 评分一般要求不大于 2 才考虑放疗、化疗等。

附录 4　疼痛评分标准

一、疼痛缓解评价（附表 3）

附表 3　VAS 疼痛评分标准

临床表现	评分
无痛	0 分
有轻微疼痛，能忍受	3 分以下
患者疼痛并影响睡眠，尚能忍受	4~6 分
患者有渐强烈的疼痛，疼痛难忍，影响食欲，影响睡眠	7~10 分

二、止痛疗效判断标准（附表 4）

附表 4　止痛疗效判断标准

临床表现	效果
疼痛消失或分级下降两级者	显效
疼痛分级下降一级者	有效
疼痛分级无下降或上升者	无效

附录 5　肢体功能评分标准

一、ASIA 神经损伤分级（附表 5）

附表 5　ASIA 神经损伤分级

临床表现	分级
在骶段无任何感觉、运动功能保留	A：完全性损害
在神经平面以下包括骶段（S4，S5）存在感觉功能，但无运动功能	B：不完全性损害
在神经平面以下存在运动功能，大部分关键肌的肌力小于 3 级	C：不完全性损害
在神经平面以下存在运动功能，大部分关键肌的肌力大于或等于 3 级	D：不完全性损害
感觉和运动功能正常	E：正常

二、Frankel 脊髓损伤分级（脊髓损伤严重程度的评定标准）（附表 6）

附表 6　Frankel 脊髓损伤分级

临床表现	分级
损伤平面以下深浅感觉完全消失	A
损伤平面以下深浅感觉完全消失，仅存某些骶区感觉	B
损伤平面以下仅有某些肌肉运动功能，无有用功能存在	C
损伤平面以下肌肉功能不完全，可扶拐行走	D
深浅感觉、肌肉功能及大小便功能良好，可有病理反射	E

附录 6　肿瘤治疗疗效评价标准

一、近期疗效评价（附表 7）

附表 7　近期疗效评价

疗效评价	定义
完全缓解（complete response，CR）	所有可见病灶完全消失，超过 4 周
部分缓解（partial response，PR）	肿块缩小 50% 以上，时间不少于 4 周。测量时采用双径测量或最大单径测量。
稳定（stable disease，SD）	肿瘤缩小不到 50% 或增大未超过 25%
进展（progressive disease，PD）	一个或多个病灶增大 25% 以上或出现新病灶

二、远期疗效评价（附表 8）

附表 8　远期疗效评价

疗效评价	定义
肿瘤进展时间（time to progression，TTP）	从治疗到进展的时间
治疗失败时间（time to treatment failure，TTF）	从治疗到失败的时间
中位进展时间（median time to progression，MTP）	研究人群的进展时间中位数
无病生存期（disease free survival，DFS）	完全缓解患者从开始治疗到开始复发或死亡时间
局部控制率（local control，LC）	肿瘤病变局部或区域无进展
总生存期（overall survival，OS）	从开始治疗到死亡的时间或末次随诊时间
中位生存期（median survival time）	研究人群的生存时间中位数